Peter Fraser

Vögel

in der Homöopathie

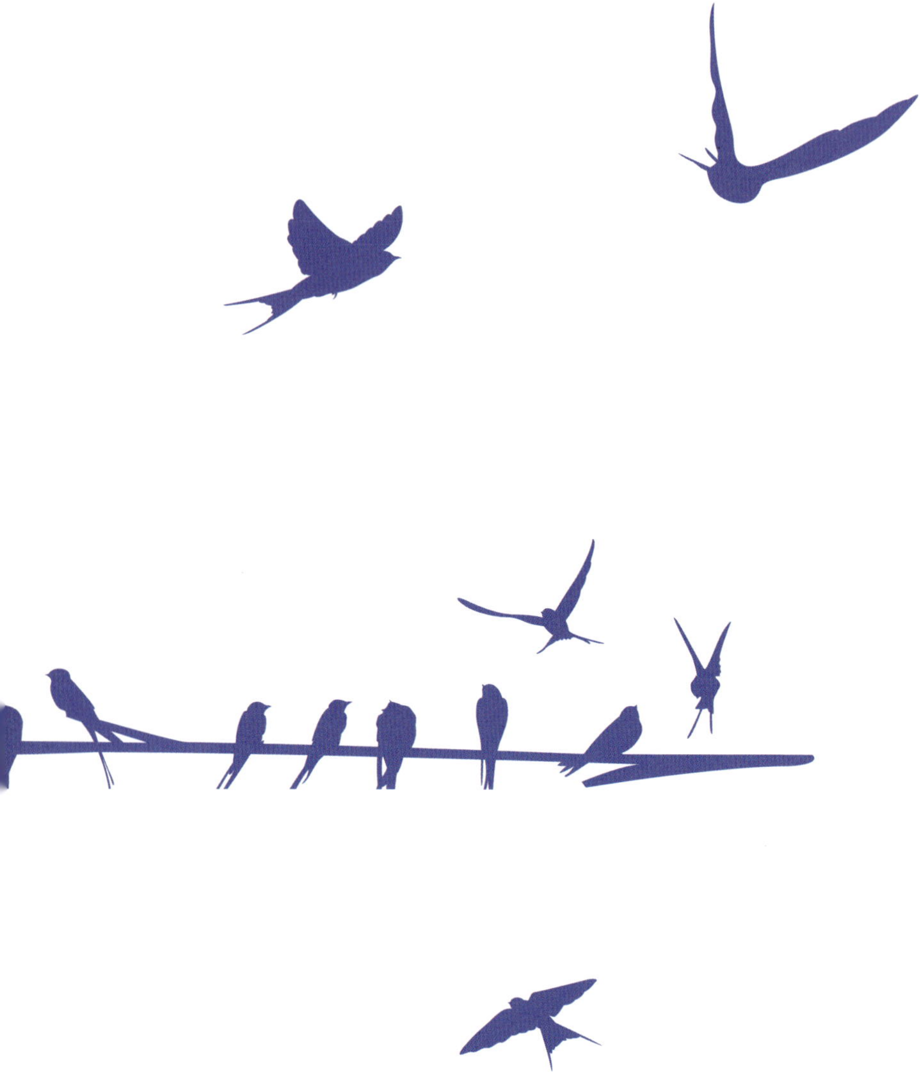

Schriftenreihe • Zwischen Himmel und Erde

Peter Fraser

Vögel
in der Homöopathie

Freiheit in den Lüften

Narayana Verlag

INHALT

DANKSAGUNG

Ich danke allen, die in jahrelanger Arbeit Vogelmittel geprüft und erforscht und mit diesem Wissen die Homöopathie weitergebracht haben.

Mein besonderer Dank geht an Jonathan Shore, der uns mit seinen Werken grundsätzliche Einsichten in die Vogelmittel ermöglicht hat. Auf dieser Grundlage erst konnten alle nachfolgenden Forschungen aufbauen.

Ich danke allen, die Ideen, Kommentare und Zuspruch zu diesem Buch beigesteuert haben, sowie Paul Burnett und Alice Dent für ihre Hilfe beim Korrekturlesen.

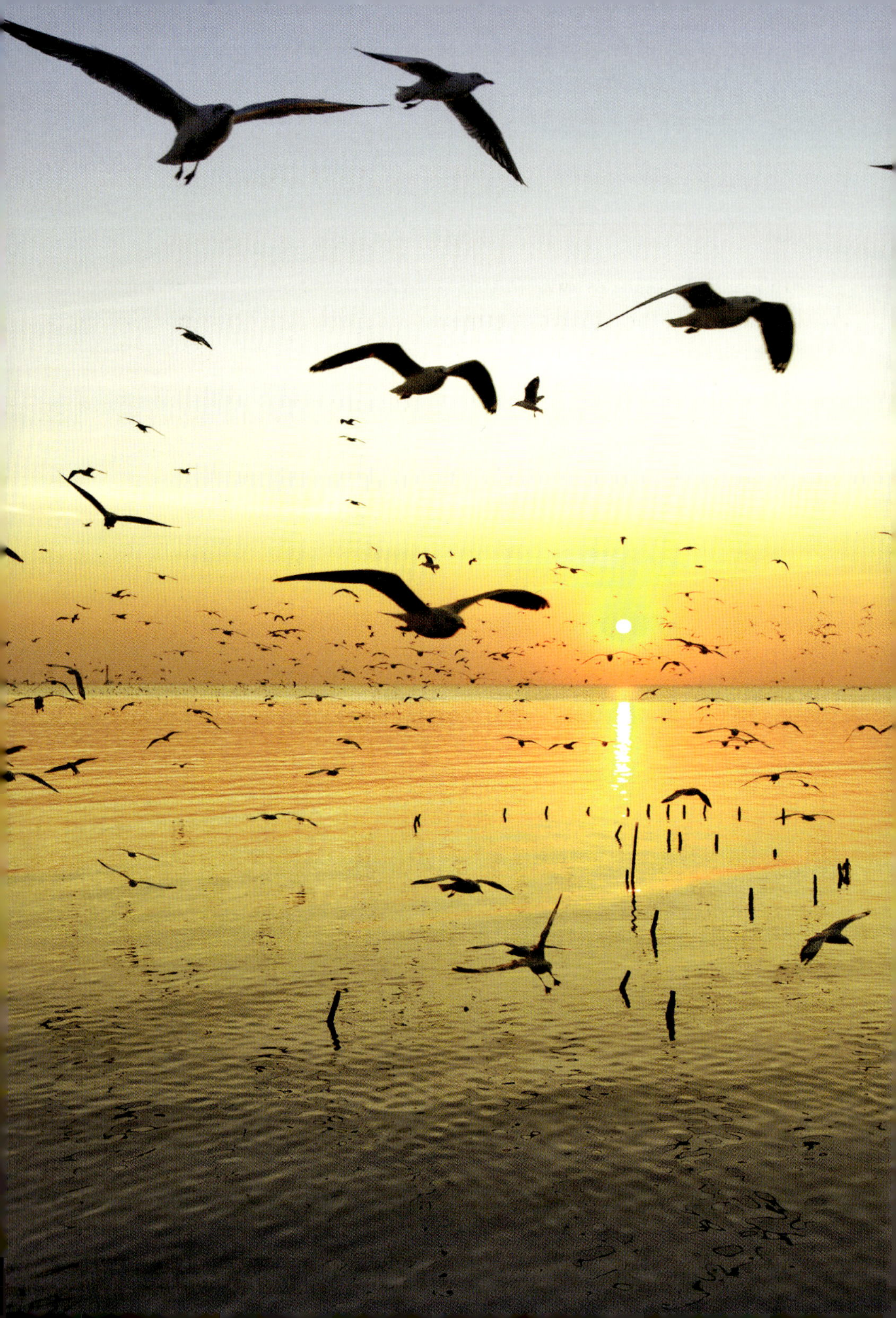

EINLEITUNG

In jedem Fall gibt es zwei Arten von Symptomen. Die meisten Symptome fügen sich zu dem zusammen, was wir als Hintergrund des Falls bezeichnen könnten. Sie sind beständig und charakteristisch und führen den Behandler zu einer Arzneimittelgruppe. Beispiele für den Hintergrund sind die Miasmen, die botanischen und zoologischen Familien, das Periodensystem, die Lebensräume und die Reiche.

Manchmal findet man das angezeigte Mittel durch Querverweise zwischen den verschiedenen Hintergrundbefunden eines Falls. Diese Methode ist sehr reizvoll, da sie geordnet und systematisch zu sein scheint und kein detailliertes Fachwissen über die Arzneimittel verlangt. In der Tat kann man ein völlig unbekanntes Mittel allein aufgrund seiner Beziehung zu bekannten Mitteln verschreiben. Dennoch lässt es sich mit dieser Methode gar nicht so leicht arbeiten, wie es scheinen mag, da schon die geringste Fehleinschätzung bei der Klassifizierung des Falls zum falschen Mittel führen kann.

Der Fallhintergrund führt normalerweise zu einer Mittelgruppe, und der schwierigste Teil ist dann die Differenzierung innerhalb der Gruppe und die Suche nach dem angezeigten Gruppenmitglied. Obwohl die Hintergründe sich einigermaßen voneinander unterscheiden, gibt es meistens Entsprechungen zwischen verschiedenen Hintergründen. Viele Meeresmittel sind von Natur aus auch phlegmatisch, daher ist das Wissen, dass ein Fall sowohl zum Lebensraum des Meeres gehört, als auch phlegmatisch ist, nicht sonderlich spezifisch.

Der Vordergrund eines Falls ist der Bereich der dynamischen Energie und Bewegung. Hier wird der Patient lebendig, seine Symptome verändern und widersprechen sich. Hier liegt die Einschränkung, die den Patienten davon abhält, weiterzugehen und sich zu entwickeln, aber es ist auch der Bereich, in dem er weitergehen und sich entwickeln muss. Das ist wahrscheinlich das markanteste Merkmal des Fallvordergrunds: Er ist so positiv, wie er negativ ist, und ebenso heilsam wie zerstörerisch. Er ist auch ungewöhnlich, individualistisch und charakteristisch. Bei keinem äußert er sich auf die gleiche Weise, und für niemanden ergibt er den gleichen Sinn wie für diesen Patienten. Er zeigt sich auch überall im Fall in unterschiedlichen Erscheinungsbildern, aber mit dem gleichen ausgeprägten Charakter. Der Vordergrund ist das, was Hahnemann die Totalität der eigenheitlichen Symptome nannte.

Der Fallvordergrund gibt uns einen tiefen Einblick in den Patienten. Ohne Kenntnis dieses Aspekts seines Lebens ist es sehr schwer, den Fall zu begreifen und herauszufinden, was geheilt werden muss.

Die Suche nach den Vordergrundmerkmalen eines Falls verlangt Aufmerksamkeit für die Ausdrucksweise des Patienten und die Art, in der er seine Symptome beschreibt. Schlüsselanzeiger sind Belebung und Widerspruch und überall, wo wenigstens einer von beiden in einem Fall auftaucht, muss er weiterverfolgt werden, denn hier finden wir die Information, die uns eine präzise Differenzierung zwischen den Gruppen der Hintergrundmittel erlaubt. Belebung ist wichtig, weil sie anzeigt, dass die angesprochenen Themen dynamisch und lebendig für den Patienten sind. Widerspruch ist wichtig, weil der Weg zur Krankheit derselbe wie der Weg zur Heilung ist, so wie die Symptome der Krankheit dieselben sind wie die der Heilung.

Der gleiche Prozess, der uns hilft, die Vordergrundmerkmale eines Falls zu finden, hilft uns, die Vordergrundmerkmale eines Mittels zu finden. Wieder sind Belebung und Widerspruch die Schlüsselanzeiger der Vordergrundsymptome. Deshalb ist es so wichtig, Arzneimittelprüfungen zu studieren, denn allzu oft gehen die Vordergrundsymptome in der sekundären Materia medica verloren.

In manchen Mittelklassen gibt es mindestens einen Punkt der Dynamik und Veränderung, der derselbe für die ganze Gruppe ist, den die einzelnen Mittel jedoch auf leicht unterschiedliche Weise handhaben. Jedes Mittel hat unterschiedliche Themen, die denselben dynamischen Prozess beherrschen. Besonders deutlich wird diese Dynamik, wenn es eine Bewegung von einem Lebensraum zum anderen gibt. Vögel, Bäume und Insekten tragen alle die Bewegung von der Erde zum Himmel in sich. Schlangen und Drogen bewegen sich zwischen Erde und Unterwelt. Da diese Bewegung so wichtig und so dynamisch ist, ist sie es, in der sich der dynamische Vordergrund des Mittels ausdrückt.

Wenn man versteht, wie jedes einzelne Mittel mit dieser Wandlung umgeht, ist es relativ leicht, zwischen den Mitgliedern einer Gruppe zu unterscheiden.

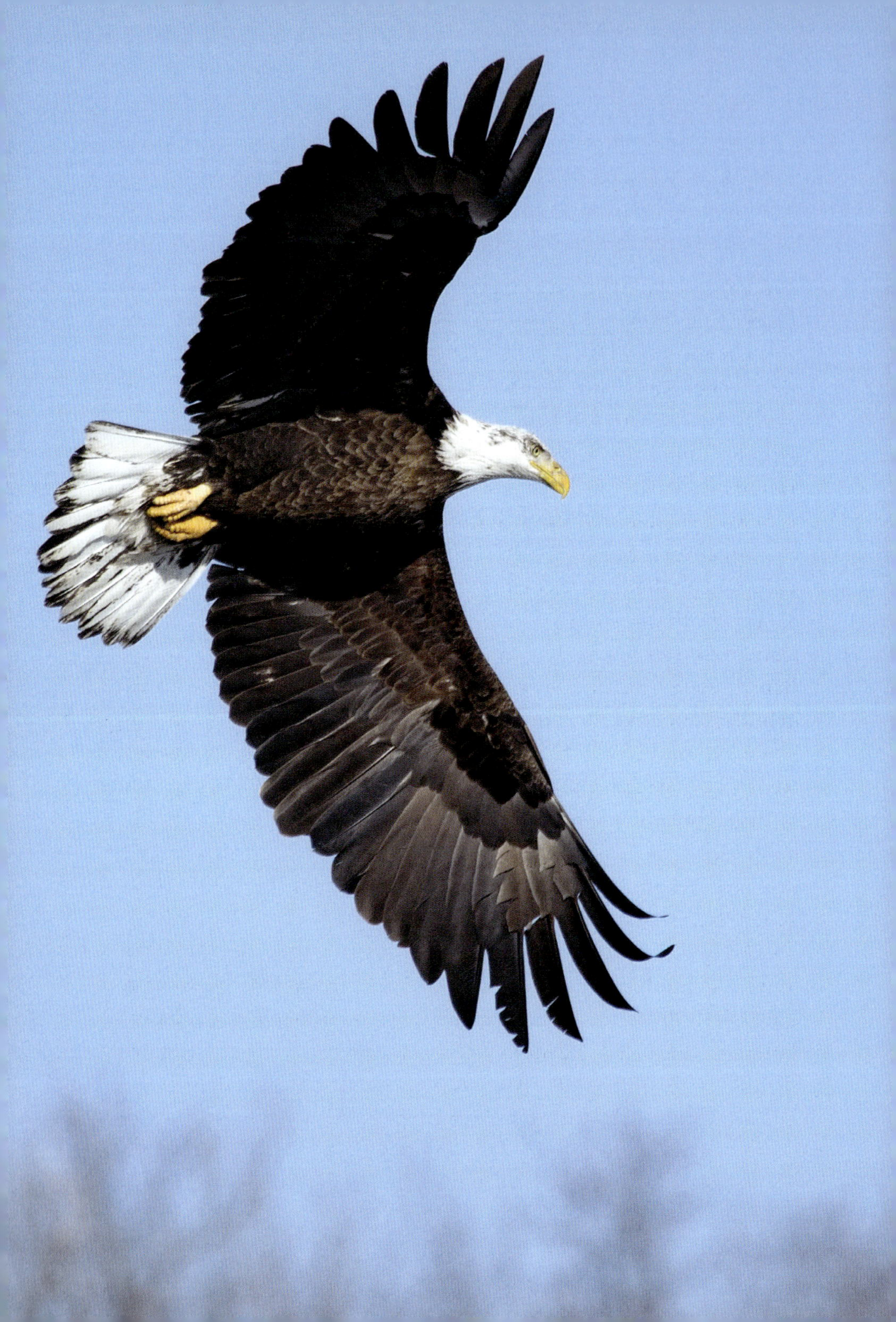

VÖGEL – FREIHEIT IN DEN LÜFTEN

Die Vögel sind eine erstaunliche Tierklasse. Am Lebensbaum sind sie der evolutionäre Höhepunkt des gewaltigen Astes der Reptilien, zu dem alle Reptilien und die Dinosaurier gehören bzw. gehörten. Der Ast der Säugetiere, der in den Menschenaffen gipfelt, ist im Vergleich dazu winzig. Die Vögel haben sich nicht nur an ein Leben im Himmel angepasst, sondern sie haben den Himmel sogar zu ihrer Heimat gemacht und fühlen sich inzwischen rundum wohl in einem Lebensraum, der ursprünglich gar nicht ihrer war.

Vögel unterscheiden sich von allen anderen Tieren durch ihre Fähigkeit zu fliegen. Das heißt nicht, dass alle Vögel fliegen können. Viele sind flugunfähig geworden, doch war dies immer eine evolutionäre Entscheidung, bei der sie auf ihre Flugfähigkeit verzichtet haben. Viele Charakteristika der Vögel als Klasse wurden nur ausgebildet, um effizienter fliegen zu können. In der Gestalt von Fossilien ist die Evolution der Vögel recht uneinheitlich überliefert, wenngleich neuere Entdeckungen in China viele Einzelheiten beigetragen haben. Wir haben etliche Fossilien von Dinosauriern, die, auch wenn sie nicht ihre direkten Vorfahren waren, den Vögeln sehr eng verwandt sind. Der Archaeopteryx wurde 1861 in deutschen Steinbrüchen entdeckt, in denen extrem feinkörniger Kalkstein abgebaut wurde. Der war so fein, dass er bei den Druckern von Lithographiesteinen als erste Wahl galt. Dieses feine Korn hatte auch noch die winzigsten Details des versteinerten Tieres erhalten können. Die Form der Federn war ebenso gut zu erkennen wie deren detaillierte Struktur. Der Archaeopteryx hatte nicht nur Federn – er hatte Federn, die auf das Fliegen spezialisiert waren. Sie waren asymmetrisch angeordnet und wurden von Federstrahlen zusammengehalten. Ob die Federn, bei denen es sich um eine Weiterentwicklung der reptilieneigenen Hornschuppen handelt, ursprünglich aufgrund ihrer isolierenden Eigenschaften oder zum Fliegen ausgebildet wurden, ist unbekannt, doch zur Zeit des Archaeopteryx wurden sie eindeutig zum Fliegen genutzt. Es ist unwahrscheinlich, dass der Archaeopteryx vom Boden abheben konnte. Vermutlich kletterte er mithilfe seiner Krallen auf einen Baum und flog von dort los. Die meisten anderen Spezialisierungen, die man bei den Vögeln vorfindet, bildeten sich erst später heraus. Der Reptilienschwanz verschwand, die Schlüsselbeine verschmolzen zum Gabelbein (Furcula), das Brustbein bildete zur Verankerung der kräftigen Flugmuskulatur einen Kamm (Carina sterni) aus, der gezahnte Kiefer wurde durch einen Schnabel ersetzt, es entwickelte sich ein Kaumagen, um die Nahrung zermahlen zu können, und in den Knochen bildeten sich Hohlräume aus, damit sie mit Luft gefüllt werden konnten.

Die Flugfähigkeit hatte einen hohen Preis. Vor allem musste das Körpergewicht gering gehalten werden, während gleichzeitig große Energiereserven verfügbar sein mussten. In evolutionärer Hinsicht muss die Flugfähigkeit das Ergebnis einer aktiven Auslese sein, sonst wäre sie rasch wieder verlorengegangen. Manche Vögel, die auf Inseln leben, besonders dort, wo es keine einheimischen Säugetiere gibt, verlieren ihre Flugfähigkeit und viele der dazu nötigen Anpassungsleistungen sehr schnell. Beispiele dafür sind die Kormorane auf den Galapagosinseln, die Vögel in Madagaskar und vor allem die Vogelwelt von Neuseeland.

Um fliegen zu können, müssen die Vögel alles einsparen, was ihr Körpergewicht erhöhen könnte. Um sich in der Luft halten zu können, benötigen sie sehr viel Energie, die jederzeit verfügbar sein muss, und das wiederum macht einen sehr schnellen Stoffwechsel erforderlich. Diese widersprüchlichen Erfordernisse beherrschen weitgehend Physiologie und Verhalten der Vögel. Ungeachtet des Nahrungs- und Energiebedarfs setzt die Verdauung von Gräsern und Blättern einen großen, mit Bakterien gefüllten Blinddarm voraus, den man normalerweise nur bei flugunfähigen Laufvögeln[1] wie dem Strauß findet, obgleich auch Vögel wie Gänse und Enten Gras und grasartige Pflanzen fressen. Sie fressen jedoch auch eine Vielzahl von Wirbellosen und energiereichem Korn. Flugfähige Vögel fressen meistens eine Kombination aus nährstoffreichen Insekten und Tieren und die energiereichen Pflanzenteile wie Samen und Früchte. Vögel wie der Kolibri, die Energie in Reinform benötigen, leben hauptsächlich von zuckerreichem Blütennektar. Fast alle Vögel sind Allesfresser, doch es gibt auch einige Vegetarier, zum Beispiel die Papageien, deren Nahrung nur aus energiereichen Samen besteht.

Die Säugetiere haben im Laufe der Evolution vielseitige Strategien zur Problemlösung entwickelt sowie die Fähigkeit zu denken und dabei eine Vielzahl von Optionen zu berücksichtigen, was sie in die Lage versetzt, gut und zeitnah mit komplizierten Situationen zurechtzukommen. Vögel können sich im Allgemeinen das Gewicht des für diesen Verhaltenstyp erforderlichen, großen Gehirns nicht leisten, zumal das Gehirn im Kopf sitzt, sodass sich damit zusätzlich der Körperschwerpunkt verlagern würde, was ein doppelter Nachteil wäre. Sie haben außerdem auch keine Energie mehr übrig, um noch ein Gehirn zu versorgen, das viel mehr Energie benötigt als alle übrigen physiologischen Prozesse. Deshalb setzen die Vögel, wann immer möglich, auf ein instinktives Verhalten und sparen sich ihre Gedankenkräfte für Zeiten auf, in denen sie den größten Nutzen bringen. Einige Vögel jedoch, vor allem die Raben- und die Papageienvögel, die ihre Nahrung verstecken und sich merken müssen, wo

[1] eine vielgestaltige Gruppe flugunfähiger Vögel mit dem Ursprung in Gondwana

sie diese wiederfinden, haben außergewöhnlich große Gehirne und zeigen auch eine beachtliche Intelligenz, Gedächtnisleistung und Problemlösungsfähigkeit.

Die Einschränkungen, welche die Flugfähigkeit auferlegt, machen die Vögel zu einer viel homologeren Klasse als es beispielsweise die Säugetiere sind. Ein Vogel kann nicht schnell genug flattern, um noch kleiner sein zu können als ein Kolibri (Insekten haben einen anderen Flugmechanismus, der einen schnelleren Flügelschlag ermöglicht), und der Trompeterschwan ist der Maximalgröße eines flugfähigen Vogels ganz nahe. Der Unterschied zwischen dem kleinsten und dem größten Säugetier (Spitzmaus und Afrikanischer Elefant) ist tausendmal größer als bei den Vögeln. Die für die Flugfähigkeit benötigten physischen Voraussetzungen und Formen bedingen ebenfalls eine viel geringere morphologische Vielfalt bei den Vögeln als bei anderen Tierklassen.

Die Flugfähigkeit bietet zwei wesentliche Vorteile, die diese Opfer lohnenswert machen. Der wichtigste Vorteil ist die Sicherheit. Wer sich in die Luft aufschwingen kann, entzieht sich damit vielen Angreifern. In der Luft können die Vögel nur von anderen Vögeln angegriffen werden, und selbst auf der Erde, zu der sie zurückkehren müssen, haben sie bessere Fluchtchancen, wenn sie wegfliegen anstatt wegzurennen. Auch ohne die ganze Zeit zu fliegen, können sie damit Stellen wie Baumwipfel oder Klippenwände erreichen, die für ihre Jäger unerreichbar sind. In Situationen, in denen nicht unmittelbar ein Überfall droht, wird die Flugfähigkeit dann auch rasch wieder aufgegeben.

Der andere Vorteil ist die Leichtigkeit, mit der Vögel umherziehen und damit von veränderlichen Bedingungen profitieren können, wie zum Beispiel von den Jahreszeiten. Es gibt noch viele andere Zugtiere, doch bei Landtieren geschieht dies nur in sehr beschränktem Umfang. Meeres- und Lufttiere haben einen viel größeren und freieren Bewegungsraum. Manche Vögel und manche Wale wandern von einem Pol zum anderen. Solche Wanderungen bieten ihnen eine weitaus zuverlässigere Nahrungszufuhr und helfen ihnen, den schlimmsten Wetterextremen auszuweichen. Um aber solche enormen Entfernungen zurücklegen zu können, brauchen sie einen außergewöhnlich guten Orientierungssinn sowie die Fähigkeit, das Magnetfeld der Erde und andere Felder wahrzunehmen. Der Bermuda-Sturmvogel fliegt nach dem Flüggewerden für mehrere Jahre über Tausende von Meilen zum Südpolarmeer. Selbst in der finstersten Nacht kehrt er zu genau demselben Felsen zurück, auf dem er geschlüpft ist und der tausend Meilen von jedem anderen Land entfernt liegt. Dreihundert Jahre lang galt er als ausgestorben, obwohl er nach wie vor in einem der am dichtesten bevölkerten Länder der Erde brütete.

Vögel haben auch ein ausgezeichnetes Gefühl für das Wetter und wurden lange Zeit als Anzeiger für künftige Wetterlagen genutzt. Sie sind stark mit der Umwelt verbunden und daher oft Indikatorarten für Umweltprobleme. Auf die ernsthaften Gefahren, die uns durch DDT und die Umweltverschmutzung im Allgemeinen drohen, wurden wir zuallererst durch eine Studie der Wanderfalken und durch Rachel Carsons „Der stumme Frühling“, ein Buch über das Verschwinden der Singvögel, aufmerksam gemacht.

Das wichtigste Merkmal der Vögel, vor allem im Hinblick auf den Geist der Vögel und damit der Vogelmittel, sind ihr Freiheitsgefühl, ihre Schrankenlosigkeit und ihre Fähigkeit, die irdischen Bande hinter sich zu lassen und die Beweglichkeit und Anbindung, die ihnen der Himmel bietet, zu genießen.

Zwar sind Freiheit und Schrankenlosigkeit die Triebkraft hinter ihrer Liebe zum Fliegen und zur Bewegung, doch ein Vogel im Flug strahlt auch so etwas wie pure Freude aus. Diese Ausgelassenheit findet sich in allen Aktivitäten der Vögel wieder. Sie inspiriert vor allem ihren Gesang und die vielen Eigentümlichkeiten ihres Balzverhaltens.

Obwohl Vögel in der Luft relativ sicher sind, sind sie doch gezwungen, zur Erde zurückzukehren – oft um zu fressen, auf jeden Fall aber, um Eier zu legen und auszubrüten und sich um ihre Jungen zu kümmern, bis sie flügge sind. Zu diesen Zeiten sind sie am stärksten gefährdet. Sie versuchen, das mithilfe verschiedener Taktiken zu entschärfen: Sie bauen ihre Nester an unerreichbaren Stellen, brüten in Kolonien, oder ein adulter Vogel bleibt die ganze Zeit bei den Jungen. Die Notwendigkeit, die Eier zu beaufsichtigen und die Jungvögel zu füttern, zieht eine starke Paarbindung bei vielen Vögeln nach sich, manchmal nur für eine Brutzeit, doch oftmals für ein ganzes Leben. Die Zwergschwäne im englischen Slimbridge wurden über vierzig Jahre lang beobachtet. In dieser Zeit trennte sich kein einziges Paar, außer in den seltenen Fällen, in denen sie keine Jungen bekamen.

Wenige Vögel sind Einzelgänger, und viele leben in Paaren, doch die meisten leben wenigstens einen Teil ihres Lebens in Gruppen. Sie versammeln sich in großer Anzahl zu Paarung und Brut oder zur gemeinsamen Wanderung. Oft bilden sie große Schwärme und Schlafstellen, um einander durch die beschwerlichen Zeiten des Jahres zu helfen. Gemeinsam sind sie nicht nur sicherer – viele Vögel fühlen sich in Gesellschaft auch wohler. Von verschiedenen Vogelpopulationen sind auch artübergreifende Schwarmbildung und artübergreifendes Nisten bekannt. Bei der gemeinsamen Betreuung der Jungen, vor allem aber im Flugverhalten, erkennen wir ein deutlich kooperatives Verhalten. Die V-Formation, in der Gänse und andere Vögel fliegen, erlaubt es den Nachfolgenden, die Turbulenz zu nutzen und im Auftrieb der Wirbelschleppe des Leitvogels zu fliegen. Die Vögel an der Spitze – wo es keine Turbulenz gibt und das Fliegen anstrengender ist – wechseln einander ab. Die Bewegung eines großen Vogelschwarms vermittelt den Eindruck eines einzigen Wesens. Jeder Vogel ist so auf die Bewegungen aller anderen eingestimmt, dass alle exakt zur gleichen Zeit die Richtung zu wechseln scheinen.

In der Mythologie sind Vögel meistens Boten. Jupiters Adler und Junos Pfau, Athenes Eule und Venus' Tauben und Sperlinge – all diese Vögel vermitteln den Sterblichen die Botschaften der Götter. Die Taube und der Rabe in der Bibel sind ähnliche Beispiele für Überbringer göttlicher Botschaften. Für die Bewohner von Turtle Island überbringt der Falke, wie andere Vögel auch, Botschaften aus der anderen Welt. Horus, der ägyptische Falkengott, ist einer der vielschichtigsten Götter, denn er ist verwundbar wie ein Kind und gleichzeitig eine Gottheit. Im Allgemeinen ist der Vogel ein Bote zwischen Himmel und Erde, doch unter bestimmten Umständen steht er auch zwischen Unterwelt und Erde, wie der Rabe, der häufig einen Todesfall ankündigt. Odin hatte zwei Raben – Hugin (Gedanke) und Munin (Erinnerung) –, die am Tage durch die Welt flogen und abends zu ihm zurückkehrten, um ihm mitzuteilen, was geschehen ist. Dag der Weise, ein mythischer König von Schweden, besaß einen Sperling, der eine ähnliche Aufgabe erfüllte. Das Wort Omen heißt auf Latein „Vorzeichen, Vogelschau“, denn Omen waren ursprünglich Zukunftsvorhersagen, die aus der Betrachtung des Verhaltens der Vögel gewonnen wurden. In Schottland wird das zweite Gesicht auch „Rabenwissen“ genannt. Die „Sprache der Vögel” galt als okkulte Geheimsprache, die von den Weisen erlernt werden und ihnen zu einem tieferen und mystischen Verständnis der Welt verhelfen konnte. Sie bot einen Zugang zum Traumzustand und zur Anderwelt. In der Alchemie werden die Stufen des Großen Werks auch mit Vogelnamen benannt: Die Schwärzung (nigredo) des Urstoffes (prima materia) wird durch den Raben symbolisiert, der sich im Prozess der Weißung (albedo) in eine Taube verwandelt; misslingt die anschließende Gelbung (citrinitas), zeigt sich der vielfarbige Pfauenschwanz (cauda pavonis). Die alten Ägypter empfingen die Schriftsprache von Thot, dem ibisköpfigen Gott, die alten Griechen von Hermes, der sie aus der Beobachtung des Kranichflugs gewonnen hatte.

Vögel werden häufig als Metaphern für die verschiedenen Menschentypen verwendet. Beispiele dafür sind Aristophanes' Komödie „Die Vögel", Geoffrey Chaucers Traumgedicht „Das Parlament der Vögel" und – besonders bemerkenswert und schön – das Versepos „Die Konferenz der Vögel" des Sufi-Dichters Fariduddin Attar.

Vögel sind Luftwesen, und da die Luft der Überträger von Tönen, Musik und Stimme ist, haben Kommunikation und Lieder eine große Bedeutung für sie. Die Kommunikation zwischen den Vögeln und die wunderschönen Klänge und visuellen Darstellungen, die sie hervorbringen, sind gewöhnlich Teil des Balzrituals oder dienen der Bestimmung und Verteidigung ihres Reviers, doch sie enthalten noch mehr als das. Wie der Vogelflug als ein Ausdruck reiner Freude und Begeisterung erscheint, so vermitteln ihre herrlichen, ausdrucksvollen Lieder die Liebe zum Singen und die reine Freude an solcher Schönheit. Vögel kommunizieren nicht nur untereinander, sondern ergehen sich oft in einer detaillierten artübergreifenden Kommunikation und Kooperation. Mehrere Arten des Honiganzeigers leiten den Honigdachs zu den Bienenstöcken. Wenn der Honigdachs den Bienenstock geöffnet und sich mit Honig vollgefressen hat, nähren sie sich dann vom Bienenwachs und den Larven. Manche Vogelarten, einschließlich der Honiganzeiger, haben solche Beziehungen auch zu den Menschen aufgebaut. Der Rabe unterhält eine ähnlich symbiotische Beziehung zum Wolf. Wenn ein Rabe ein schutzloses Beutetier oder einen noch nicht aufgerissenen Tierkadaver entdeckt, sucht er nach einem Wolfsrudel und führt es dorthin.

Die Wölfe töten das Tier dann und reißen den Kadaver auf, und im Gegenzug für seine Hilfe bekommt der Rabe die Reste zu fressen.

Die Rabenvögel sind besonders auf die Kommunikation mit dem Menschen spezialisiert. Diese Bindungen können bei allen Vögeln aber nur ausgebildet werden, wenn sie keinerlei Zwang enthalten. Menschen, die sich den Vögeln öffnen, ohne ihnen Beschränkungen auferlegen zu wollen, stellen häufig fest, dass die Vögel zu ihnen kommen und mit ihnen eine Beziehung auf tiefster Ebene eingehen. Wissenschaftliche Experimente hingegen enthalten fast immer ein Element des Zwangs, daher finden wir nicht selten eine Diskrepanz zwischen wissenschaftlichen und anekdotischen Beweisen. Der kürzlich verstorbene Graupapagei Alex konnte direkt mit den Menschen sprechen und zwar sinnvoll und absichtlich, nicht nur nachahmend. Seine Kommunikationsfähigkeit mit den Menschen war ebenso eindrucksvoll wie die der Menschenaffen, denen man die Zeichensprache oder den Umgang mit einem Symbolbrett beigebracht hatte.

Schon immer haben wir auch Vögel, vor allem Tauben, als Boten benutzt. In den beiden Weltkriegen spielten sie eine sehr große Rolle. Laut Schätzungen hatten die Alliierten im 2. Weltkrieg mehr als 200 000 Brieftauben im Einsatz. Einige davon stiegen bis zum Rang eines Hauptmanns auf, und viele wurden mit allen militärischen Ehren beigesetzt. Eine Taube namens "Snow White", die mitten in einem schweren Bombenangriff durch Berlin flog, wurde mit dem "Military Cross" ausgezeichnet, und viele andere erhielten die "Dickin Medal", die extra für Tiere entworfen worden war, die sich im Kriegseinsatz verdient gemacht hatten.

Die optischen Signale können ebenso kommunikativ sein wie die akustischen und so umwerfend schön wie beim Pfauenschwanz oder beim Quetzal. Die Feder kann eine Vielzahl von Farben annehmen – entweder durch Pigmentierung oder durch Irisieren. Im Hinblick auf Farbe, Leuchtkraft und Vielfalt kann keine andere Tierklasse es mit der Schönheit und Attraktivität der Vögel aufnehmen. Obgleich die Luft das Medium der Vögel ist, hat der Gesichtssinn für sie die größte Bedeutung. Der Aufbau des Vogelauges, vor allem des Auges der Greifvögel, beschert ihnen ein viel schärferes Sehvermögen als das der meisten anderen Tiere. Sie haben vergleichsweise große Augen mit vielen Rezeptoren und mehr als einem Netzhautareal, in dem besonders empfindliche Rezeptoren konzentriert sind. Sie verfügen sogar über eine besondere Blutzufuhr, die das Pulsieren des Blutes im Auge minimiert. Falken und Habichte können über beträchtliche Entfernungen äußerst feine Details wahrnehmen, Eulen können bei sehr geringen Lichtmengen deutlich sehen, und Sperlingsvögel sowie Vögel aus anderen Ordnungen der Landvogelklade verlassen sich auf ihren nahezu vollständigen Rundumblick, der sie vor sich nähernden Angreifern warnt. Farbe und Leuchtkraft sind wichtig für die visuelle Kommunikation und die Balzrituale, doch auch hier findet sich wieder ein deutlicher Überschwang. Die leuchtenden und irisierenden Farben ihrer Federn drücken Verspieltheit, Sinnlichkeit und Schönheit aus. Auch die anderen Sinne können eine wichtige Rolle spielen, wofür das Gehör der Eulen als Beispiel herhalten mag.

Ein bestimmendes Merkmal der Vögel ist der überwältigende Nahrungsbedarf in energiereicher Form. Um fliegen zu können, brauchen sie nicht nur viel Energie, sondern diese Energie muss auch sofort verfügbar sein. Dazu wird ein Stoffwechsel benötigt, der die Energie rasch und effizient verarbeiten kann. Daher weisen Vögel selbst in Ruhe eine hohe Stoffwechselrate und eine hohe Körpertemperatur auf. Sie leben häufig in ungastlichen Klimazonen und brauchen Mechanismen, die sie vor einem zu starken Verlust an Körperwärme schützen. Federn haben ausgezeichnete isolierende Eigenschaften, und viele Vögel sind in der Lage, ganze Körperteile dicht zu machen oder sie unterhalb der Kerntemperatur arbeiten zu lassen.

Über eine erhebliche Zeitspanne hinweg müssen sie sich nicht nur selbst ernähren, sondern auch Futter für ihre Küken finden und oftmals ebenfalls für ihren Partner, der zum Brüten an das Nest gebunden ist. Schon die Vogeleier erfordern nicht wenig Energie und Nährstoffe, welche die Mutter zur Verfügung haben muss, um überhaupt Eier ausbilden zu können. Das mag einer der Gründe dafür sein, dass Vogelweibchen häufig größer sind als die Männchen.

Ein derart hoher Energieumsatz benötigt viel Sauerstoff, und die Vögel haben einen Atmungstrakt ausgebildet, der viel effizienter arbeitet als bei anderen Tieren. Säugetiere atmen aktiv, was gegenüber der passiven Atmung der Insekten eine Verbesserung darstellt. Doch es ist ein Ebbe-Flut-System, bei dem die Luft durch dieselben Luftwege ein- und ausgeatmet wird, und das ist nicht übermäßig leistungsstark. Die Vögel nutzen ein Kreislaufsystem in den inneren Strukturen ihrer Lungen, bei dem sie durch unterschiedliche Gefäße ein- und ausatmen. Die Luft dringt viel weiter in den Körper ein, wobei sogar die hohlen Knochen als Luftwege dienen, und wird in Luftsäcken am Körper gespeichert. Diese Luftsäcke dienen unter anderem der Änderung des Auftriebs und der Feineinstellung der Aerodynamik. Ein Luftsack befindet sich häufig nahe an der Syrinx, dem Stimmorgan der Vögel, und weist eine Öffnung in diesen Stimmkopf hinein auf, weshalb viele Vögel mit einer Klarheit, Reinheit und einem Stimmvolumen zu singen vermögen wie kein anderes Tier vergleichbarer Größe.

Der Wasserhaushalt ist ein weiteres wichtiges Thema für die Vögel. Eine hohe Stoffwechselrate benötigt und produziert beträchtliche Mengen Wasser, und Wasser ist schwer und muss rasch wieder ausgeschieden werden. Zusätzlich kompliziert sich das bei den Vögeln, die ihre Nahrung aus dem Meer holen, denn hier bekommt die Frage des Salzgehalts eine wesentliche Bedeutung. Salzdrüsen in den Nasen von Seevögeln, wie den Sturmvögeln und dem Albatros, und Wüstenvögeln wie dem Rennkuckuck ermöglichen es ihnen, eine stark konzentrierte Salzlösung auszuscheiden. Diese Drüsen sind bei vielen Vögeln verkümmert, ihr Fortbestand verweist jedoch auf die Bedeutung eines ausgeglichenen Wasser- und Elektrolythaushalts.

Sex ist wichtig für die Vögel und sie weisen ein breites Spektrum an sexuellen Strategien auf. Es finden sich sowohl Polyandrie und Polygynie als auch eine Vielfalt an ehebrüchigen Verhaltensweisen und Brutparasitismus. Die gebräuchlichste Fortpflanzungsstrategie ist jedoch die Paarung, manchmal nur für eine Brutzeit, manchmal für ein ganzes Leben, bei der beide Vögel eine festgelegte Rolle beim Brüten und bei der Aufzucht der Jungen übernehmen.

Die meisten Vogelmännchen haben keinen Penis, viele Wasservögel und Strauße aber schon, und der kann von beträchtlicher Größe sein. Beim Sex legen Männchen und Weibchen meistens ihre Kloaken, den gemeinsamen Ausgang des Urogenital- und des Verdauungstraktes, aneinander, durch die das Sperma übertragen wird. Dieser Vorgang läuft gewöhnlich sehr schnell ab, oft in Sekundenbruchteilen, und kann sogar im Flug stattfinden. Läuft der sexuelle Akt außergewöhnlich schnell ab, so gilt das nicht für Balz und Vorspiel, die äußerst kompliziert sein und jede Menge Faktoren enthalten können, wie Zurschaustellung, Gesang, Tanz, Geschenke in Form von Nahrung oder Tand, Kämpfe, Körperkontakt, Nestbau und Nestdekoration. Die sexuelle Auslese, bei der die körperlichen Merkmale oder Fähigkeiten nicht nach ihrem eigentlichen Wert, sondern als Anzeiger für Kraft und Gesundheit bewertet werden, erreicht bei den Vögeln wohl ihren offensichtlichen Höhepunkt und hier wiederum im herrlichen, aber nutzlosen Pfauenschwanz oder in der Nestdekoration der Laubenvögel. Dieses Vorgehen scheint jedoch nicht ausschließlich auf einem natürlichen Trieb zu beruhen. Wie viele Aspekte im Leben der Vögel zeigt sich immer auch ein Element des Vergnügens, nämlich etwas nur zu tun, weil es Spaß macht.

Die Fortpflanzungsorgane sind besonders bei Tieren, die große Eier produzieren, groß und schwer. Daher neigen die Vögel dazu, an Gewicht zu sparen, indem sie sie bei Nichtgebrauch schrumpfen lassen. Bei den meisten Vögeln ist nur der linke Eierstock ausgebildet, während der rechte rudimentär bleibt, aber jederzeit wachsen kann, wenn der linke beschädigt wird. Die Hoden bei den Männchen sind normalerweise winzig, wachsen aber während der Paarungszeit manchmal sogar auf das Hundertfache an und schrumpfen anschließend wieder. Vögel bekommen in Balz- und Brutzeit auf vielerlei Weise einen starken Geschlechtstrieb, während sie für den Rest des Jahres wieder asexuell sind. Am deutlichsten sieht man das beim Rotkehlchen, wo die Geschlechter optisch nicht auseinanderzuhalten sind. Wenn sie nicht gerade brüten, hält und verteidigt das Weibchen sein eigenes Revier und weist nur sehr geringe Verhaltensunterschiede zum Männchen auf.

Die Geschlechtsbestimmung bei den Vögeln unterscheidet sich von der bei den Säugetieren. Bei letzteren hat das Weibchen zwei X-Chromosomen und das Männchen ein X- und ein Y-Chromosom. Bei den Vögeln hat das Männchen zwei Z-Chromosomen und das Weibchen ein Z- und ein W-Chromosom. Unterschiedliche Geschlechtschromosomen ermöglichen eine viel größere Bandbreite an Genexpression; bei gleichen Geschlechtschromosomen hingegen hängt die Expression von der Dominanz und der Paarung der Gene ab. Aus diesem Grund sind Männer viel anfälliger für Farbenblindheit und Hämophilie. Das kann auch zu einer größeren Vielfalt an körperlichen Merkmalen führen sowie zu größeren Extremen im Verhalten und in der Risikobereitschaft bei männlichen Säugetieren. Bei den Vögeln finden sich manche Rollenmuster und Eigenschaften männlicher Säugetiere bei den Weibchen. Die Weibchen können zum Beispiel ausgeprägtere Extreme sowohl im Verhalten als auch in der Gestalt aufweisen; sie sind oftmals viel größer als die Männchen.

Fliegen ist eine fein ausbalancierte Aktivität, es erfordert, dass alle Systeme in bestmöglicher Kondition sind. Ein Fahrrad braucht gelegentlich einen Klecks Öl, ein Auto seinen jährlichen Service, ein Flugzeug jedoch muss viel intensiver gewartet werden. Vögel müssen sich in bestmöglicher Verfassung halten. Das betrifft vor allem die Federn, die empfindlich und anfällig für Parasiten wie Federlinge (eine Insektenfamilie aus der Ordnung der Tierläuse) und physische Verletzungen sind. Bei der meist jährlichen Mauser ersetzen die Vögel ihre Federn, doch auch zwischen den Mausern müssen sie diese sorgfältig pflegen. Das tun sie durch Waschen in Wasser oder Erde und Sand und vor allem durch Putzen. Beim Putzen ziehen sie den Schnabel durchs Gefieder. Auf diese Art entfernen sie Schmutz und Parasiten und richten die Federstrahlen neu, welche die Federn zusammenhalten. Bei vielen Arten erzeugt die Bürzeldrüse ein pflegendes und wasserabweisendes Öl oder Wachs, das mit dem Schnabel verteilt wird und die Federn überzieht. Manche Arten verteilen mit dem Sekret der Bürzeldrüse auch die Vorstufen von Vitamin D, welche die Sonne dann in das Vitamin umwandelt, das beim nächsten Putzen mit aufgenommen wird. Einige Arten haben spezielle „Puderdaunen", die zu einem fettigen Staub zerbröseln, der dieselbe Funktion erfüllt wie die Ausscheidungen der Bürzeldrüse.

Vögel brauchen einen Ort zur Eiablage. Manche begnügen sich mit einem Riff oder einem Felsen, die meisten richten jedoch selbst eine Stelle her, an der sie ihre Eier legen und ausbrüten können. Das reicht von einer flachen Mulde, die in den Boden gescharrt wird, bis hin zu der unglaublichen Vielfalt an Nestern, die aus Bäumen, Klippen und Flussböschungen ausgehöhlt oder aus Schlamm, Gras und dünnen Zweigen gebaut werden. Die Webervögel sind meisterliche Handwerker und Architekten, während die Laubenvögel den extravagantesten Fernsehdekorateur in den Schatten stellen könnten.

In ihrem natürlichen Element (also gewöhnlich in der Luft, doch für Pinguine und Seetaucher ist es das Meer und für den Strauß und den Rennkuckuck die Erde) kann es kaum ein anderes Lebewesen mit der Eleganz der Vögel aufnehmen, aber außerhalb dieses Elements können sie äußerst plump und tollpatschig sein.

Diese natürlichen Merkmale und Eigenschaften werden von Patienten, die ein Vogelmittel brauchen, auf vielerlei Weise ausgedrückt. Manche sind ganz offensichtlich, andere hingegen finden überraschende Arten, sich bemerkbar zu machen.

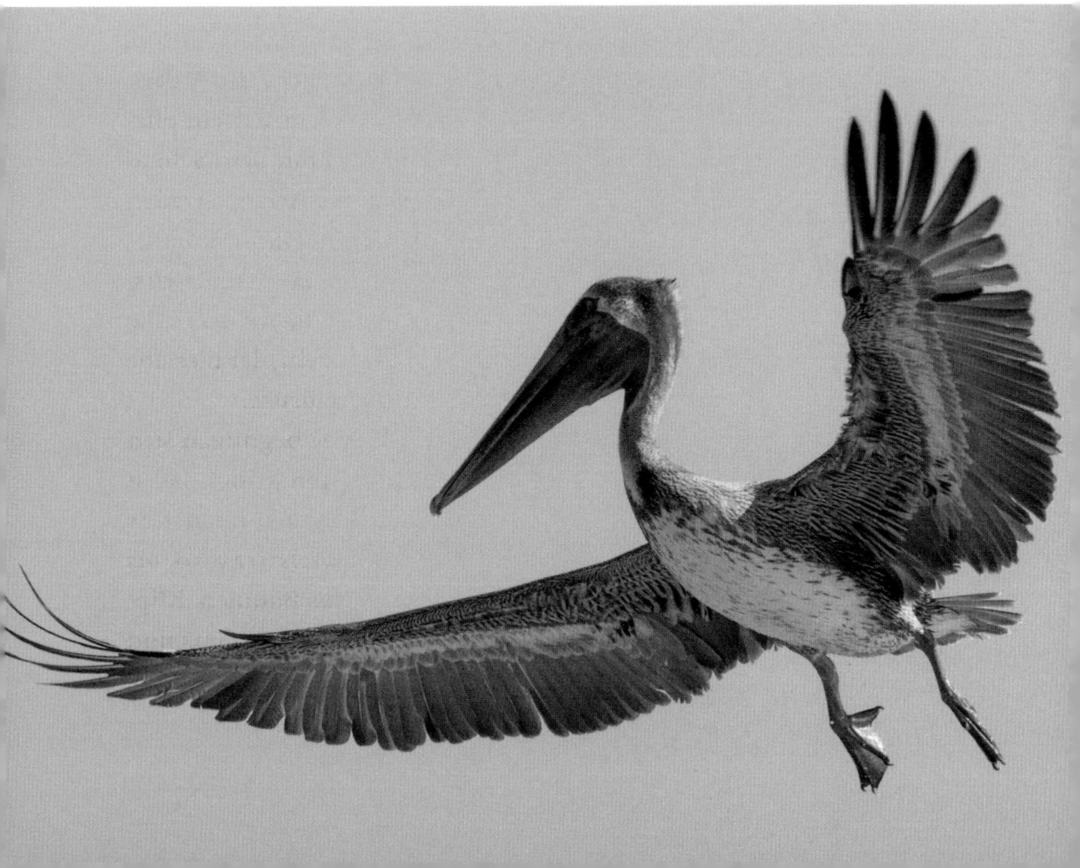

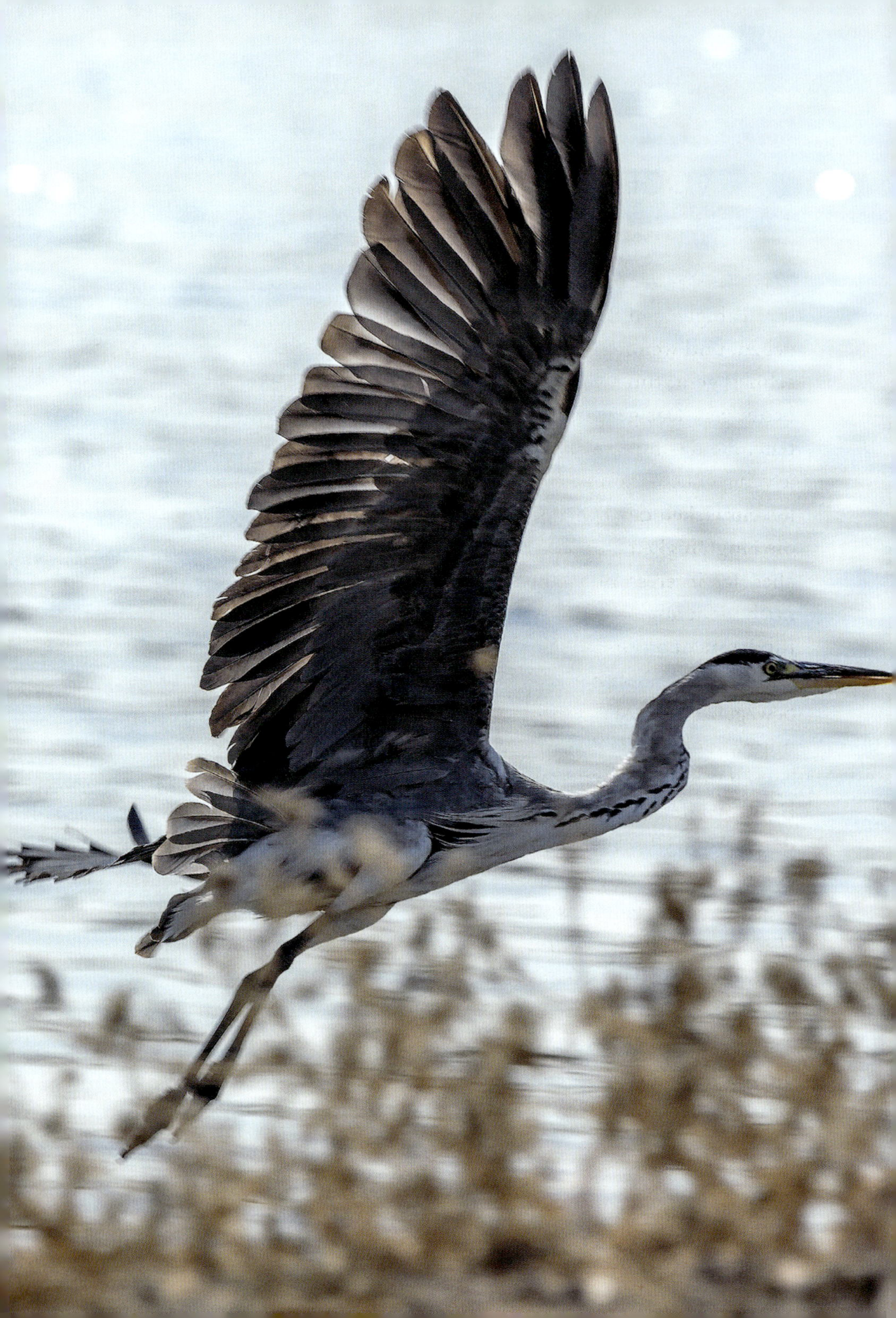

VOGELMITTEL IM ALLGEMEINEN

Was die Klasse der Vögel von anderen Tierklassen unterscheidet, ist ihre Fähigkeit zu fliegen. Manche Vögel haben diese Fähigkeit aufgegeben, und wenn dies auch unter evolutionärem Gesichtspunkt sehr schnell geht, tun sie das nur, wenn sie die Flugfähigkeit nicht mehr benötigen. Das geschieht meistens dann, wenn der Preis für die Vorteile, die das Fliegen bietet, zu hoch wird, zum Beispiel wenn es im jeweiligen Lebensraum nur sehr wenig Raubtiere gibt. In manchen Fällen entwickelt der Vogel dann andere Strategien und Fähigkeiten, die die Flugfähigkeit ersetzen. Beispiele dafür sind Pinguine und Strauße, aber das interessanteste Beispiel ist wohl eines, bei dem der Prozess noch nicht abgeschlossen ist. Der Rennkuckuck kann fliegen, aber er tut das nicht oft und scheint keinen Gefallen daran zu finden. Er findet seine Freiheit in seiner Fähigkeit, zu rennen und sich sehr schnell zu bewegen. Daher ist gar nicht das Fliegen das zentrale Thema der Vogelmittel, sondern die Freiheit, die das Fliegen ihnen ermöglicht hat.

Fliegen bietet den Vögeln Freiheit in vielfältiger Form. Die wichtigste davon ist die Freiheit, Angreifern zu entkommen. Dann ist da noch die Freiheit, gehen zu können, wohin man will. Das wiederum bietet die Freiheit der Nahrungs- und Ortswahl. Aus der Freiheit zu fliegen entsteht auch eine kindliche Begeisterung und Überschwänglichkeit, und dieser am wenigsten greifbare Faktor ist wahrscheinlich das wichtigste Merkmal der Freiheit der Vögel.

Vögel sind Luftwesen. Sie entwickeln sich aus Küken zu flüggen Tieren, die von Natur aus Gefallen am Fliegen finden. Anders als die Insekten müssen sie nicht arbeiten und sich verändern, um fliegen zu können. Anders als Fledermäuse stellen sie keine Ausnahme im normalen Verhaltensmuster ihrer Klasse dar. Um zu fliegen, brauchen sie nicht außergewöhnlich zu sein, es ist ihre natürliche Veranlagung.

Bei den Vogelmitteln gibt es viele Symptome, die mit dem Gefühl des Fliegens und Schwebens zu tun haben. Träume und Wahnideen mit solchen Inhalten sind weit verbreitet. Dazu finden sich auch die entsprechenden Begleitsymptome, insbesondere Schwindel und Übelkeit. Der pathologische Zustand jedoch und somit der Zustand, der für die Verschreibung von größter Bedeutung ist, besteht in einem Gefühl der Schwere und der Unfähigkeit, sich in die Lüfte aufzuschwingen. Schwere und Einschnürung sind daher die wichtigsten Empfindungen. Sie finden sich in Träumen und Wahnideen, aber ganz besonders in den physischen Symptomen und können in jedem Körperteil, vom Kopf über die Lungen bis zu den unteren Gliedmaßen, auftreten.

Freiheit ist von Natur aus undefinierbar. Jede Definition oder Beschreibung dessen, was Freiheit ausmacht oder bewirkt, ist eine Einschränkung dieser Freiheit. Wahre Freiheit kennt keine Grenzen und keine Bedingungen. Sie kann nur negativ definiert werden: Als völlige Schrankenlosigkeit.

Das wichtigste Symptom bei Menschen, die ein Vogelmittel brauchen, ist das Gefühl, dass etwas sie daran hindert, wahre Freiheit zu erlangen. Was sie konkret daran hindert, ist dann der Schlüssel zur Differenzierung zwischen den einzelnen Mitteln. Dieses Wissen ist nicht nur die Voraussetzung zum Verständnis der Vogelmittel, sondern auch zur Ermittlung der Gefühle und Bedürfnisse des Patienten. Wenn ein Patient über Freiheit spricht, wollen wir gewöhnlich wissen, was Freiheit für ihn bedeutet, doch das ist ein vergebliches Unterfangen, das nur noch mehr Verwirrung stiftet. Auch wenn ein Patient sagt, er fühle sich in einer Falle gefangen und wolle fliehen, scheint das eine vielversprechende Befragungslinie zu ergeben. Wovor der

Patient fliehen will, ist allerdings nicht unbedingt von Bedeutung. Es kann ein Licht auf das werfen, was ihn zurückhält, in den meisten Fällen jedoch ist es nur eine Manifestation seines Freiheitsbedürfnisses.

Am hilfreichsten ist es, sich bei der Befragung auf die Mittel zur Erlangung der Freiheit und die konkreten Hindernisse zu konzentrieren, die dabei im Weg stehen. In der Realität wird das nämlich ein und dasselbe sein. Sobald uns klar wird, dass der Weg zur Freiheit mit dem, was vom Erreichen der Freiheit abhält, übereinstimmt, wissen wir, dass wir das zentrale Thema gefunden haben. Ein Beispiel ist *Buteo jamaicensis*, der Rotschwanzbussard, für den die Verantwortung für die Schwachen und Schutzlosen – ein generelles Vogelthema – zum übermächtigen Problem wird. Im positiven und gesunden Zustand ist die Fähigkeit, wehrlose Menschen zu schützen und zu bestärken, die in ihrer Schwäche und Abhängigkeit Gefangenen zu befreien, für ihn das, was ihm im Leben ein Ziel und Freiheit schenkt. Im pathologischen Zustand jedoch beginnen die Abhängigkeit und Bedürftigkeit der Schutzlosen, insbesondere die seiner Kinder und seiner Familie, die sich auf ihn verlassen, ihn einzuschränken und daran zu hindern, seine Freiheit zu finden. Die Einschränkungen scheinen bei den Vogelmitteln immer äußere Einflüsse zu sein. Es sind Dinge, die der Person von der Gesellschaft, der Familie oder vom Leben selbst auferlegt werden. Natürlich entsprechen sie einem inneren Zustand, doch bei den Vogelmitteln wird dieser Zustand externalisiert.

Die Insektenmittel sind den Vogelmitteln äußerlich sehr ähnlich, und beide bieten einen beträchtlichen Spielraum für Irrtümer. Doch für die Insekten ist der Zugang zur Freiheit des Himmels kein Geburtsrecht wie für die Vögel. Sie müssen sich dieses Recht erst durch Selbstveränderung erwerben, und diese Veränderung erfordert Arbeit, Mühe und Fleiß. Wie die Vögel interessiert es sie nicht sonderlich, woher sie kommen; ihre Herkunft mag in ihnen zwar den Fluchtimpuls ausgelöst haben, doch sie legt nicht den Fluchtweg fest. Die Insektenart, die der Patient braucht, wird nur durch das bestimmt, was er an sich und seiner Situation verändern muss. Daraus kann man ersehen, dass die Insektenmittel viel mehr zur Internalisierung neigen als die Vögel. Sie haben das Gefühl, weniger an der Außenwelt als an sich selbst etwas verändern zu müssen.

Die dritte Gruppe dieses Dreigestirns sind die Drogenmittel. Die Drogen beschäftigt viel mehr, woher sie kommen oder wohin sie gehen. Die sedierenden und narkotisierenden Drogen wollen vor allem der Einschränkung und insbesondere dem Schmerz der Erde entfliehen. Die stimulierenden und halluzinogenen Drogen zieht es in einen Himmel der Spiritualität und Verbundenheit, doch das ist ein spezifischer Zustand, kein allgemeiner. Wichtig ist bei den Drogenmitteln daher, wovor sie fliehen (Narkotika) oder was sie suchen (Halluzinogene), und das muss gemeinsam mit dem Patienten erörtert werden – hier ist solch eine Befragungslinie hilfreich.

Bei den Mitteln dieser drei Gruppen gibt es ein gewisses Verhaltensschema, nach dem der Patient auf eine jeweils spezifische Weise auf dieselbe Situation reagiert. Nehmen wir als Beispiel das Empfinden, in einer schmutzigen und abstoßenden Welt zu leben. Das Vogelmittel *Spheniscus humboldti*, der Humboldt-Pinguin, lebt in einer schmutzigen Welt, von der er angesteckt und beschmutzt wird, und dieser Schmutz hindert ihn daran, in den frischen, sauberen Himmel aufzusteigen. Die Stubenfliege, *Musca domestica*, lebt in einer schmutzigen Welt, und wie sehr sie sich auch anstrengt, sie kann dem Schmutz nicht entfliehen und bleibt darin gefangen. Ein Mensch, der Heroin, *Diamorphin*, braucht, steckt im Schmerz einer schmutzigen Welt fest und hofft, einen gefühllosen Zustand zu erreichen, durch den er dann in höhere Gefilde gelangt, indem er alle Schmerzen und physischen Empfindungen ausklammert. Dies sind allerdings provisorische Zuordnungen; es gibt noch nicht genügend gut geprüfte Mittel in jeder Gruppe, um ein solches Verhaltensschema konsolidieren zu können. Es wäre verführerisch, eine simple Beziehungstabelle zu erstellen, doch in Wirklichkeit sind die Interaktionen viel komplizierter. Auch das Truthuhn hat eine enge Beziehung zum Heroin, doch sein unerträglicher Schmerz kommt aus der Einengung durch Domestizierung und Familienbeziehungen. In Fällen, in denen ein Insekten-, ein Drogen- oder ein Vogelmittel indiziert ist, lohnt es sich immer, auch Mittel aus den anderen beiden Gruppen in Betracht zu ziehen.

Die Freiheit, die die Vögel suchen und an deren Erlangung sie sich gehindert fühlen, ist in erster Linie eine emotionale Freiheit. Natürlich finden sich bei den Mitteln auch physische Einengungen, doch selbst dann, wenn sie emotionalen Problemen entsprechen, scheinen sie selten das zentrale Problem im Fall zu sein.

Der Geist und die spirituelle Welt werden oft mit dem Atem assoziiert und damit mit der Luft und dem Himmelreich. Vögel gehören zu den wenigen Lebewesen, die einen problemlosen Zugang dorthin haben, und dieser Zugang ist ihnen wichtig. Bei vielen Vogelmitteln ist spirituelle Freiheit ein sehr wichtiges Thema, und wenn sich dieses Thema zeigt, geht es dabei meistens um den Zugang zu einer spirituellen Welt, die anders und von der alltäglichen Welt getrennt ist.

Diese spirituelle Anderwelt kann sowohl bei jedem Mittel als auch bei jedem Patienten eine andere Gestalt annehmen. Es ist zuallererst ein individuelles Thema. Die Vogelmittel haben immer den Individualismus zum Thema. Selbst bei den Schwarmvögeln, bei denen die Gruppe im Mittelpunkt steht, geht es stets darum, wie das Individuum mit der Gruppe interagiert – nicht, wie die Gruppe das Individuum beeinflusst. Bei anderen Tieren mit einer starken Gruppendynamik ist es fast immer die Unterdrückung des Individuums durch die Gruppe, die zum Problem wird. Ebenso ist die spirituelle Welt, mit der die Vogelmittel in Kontakt bleiben müssen, immer eine persönliche Anderwelt, die nicht von der weiteren Welt oder der Gesellschaft diktiert oder vermittelt wird. Jedoch kann der Druck der Gesellschaft und der weiteren Welt den freien Zugang dazu einschränken oder verhindern.

Wichtig ist aber nicht nur der Zugang zu dieser anderen Welt, sondern die Freiheit, sich ungehindert zwischen ihr und der Welt der Alltagsrealität zu bewegen. Jedes Vogelmittel, das darauf Gewicht legt, drückt sowohl diese Freiheit als auch deren Verhinderung in der ihm eigenen Weise aus. So sind es beim Weißkopfseeadler, *Haliaeetus leucocephalus*, häufig die Träume, in denen dieser Zugang gefunden wird, aber auch versperrt bleibt. Der Eistaucher, *Gavia immer*, findet durch Gelassenheit und Stille den Weg zur spirituellen Welt, doch diese innere Ruhe verwandelt sich ebenso oft in Trägheit und Apathie, die ihn am Zugang hindern.

Das nächste wichtige Merkmal der Vogelmittel ist die Fähigkeit, mit anderen Menschen und Dingen in Beziehung zu treten. Ihre Beziehungen sind ungeheuer intensiv und damit ebenso befreiend wie einschränkend. Wenn Vogelmittel sich an etwas oder jemanden binden, dann nur zutiefst und total. Es ist eine Identifikation mit dem anderen, die manchmal sogar die Fähigkeit beinhaltet, dessen Gefühle zu übernehmen.

Diese starke Empathie bedeutet, dass Menschen, die Vogelmittel brauchen, unglaublich sensibel sind. Ihr Verständnis für andere macht sie oft zu begabten und erfolgreichen Therapeuten, und das ist hier auch der am häufigsten gewählte Beruf. Das bedeutet jedoch auch, dass sie vom Schmerz derjenigen, denen sie helfen, schnell überwältigt werden und somit zum Burnout neigen. Dieser Burnout kann sich zum Beispiel als Chronisches Erschöpfungssyndrom äußern.

Die Sensibilität der Vögel zeigt sich auch auf physischer Ebene. Sie haben extrem geschärfte Sinne, und das betrifft vor allem Gesicht und Gehör. Auch der Tastsinn ist hochempfindlich. Solche Menschen fühlen sich oft stark von Lärm, Berührung und der Anwesenheit anderer beeinträchtigt, selbst wenn kein direkter Kontakt stattfindet. Sie reagieren auf solche Reize häufig sehr heftig mit Reizbarkeit, Ängstlichkeit und Unruhe.

Die Insektenmittel sind ebenfalls hochsensibel, das ist jedoch ein ganz anderes Gefühl. Sie neigen dazu, äußere Einflüsse als Angriff wahrzunehmen. Insekten haben das Gefühl, sich nicht gegen psychische Übergriffe vonseiten anderer wehren zu können, daher haben sie Angst, dass das psychische Leid anderer auf sie übergreifen und ihnen schaden könnte. Vögel hingegen empfinden die Schmerzen anderer mit und werden davon genauso verletzt wie die anderen.

Das Wissen um die Gefühle anderer ist ebenso ein Merkmal der Schlangen- und der Spinnenmittel, aber in einer ganz anderen Ausprägung. Die Schlangen verstehen, was andere denken und fühlen. Sie nehmen das besonders scharf wahr, weil sie dieses Wissen brauchen, um die Kontrolle über ihre zwischenmenschlichen Beziehungen zu behalten. Sie wissen nicht, woher sie etwas wissen – sie wissen es einfach. Die Spinnen sind so sensibel, dass sie genau spüren können, was die Menschen in ihrer Umgebung fühlen. Sie wissen genau, was sie sagen oder tun müssen, um jemanden zu verletzen.

Schlangen und Spinnen benutzen dieses Wissen gern, um zu verletzen oder ihre Überlegenheit zu demonstrieren. Sie werden von bösen Absichten motiviert. Das ist bei den Vogelmitteln niemals der Fall. Wer ein Vogelmittel braucht, fühlt den Schmerz, den er jemandem zufügt, genauso stark wie der, dem er zugefügt wurde. Die Beziehung zwischen Angreifer und Opfer führt bei allen Tieren zu einer Verquickung von gegenseitigen Abhängigkeiten. Bei den Vögeln ist das besonders ausgeprägt. Hier besteht eine tiefgehende Beziehung zwischen Angreifer und Opfer: Im Moment des Angriffs werden beide eins, und jeder fühlt sowohl den Triumph als auch die

Verzweiflung als seine eigene. Am deutlichsten ist das beim Falken und bei der Taube zu erkennen, deren Mittelbilder völlig verschieden sind und doch stellenweise zu einer Einheit verschmelzen. Vögel töten nie zum Vergnügen und sind nie bösartig. Selbst Vögel wie der Rabe und besonders der Rennkuckuck (und wahrscheinlich auch noch andere aus der Familie der Kuckucke), die durchaus Unheil stiften können, tun das nie aus Bösartigkeit. In den Road-Runner-Cartoons von Chuck Jones stellt sich Karl der Kojote ständig selbst ein Bein. Jedes Mal gerät er selbst in die Falle, die er dem Rennkuckuck Road Runner gestellt hat. Road Runner macht sich einen Spaß daraus, den Fallen zu entgehen, und lacht immer als Letzter, stiftet jedoch nie selbst Gewalttätigkeiten an.

Vögel fühlen nicht nur mit anderen mit, sie haben auch eine tiefe Beziehung zur Natur und zu deren Geist. Sie finden ihre Freiheit in der Natur und vor allem in der Wildnis und deren unbesiegbarer Macht. Ihnen geht es fast ausnahmslos besser im Freien, und sie brauchen den Aufenthalt in der Natur, sogar oder gerade dort, wo sie am gewaltigsten und gefährlichsten ist. Sie beziehen Kraft, Trost und Einsicht aus ihrer Fähigkeit, mit der Natur zu verschmelzen und sie von innen heraus zu verstehen.

Das ist etwas anderes als die Naturliebe solcher Mittel wie *Carcinosinum* oder *Medorrhinum*. Für diese Mittel sind die Natur und die Tiere eine Zuflucht vor der Welt der Menschen, die als gefährlich und destruktiv empfunden wird. Im Vergleich zu den Menschen erscheint ihnen die Natur als harmlos, als das geringere Übel. Für die Vögel ist die Natur, und speziell die Wildnis, etwas Positives, ein Kraftort, wo sie sich am rechten Platz fühlen. *Carcinosinum* und *Medorrhinum* lieben Tiere, weil die Tiere sie wieder lieben und das auch noch bedingungslos – etwas, was sie ihrer Meinung nach von den Menschen nie bekommen. Vögel lieben Tiere und Naturkräfte, weil sie sich mit ihnen verbinden können und aus diesem Einssein ihre Kraft und vor allem ihre Freiheit und Schrankenlosigkeit beziehen.

Das wichtigste Sinnesorgan sind für die Vögel die Augen. Viele Vögel, vor allem die Raubvögel, haben eine erstaunliche Sehkraft. Sie haben viel mehr Rezeptoren, sie haben mehr Rezeptorarten, und sie haben mehr Areale mit konzentrierten Rezeptoren. Bei manchen Vögeln kann jedes Auge unabhängig arbeiten. Ihr Sehvermögen ist nicht nur um ein Vielfaches besser, sie haben auch noch den Vorteil, alles von oben betrachten zu können, aus dem bestmöglichen Blickwinkel. Doch nicht nur ihr körperlicher Gesichtssinn ist hervorragend, sie verfügen auch über die Kraft des „inneren Sehens". Damit können sie erkennen, was wirklich vor sich geht. Sie überblicken jede Situation und können ihre Entscheidungen auf eine bessere Einsicht stützen, als sie anderen Menschen möglich ist.

Sie sind fähig, alle Aspekte einer Situation zu berücksichtigen und die Situation in ihrer Gesamtheit zu sehen, ohne von untergeordneten Einzelheiten abgelenkt zu werden. Ihre Herangehensweise ist ganzheitlich. Die Kombination dieses ganzheitlichen Überblicks mit dem tieferen Wissen der Vögel, das Jonathan Shore „natürliches Wissen" nennt, befähigt sie, anders zu denken als der Rest der Menschen. Diese gedankliche Organisation, dieses systemische Denken, ist in der heutigen komplexen Welt ein ganz wichtiges Werkzeug. Menschen, die Vogelmittel brauchen, haben die besondere Fähigkeit, die moderne Welt und ihre Probleme zu verstehen, und sind damit manchmal ihrer Zeit voraus. Diese Denkweise ist die Grundlage der geistigen Einstellung, die in der Homöopathie gebraucht wird, und wer darüber verfügt, wird sich wahrscheinlich zur Homöopathie hingezogen fühlen und ein außergewöhnlicher Homöopath werden.

Die Fähigkeit, das größere Ganze zu sehen, ist besonders wichtig für die Raubvögel, und diese sind oftmals frustriert, weil sie sich schwer zurechtfinden in einer Welt, die in Banalitäten gefangen ist und die Wirklichkeit ignoriert. Die Eulen, deren Augen häufig so groß sind, dass sie diese nicht in den Augenhöhlen bewegen können, haben ein besonderes Interesse daran, die Gesamtsituation zu überblicken. So hat jede Vogelart ihre besonderen Probleme mit dieser Wahrnehmung.

Farben sind für die Vögel sehr wichtig. Viele Vögel gehören zu den farbenfreudigsten Lebewesen überhaupt. Ihre Federstruktur ermöglicht nicht nur herrliche und strahlende, sondern auch irisierende, changierende und schimmernde Farben.

Ebenso bedeutsam wie die Kommunikation ist für die Vögel der Selbstausdruck, und dazu gehören auch strahlende Farben. Wie vieles andere hat auch der Gebrauch der Farben etwas Überschwängliches und Kindliches an sich.

Vögel sehen nicht nur gut, sie sind auch in der Lage, sich mit bemerkenswerter Präzision zu orientieren. Die diesbezüglichen Fähigkeiten der Wandervögel und der Brieftauben sind einfach verblüffend. Menschen, die ein Vogelmittel brauchen, wissen, wo sie sind und wohin sie gehen. Das ist ein instinktives Wissen. Müssen sie sich anhand einer Karte orientieren, fällt ihnen das oftmals schwer, doch wenn sie sich von ihren Instinkten leiten lassen dürfen, wissen sie meistens genau, wo es lang geht – sowohl im physischen als auch im übertragenen Sinne. Sie haben außerdem viel Geduld, und wenn man sie lässt, werden sie gemächlich kreisend oder still sitzend warten, bis die Zeit reif ist.

So, wie sie verwirrt sind und Probleme bekommen, wenn sie bei der Orientierung durch Karten eingeschränkt werden, begegnen sie auch Verwirrung und Problemen beim Schreiben und Buchstabieren, wenn sie gezwungen werden, ihre Gedanken niederzuschreiben. Wenn sie sich frei ausdrücken können, wie sie wollen, sind sie hingegen sehr sprachgewandt.

Die Welt der Vögel kennt keine Grenzen. Fliegend gelangen sie überallhin. Alles, was für andere Tiere eine Grenze darstellt – Flüsse und Meere, Wüsten und Gebirgsketten –, hat für die Vögel keine Bedeutung, denn sie fliegen darüber hinweg. Menschen, die ein Vogelmittel brauchen, sind von einem Reise- und Forscherdrang beseelt. Sie langweilen sich und fühlen sich eingeschränkt, wenn sie an einen Ort oder einen Handlungsablauf gebunden sind. Sie lieben neue Erfahrungen.

Weil sie keine Grenzen kennen, fühlen sich die Vögel an keinen besonderen Ort, keine Ideologie und keine Denkweise gebunden. Sie sind unvoreingenommen. Sie sind frei, zu denken und zu handeln, wie es ihnen gefällt. Beim Weißkopfseeadler wurde das als „der Zeuge jenseits von Gut und Böse" bezeichnet. Zusammen mit ihrer Fähigkeit, das große Ganze zu sehen, macht sie das unglaublich scharfsichtig und versetzt sie in die Lage, die Welt möglicherweise besser zu verstehen als jede andere Arzneimittelgruppe. Doch fehlende Grenzen können auch zu einer Neigung zum Umherziehen führen. Konzentrationsschwierigkeiten sind ein verbreitetes Symptom bei den Vogelmitteln, vor allem, wenn sie die alltäglichen und unbedeutenden Aspekte des Lebens betreffen.

Menschen, die Vogelmittel brauchen, wollen alles richtig verstehen und richtig machen. Das ist nicht der eher oberflächliche Perfektionismus oder die Pingeligkeit, die man bei Mitteln wie *Carcinosinum*, *Arsenicum* oder *Aurum* findet; es ist mehr der Wunsch oder das Bedürfnis nach absoluter Stimmigkeit. Am deutlichsten ist das vielleicht am Unterschied zwischen Gerechtigkeit, Gesetzestreue (ein Thema der Minerale und der Insektenmittel) und Anstand zu erkennen, wo es darum geht, so zu handeln, dass es für alle Betroffenen gut und richtig ist. Dieser Anstand wird stark sowohl von ihrer Fähigkeit, das große Ganze zu sehen (und nicht die untergeordneten Details), als auch von ihrem Mitgefühl für alle Beteiligten beeinflusst.

Dieselbe Aufmerksamkeit und Pflege widmen sie ihrem Äußeren und der persönlichen Hygiene, und hier kann das auch in Pingeligkeit ausarten. Das Bedürfnis nach persönlicher Reinlichkeit, das für die Vögel so wichtig ist, kann, wenn es nicht befriedigt wird, zu Schamgefühlen führen. Beschämung und Schuldgefühle finden sich bei den Vogelmitteln sehr häufig. Sie können aus einer Unfähigkeit entstehen, den eigenen Ansprüchen vollständig gerecht zu werden, und sind dann eine direkte Folge des Gefühls, am Erreichen der Freiheit gehindert zu werden. Scham und Selbstverachtung können auch eine Folge der Trennung zwischen Erde und Himmel sein. Die fleischlichen Gelüste nach Nahrung und Sex sind Teil der Kräfte, die sie an die Erde binden, doch ohne die Energie, die ihnen die Nahrung gibt, und die Kontinuität, welche die Fortpflanzung ermöglicht, würden sie den Himmel nie ganz erreichen.

Distanziertheit ist ein Merkmal der Vogelmittel, das von großer Tragweite ist, und zwar sowohl im positiven als auch im negativen Sinn. Die intellektuelle Freiheit ist eine der wichtigen positiven Seiten, doch aus dem Mangel an Grenzen in der physischen Welt sowie der Auflösung der zwischenmenschlichen Grenzen, die sich aus ihrer Fähigkeit zum Mitfühlen und damit zur Verschmelzung mit anderen Menschen ergibt, geht hervor, dass es für sie keine beständige Art der Kontaktaufnahme gibt. Für sie gilt oft das Motto „alles oder nichts" – entweder binden sie sich total, oder sie haben überhaupt keine Beziehung. Der Himmel kann kalt und endlos sein und in die Unendlichkeit des Weltraums übergehen. Vögel fühlen sich oft stark isoliert und völlig allein.

Gesellschaftlicher Druck und soziale Restriktionen gehören zu den wichtigsten Kräften, welche die Freiheit der Vögel behindern und einschränken. Die Isolation der Vögel enthält bis zu einem gewissen Grad auch immer ihr Gegenteil. Manche Vögel bilden Schwärme und fühlen sich nur in Gesellschaft anderer, mit denen sie kommunizieren können, wohl. Und doch fühlen sie sich von der Gesellschaft, die sie brauchen, auch oft überfordert und eingeschränkt. Andere, wie beispielsweise Raubvögel oder der Albatros, sind Einzelgänger; sie brauchen die Isolation und sehnen sich nach Distanz und Freiheit. Doch auch sie fühlen sich immer noch einsam und schutzlos, wenn sie von der größeren Gruppe getrennt sind. Dieser Widerspruch ist häufig ein Leitsymptom für die Wahl eines Vogelmittels. Die Differenzialdiagnose erfolgt dann durch Analyse der konkreten Form, die dieser Widerspruch annimmt: Was macht die Gruppe aus? Welcher Art sind die Isolation und der Wechsel zwischen Gesellschaft und Einsamkeit?

Obgleich der Gesichtssinn ihr wichtigster Sinn ist, sind Vögel doch Luftwesen, und der Sinn, der der Luft zugeordnet wird – das Gehör – ist für sie ebenfalls von großer Bedeutung. Klänge spielen im Leben der meisten Vögel eine wichtige Rolle, und die Rufe und Gesänge der Vögel sind eines ihrer Erkennungsmerkmale. Sogar, und vielleicht gerade für den Geier, der keinen Stimmkopf hat und daher nur fauchen kann, spielt die Kommunikation eine wichtige Rolle. Der Vogelsang, der unglaublich kompliziert und schön sein kann, wird mit vielen Funktionen in Verbindung gebracht: Er dient der Markierung des Reviers, der Balz und der Warnung vor Angreifern. Doch er dient ebenfalls der bloßen Kommunikation, dem Austausch von Klatsch und Tratsch und dem für die Vögel so typischem reinen Vergnügen. Kommunikationsprobleme finden sich bei allen Vogelmitteln, und bei vielen ist das der Bereich, um den die Eigenschaften und Besonderheiten der Mittel kreisen.

Kommunikation lindert die Isolation, die viele Vogelmittel empfinden. Sie ist sehr oft das, was das Leben lebenswert macht. Vögel können zwar auch reichlich abgehoben sein und scheinen keinen physischen Kontakt zu brauchen, trotzdem haben sie ein Bedürfnis nach Gedankenaustausch und – nicht bloß ernster – Unterhaltung.

Sie scherzen und spielen ebenso gern, wie sie tiefgründigen Austausch mögen.

Menschen, die Vogelmittel brauchen, präsentieren meistens ein ganz charakteristisches Bild. Oft haben sie eine hohe Stoffwechselrate und sind sehr schlank, obwohl sie gut essen.

Überdies haben sie eine starke, nervöse Energie. Das ist nicht die solide körperliche Energie, die man bei den Insektenmitteln findet, noch ist es die unwirkliche Energie der Spinnen, die durch und durch nervös ist. Es ist eher eine wirkliche und körperliche Energie, die sich mehr durch das Nervensystem als durch die Muskulatur ausdrückt. Das heißt nicht, dass Menschen, die ein Vogelmittel brauchen, nie eine starke körperliche Präsenz aufweisen würden, doch normalerweise finden ihre Präsenz und ihre Energie einen eher nervösen Ausdruck. Diese Energie kann sich als Schwingung äußern, fast wie ein Schillern.

Die Vögel leben in einem viel höheren Tempo als die Säugetiere. Deshalb haben sie auch eine viel höhere Herzrate, als man – vor allem bei Tieren mit einer ähnlichen Lebensdauer – erwarten könnte. Auch visuelle Bilder verarbeiten sie viel schneller. Bei ihnen scheint alles beschleunigt zu sein. Das kann sich in einem Gefühl des Getriebenseins äußern, doch viel häufiger haben sie den Eindruck, dass sich alle um sie herum zu langsam bewegen. Sie fühlen sich behindert und werden ungeduldig und reizbar.

Ihre Eigenschaften sind oft von einer gewissen Feinheit. Sie scheinen nichts Vulgäres oder Grobschlächtiges an sich zu haben. Ihre Erscheinung ist nicht selten exzentrisch oder ungewöhnlich. Zwar kleiden sie sich gewählt und oft bemerkenswert stilvoll, doch dieser Stil ist fast nie konventionell.

Die nervöse Energie der Vogelmittel findet ihren Ausdruck oft in Unruhe und deren geistigem Äquivalent der Ängstlichkeit. Diese Ängstlichkeit und Unruhe wiederum schlägt leicht in Reizbarkeit um, vor allem, wenn sie sich gefangen oder eingeschränkt fühlen. Sie empfinden den Umgang mit der Welt und ihren Mitmenschen als schwierig, doch aufgrund ihrer Empathie und Freundlichkeit lassen sie sich selbst ständig auf Situationen ein, die ihnen Verdruss bereiten und starke Irritationen auslösen.

Auch eine nervöse Energie muss aufrecht erhalten werden, und da entwickeln sie eher einen ähnlichen Heißhunger wie die Insekten und nicht wie die Spinnen, die feste Nahrung um jeden Preis zu meiden versuchen. Menschen, die ein Vogelmittel brauchen, träumen oft vom Essen oder von einer Nahrungsfülle, die sich dann doch als unzureichend herausstellt oder weggenommen wird. Nahrung und Fortpflanzung sind die beiden Hauptfaktoren, die die Vögel an die Erde binden und sie davon abhalten, komplett abzuheben. Insbesondere ihr Hunger nach Nahrung, aber auch nach Sex, kann ein hervorstechendes Merkmal der Vogelmittel sein, das umso bemerkenswerter ist, als er im Widerspruch zu dem offensichtlichen Mangel an Solidität und zur Spiritualität der Patienten zu stehen scheint.

Sexualität ist wichtig, und Vögel sind wie alle Tiere von sexueller Wahrnehmung und Konkurrenzorientierung geprägt. Dennoch nimmt die Sexualität der Vogelmittel oftmals eine separate und eingeschränkte Position ein. Wie die Vögel nur zu bestimmten Zeiten von einem starken physischen und emotionalen Geschlechtstrieb überfallen werden, während sie zu anderen Zeiten fast völlig geschlechtslos erscheinen, so ist auch bei den betroffenen Menschen der Geschlechtstrieb zeit- und situationsabhängig. Sie können von ihrer sexuellen Begierde überwältigt werden, fühlen sich in der Rückschau dann jedoch oft peinlich berührt, beschämt oder erniedrigt durch ihre Unfähigkeit, ihre irdischen Bedürfnisse unter Kontrolle zu behalten.

Der Umschwung vom überstarken Geschlechtstrieb hin zur Asexualität zeigt, dass die Sexualorgane sich nie auf einen befriedigenden Rhythmus einstellen können und daher oft angegriffen werden. Insbesondere sind die sexuellen Zyklen betroffen, und emotionale Verstimmungen im Zusammenhang mit dem Menstruationszyklus sind bei den Vogelmitteln sehr weit verbreitet. In den meisten Prüfungen war der Menstruationszyklus beschleunigt, und die Periode setzte überwiegend 4 bis 5 Tage zu früh ein.

Das betrifft ebenfalls alle weiteren Lebenszyklen, die weitgehend von Sexualhormonen gesteuert werden, und der Bedarf nach einem Vogelmittel wird häufig durch die Menopause und deren männliches Äquivalent sowie, wenngleich seltener, durch die Pubertät ausgelöst. Der größere Lebenszyklus ist ein weiteres Merkmal der Vogelmittel. Die späteren Lebensphasen, das Lebensende und das Verlassen dieser Welt sind meistens wichtiger als der Eintritt in die Welt.

Viele Vögel, vor allem die Geier und Raben, haben eine starke Beziehung zum Tod und zur Unterwelt und werden mit dem Sterben assoziiert. Wie viele Insekten und Pilze sind auch sie ein wichtiger Teil des Reinigungsprozesses von allem Abgestorbenen, das keinen Platz mehr im Leben hat, womit sie wiederum Platz für Neues und Lebendiges schaffen. Menschen, die ein Vogelmittel brauchen, sind häufig auf irgendeine Art in diesen Reinigungsprozess verwickelt, entweder auf persönlicher Ebene oder im Beruf. Das kann, insbesondere bei den Geiern, den physischen Tod betreffen, doch in den meisten Fällen bezieht es sich bei den Vögeln auf die Bereinigung der Vergangenheit auf seelischer oder spiritueller Ebene, weshalb gerade Therapeuten und Schriftsteller häufig ein Vogelmittel brauchen.

Die Beziehung der Vögel zur Gewalt entspricht ihrer Beziehung zur Sexualität insofern, als es ein Schwanken zwischen Allem und Nichts ist. Vögel sind friedliebend und verabscheuen Gewalt, doch manchmal werden sie extrem gewalttätig, nämlich immer dann, wenn sie ihr Revier, ihre Familie oder ihre Freiheit verteidigen müssen. Diese Gewalt ist nie unnötig, doch wenn sie ausgelöst wird, kennen sie keine Zurückhaltung mehr. Die Taube, das Symbol des Friedens, kann beim Kampf um ihren Partner oder ihr Revier andere Tauben angreifen und schwer verwunden. Das freundliche und bezaubernde Rotkehlchen ist dafür bekannt, dass es bei Revierkämpfen andere Rotkehlchen sogar tötet.

Wenn sie sich in die Ecke gedrängt fühlen, können Menschen, die ein Vogelmittel brauchen, aggressiv und scheinbar herzlos zurückschlagen. Sie treten, kratzen und beißen alles, wovon sie sich eingeschränkt oder bedroht fühlen. Dennoch haben sie immer auch Schuldgefühle und Mitgefühl mit denen, die sie bekämpfen.

Vögel sind unglaublich empfindlich und verletzbar. Um fliegen zu können, haben sie ihre Körperstrukturen auf ein Minimum reduzieren müssen, und obwohl sie unglaublich stark sind, sind sie ebenso leicht zu verletzen und zu vernichten. Die Kindlichkeit, die sich bei den Vogelmitteln findet, drückt sich häufig auch als seelische und körperliche Verletzbarkeit und Ohnmachtsgefühl aus. Diese Verletzbarkeit kann auch bedeuten, dass die Vögel furchtsam sind. Viele Vogelmittel weisen eine Vielzahl an Ängsten auf, doch es kann sich dabei auch um böse Vorahnungen handeln. Solche Vorahnungen werden oft im Körper verspürt, vorzugsweise im Abdomen, manchmal aber auch in der Brust oder im Kopf.

Zu den wichtigsten durchgehenden Themen der Vögel gehört die Spaltung zwischen Erde und Himmel, und eine entsprechende Spaltung manifestiert sich auch im physischen Bereich als fehlender Zusammenhang zwischen Körper und Geist oder Körper und Kopf. Viele Vogelmittel haben Symptome, die sich auf die Scheitelregion beziehen. Dabei kann es sich um eine Öffnung oder eine Sensibilität handeln, doch in den meisten Fällen ist es ein Hinweis darauf, dass der Körper sich stärker mit dem Himmel verbinden möchte.

Das kann sich auch in einem Konflikt zwischen Spiritualität und den physischen Begierden, vor allem denen nach Essen und

Sex, äußern. Dieser Konflikt kann Verlegenheit und Schamgefühle auslösen. Ebenso kann ein Konflikt zwischen Spiritualität und Praxis bestehen, zwischen Intuition und Vernunft. Menschen, die ein Vogelmittel brauchen, können sich zu etwas getrieben fühlen, während ihre Vernunft ihnen etwas ganz anderes sagt.

Physisch manifestiert sich dieser Konflikt in Erkrankungen des Halses, der Körper und Kopf miteinander verbindet. Es finden sich Versteifungen und Verspannungen in Nacken und Schultern. Kopfschmerzen beziehen häufig die Nackenpartie ein – entweder fangen sie im Nacken an, oder sie breiten sich vom Nacken zu Rücken und Schultern aus.

Stark betroffen ist der innere Hals. Er ist anfällig für Schmerzen und Entzündungen, für ein Kloßgefühl im Hals oder für Schleimansammlungen. Das Schlucken ist erschwert und verschlimmert die Beschwerden oft. Schmerzen sind oft scharf und stechend, doch es finden sich auch wunde Schmerzen. Shore ist der Meinung, dass Kloßgefühle eher bei den Seevögeln auftreten, die lange Hälse haben und ihre Nahrung im Ganzen schlucken, während Wundheit und Entzündungen bei Raubvögeln und Aasfressern verbreiteter sind, die Fleisch fressen und ihre Nahrung gewöhnlich zerreißen. Das mag bis zu einem gewissen Grad stimmen, ist jedoch nicht ausgeprägt genug, um zu einer verlässlichen Differenzierung zu verhelfen. Alle Vogelmittel können Halsentzündungen bekommen, und fast alle kennen das Kloßgefühl und Probleme beim Schlucken.

Ein weiteres Problem betrifft die Trennung von Luftwegen und Verdauungstrakt. In der Folge kann es zum Luftschlucken oder zum „Verschlucken" kommen, wenn Nahrung oder Flüssigkeiten in die Luftwege gelangen. Diese Symptome fallen am meisten bei den Singvögeln auf, können jedoch bei allen Vogelmitteln auftreten.

Trockenheit ist allen Vogelmitteln gemeinsam und kann überall auftreten, vor allem in der Haut. Am häufigsten aber befällt sie

Mund und Hals. Die Trockenheit wird zumeist von Durst begleitet und manchmal auch durch Trinken nicht gebessert. Auf allgemeinerer Ebene ist der Wasserhaushalt stark betroffen, sodass alle möglichen Probleme mit dem Harnsystem auftreten können. Blasen- und Harnwegsinfektionen sind sehr verbreitet.

Die Obstruktion, der Schleim und das Kloßgefühl im Hals entsprechen einem allgemeineren Völle- und Druckgefühl und allen möglichen Blockaden in Kopf, Nase, Nebenhöhlen, Bauch und Atemwegen.

In der Nase werden diese Empfindungen und die Trockenheit von Schnupfen und Niesen begleitet.

In den Atemwegen werden sie von Enge, Einschnürungsgefühl und scharfen, messerstichartigen Schmerzen begleitet. Es besteht das Verlangen oder ein Zwang, tief durchzuatmen.

Vögel werden auf mancherlei Weise mit Grippe assoziiert. Diese Erkrankung nimmt bei Menschen und Vögeln ganz ähnliche Formen an und der Virus kann von einer Form zur anderen mutieren. Die großen Grippe-Pandemien der Vergangenheit, wie die erst kürzlich aufgetretene „Vogelgrippe", sind in Vogelpopulationen ausgebrochen, und so wird es auch in Zukunft bleiben. Die Grippesymptome sind ganz typische Vogelsymptome und so überrascht es nicht, dass das große Grippemittel *Oscillococcinum* aus einem Vogel gewonnen wurde.

In Magen und Abdomen treten häufig Leere- und Hungergefühle auf, die mit Völlegefühlen und Übelkeit abwechseln oder zusammenspielen. Der Appetit ist gestört und meistens stark gesteigert. Bei vielen Vogelmitteln findet sich eine Abneigung gegen Tabak.

Die Zähne, die bei den Vögeln verschwunden sind, können bei Patienten, die ein Vogelmittel brauchen, zum Problembereich werden. Das drückt sich oft in dem Gefühl aus, dass die Zähne weich oder schwach werden. Es kann ein physisches Symptom sein, findet sich aber häufig auch in den Träumen.

Der wichtigste Angriffspunkt liegt natürlich im Nervensystem. Die Schmerzen haben vorzugsweise den scharfen, lanzinierenden oder stechenden Charakter, den Nervenschmerzen aufweisen. Ischialgie und andere Schmerzen, die sich an den Nerven entlang ausbreiten, sind weit verbreitet. Es treten auch krampfartige Schmerzen auf, doch auch sie sind kurz und scharf. Häufig sind periphere Neuropathien mit Kribbeln und Taubheit und dem Gefühl von tausend Nadelstichen. Die nervöse Energie der Vögel, ihre Sensibilität und Verletzbarkeit kann sich körperlich als Zittern äußern.

Die Vögel haben eine komplizierte Beziehung zur Wärme. Durch ihre hohe Stoffwechselrate produzieren sie viel Wärme, doch aufgrund ihrer Körpergröße und ihres geringen Körpergewichts reagieren sie wiederum empfindlich auf Kälte. Damit können sie sehr warmblütig erscheinen, sie können aber gleichzeitig auch frostempfindlich sein, und die Wärme kann sich auf bestimmte Körperpartien konzentrieren, während andere kalt bleiben. Ebenso verwirrend ist ihre Beziehung zur Wärme durch die Vorliebe der Vögel für den Aufenthalt im Freien, in der Wildnis und in stürmischem Wetter. Dieses Verlangen setzt sich oft über die Frostempfindlichkeit hinweg, setzt sie aber nicht außer Kraft.

DER STAMMBAUM DER VÖGEL

Bei den Vögeln findet sich eine viel geringere Vielfalt als bei anderen Tierklassen. Unsere Mittel stammen lediglich aus etwa der Hälfte der Vogelordnungen, und die meisten davon sind auch nur mit jeweils einem oder zwei Mitteln vertreten. Dieser Mangel an Informationen und Vielfalt erschwert ein Fazit über die Merkmale sehr, die für jede separate Ordnung oder Familie charakteristisch sein könnten.

Die größte Unterteilung in der Taxonomie der Vögel besteht zwischen den Urkiefervögeln (Paleognathae) und den Neukiefervögeln (Neognathae). Die Urkiefervögel sind primitiver, ihre Gaumenstruktur weist auf einen frühen Evolutionsabschnitt hin. Die meisten Urkiefervögel sind Laufvögel, sie haben keinen Brustbeinkiel als Ansatz für die Flugmuskulatur und sind deshalb flugunfähig. Zwei Ordnungen, die Moa und die Elefantenvögel, sind in historischen Zeiten ausgestorben. Elefantenvogel und Strauß sind zu Arzneimitteln verarbeitet worden, ich habe jedoch von keinem dieser beiden Mittel eine Prüfung gefunden.

Die Neukiefervögel decken alle anderen Vögel ab und werden nochmals in zwei Hauptgruppen unterteilt. Die primitivere Gruppe sind die Galloanserae, zu denen die Gänsevögel (Anseriformes) – Gänse, Enten und Schwäne – und die Hühnervögel (Galliformes) – die verschiedenen Hühnerarten – gehören. Den Rest bilden die Neoaves, die Neuzeitlichen Vögel.

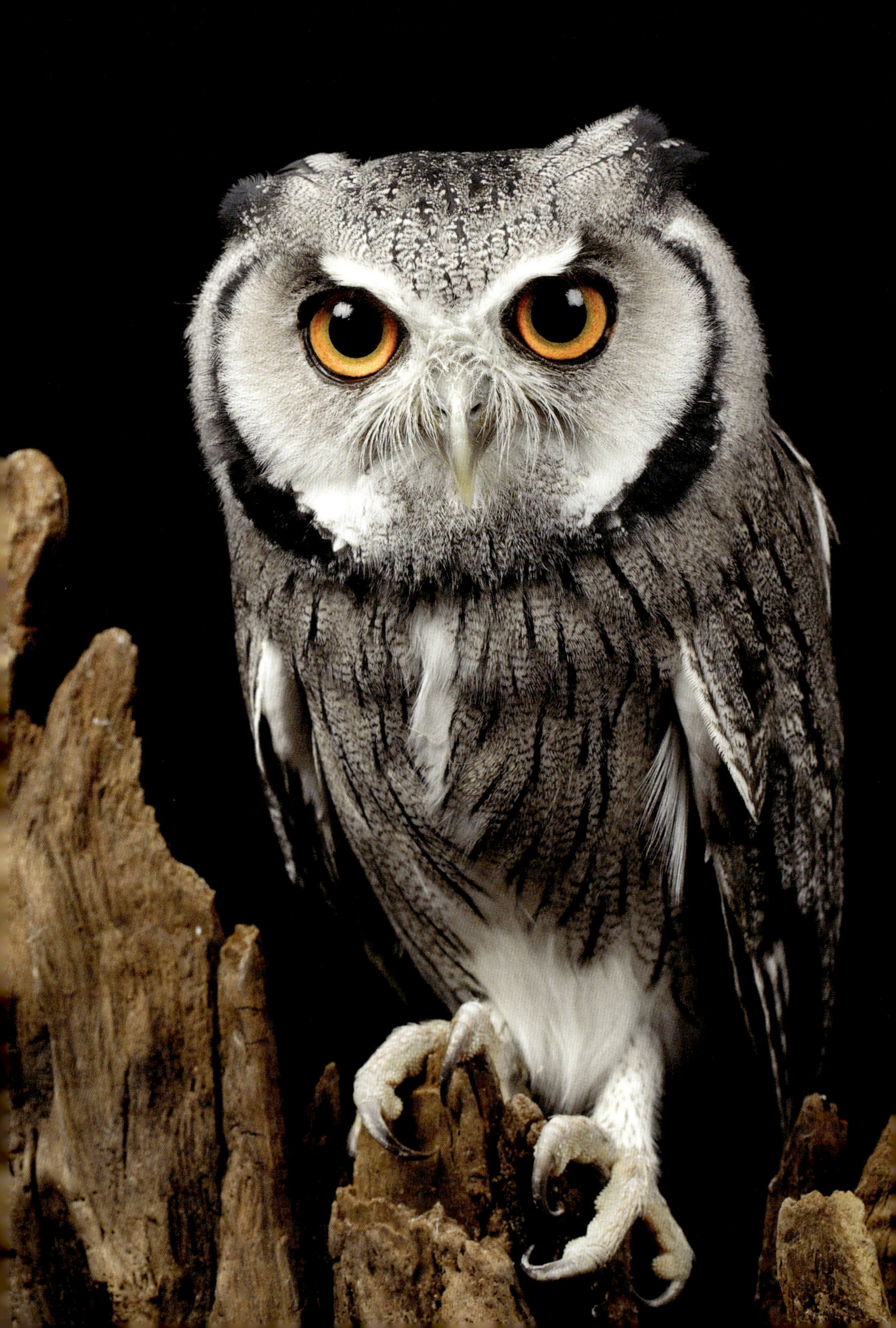

VOGELFAMILIEN

Bislang weist alles darauf hin, dass die Unterteilung in Familien bei der Differenzierung der Arzneimittel nicht sonderlich hilfreich ist. Umweltfaktoren oder Charakter sagen mehr über die Mittel aus als die Familien.

Seevögel und Wasservögel haben, je nach ihrer Zugehörigkeit zu den Galloanserae oder den Neoaves, starke Gemeinsamkeiten. Die Ähnlichkeiten zwischen Gänsevögeln und Hühnervögeln hingegen, die in evolutionärer Hinsicht eng verwandt sind, sind nur begrenzt. Es bestehen Ähnlichkeiten zwischen dem Rotkehlchen und dem Sperling, doch die Rabenvögel wie die Krähe und der Rabe, die ebenso zu den Sperlingsvögeln gehören, scheinen mehr Gemeinsamkeiten mit Geiern und Papageien zu haben.

Vielleicht wird uns die Zeit noch nützlichere Charakteristika der Familien enthüllen, doch im Moment ist die Menge der verwertbaren Informationen diesbezüglich nicht sehr groß. In der Praxis muss jeder Vogelfall individualisiert und von allen anderen Vögeln unterschieden werden.

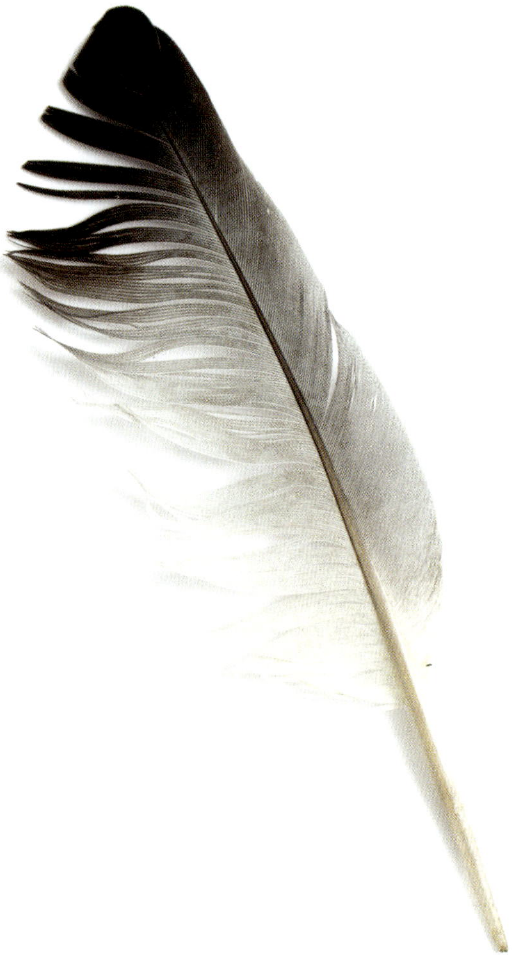

REPERTORISIERUNG

Zurzeit enthalten unsere Repertorien nur sehr wenige Vogelmittel. Einige Materia-medica-Programme können durchsucht werden, doch sie finden in den meisten Fällen nur Indikationen für ein allgemeines Vogelmittel und nicht für einen spezifischen Vogel.

Ein Vogelmittel ist im Repertorium gut vertreten und wird bei der Repertorisierung oft erscheinen. Es ist *Falco peregrinus*, der Wanderfalke. Dass er so stark vertreten ist, ist Zufall: Das Mittel wurde schon vor langer Zeit geprüft, und es war eine halbwegs umfangreiche Prüfung, die ein deutliches Mittelbild hervorbrachte. Zu jener Zeit gab es keinen Hinweis darauf, dass vieles davon zum allgemeinen Mittelbild der Vögel gehört und weniger spezifisch für den Falken ist.

Nicht alles jedoch ist hier dem Zufall geschuldet. Der Falke hat nämlich etwas an sich, das ihn in gleicher Weise zum typischen Vogel macht, wie *Tarentula* die typische Spinne und *Lachesis* die typische Schlange ist. Die meisten Vogelmittel haben ein spezifisches Thema, das ihre Freiheit sowohl erleichtert als auch behindert. *Falco* hingegen scheint gar kein spezifisches Thema zu haben – er vertritt Freiheit und Einschränkung in ihrer reinsten Form.

Jede Repertorisierung, die zu *Falco* führt, sollte als mögliche allgemeine Indikation für ein Vogelmittel angesehen werden und nicht zwangsläufig für *Falco*. In geringerem Maße gilt das auch für *Haliaeetus leucocephalus*, den Weißkopfseeadler, eine andere frühe und belegkräftige Prüfung.

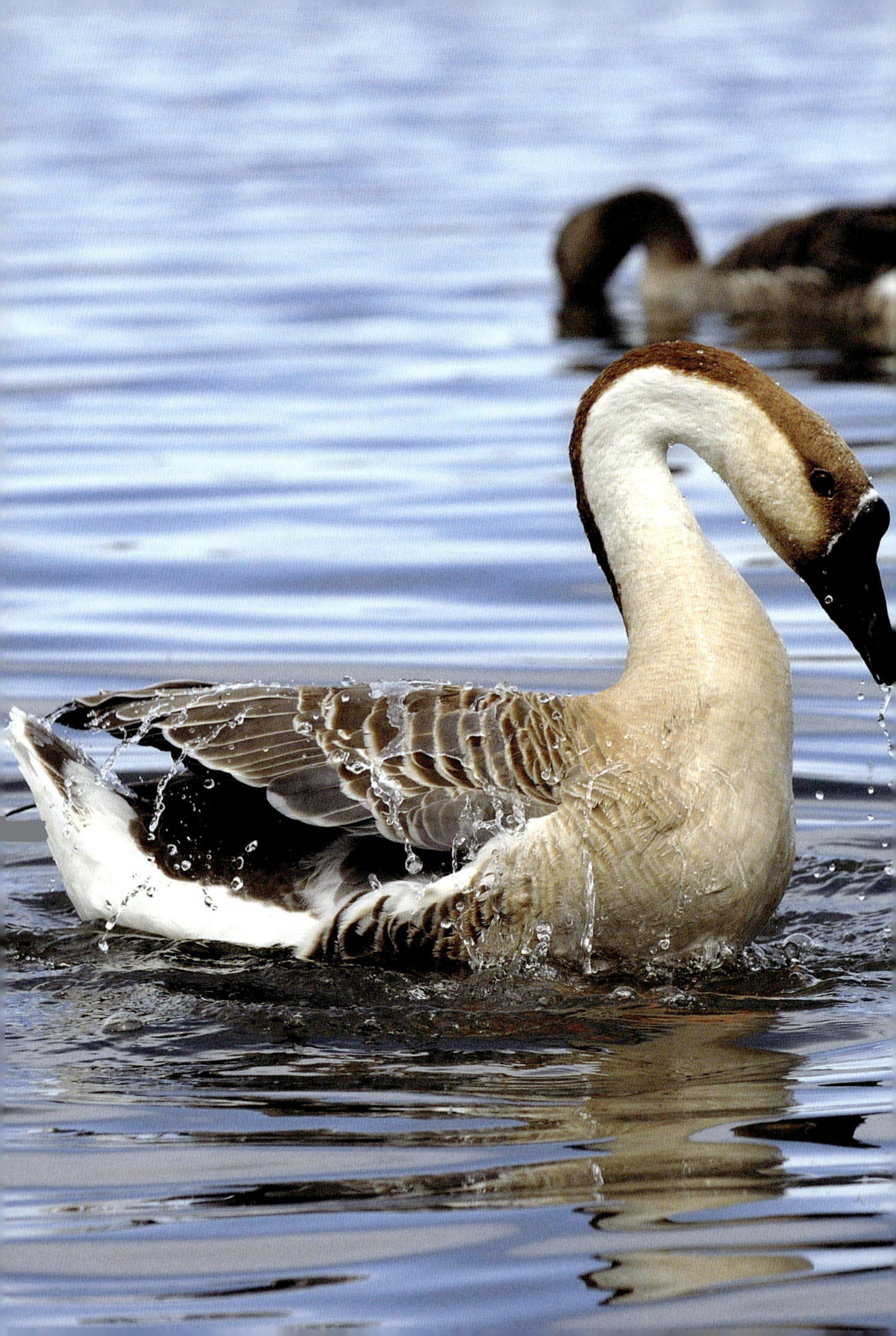

GALLOANSERAE

Die Galloanserae sind die primitiveren Neukiefervögel. Daher sind sie höher entwickelt als Strauße und Kiwis, die noch zu den Urkiefervögeln zählen, aber primitiver als die Mehrzahl der anderen Neukiefervögel, der Neoaves. Es gibt zwei Ordnungen der Galloanserae: Die Anseriformes, die Gänsevögel, und die Galliformes, die Hühnervögel.

Das bei diesen Tieren wohl am stärksten auffallende Merkmal ist ihre Eignung zur Domestizierung. Die Enten, Gänse und Hühner auf dem Bauernhof, die Pfauen und Schwäne, welche die Rasenflächen und Teiche vornehmer Villen zieren, und die Enten, Rebhühner, Raufußhühner und Fasanen, die für die Jagd der Reichen gezüchtet werden, stammen alle aus diesen beiden Ordnungen. Andere Vögel, wie Papageien und Kanarienvögel, werden zwar oft in Käfigen gehalten, lassen sich aber nie so domestizieren wie ein Huhn.

Einige dieser Vögel scheinen nicht so intelligent zu sein und nicht denselben Freiheitsdrang und dieselbe Lebensfreude zu haben, wie sie für andere Vögel so bezeichnend sind, doch vieles davon wurde aus ihnen herausgezüchtet, fehlt ihnen also nicht von Natur aus. Bei den Wildschwänen zum Beispiel sind die Merkmale, die wir mit den Vögeln assoziieren, als Majestät und Schönheit erkennbar.

Fast alle dieser Vögel sind zu manchen Zeiten ihres Lebenszyklus Schwarmvögel. Manche, wie die Schwäne, leben in Paaren, und manche, wie der Hahn mit seinem Harem aus Hühnern, gehen polygyne Beziehungen ein, doch bei allen spielt die Beziehung zu einer größeren Gruppe eine wichtige Rolle.

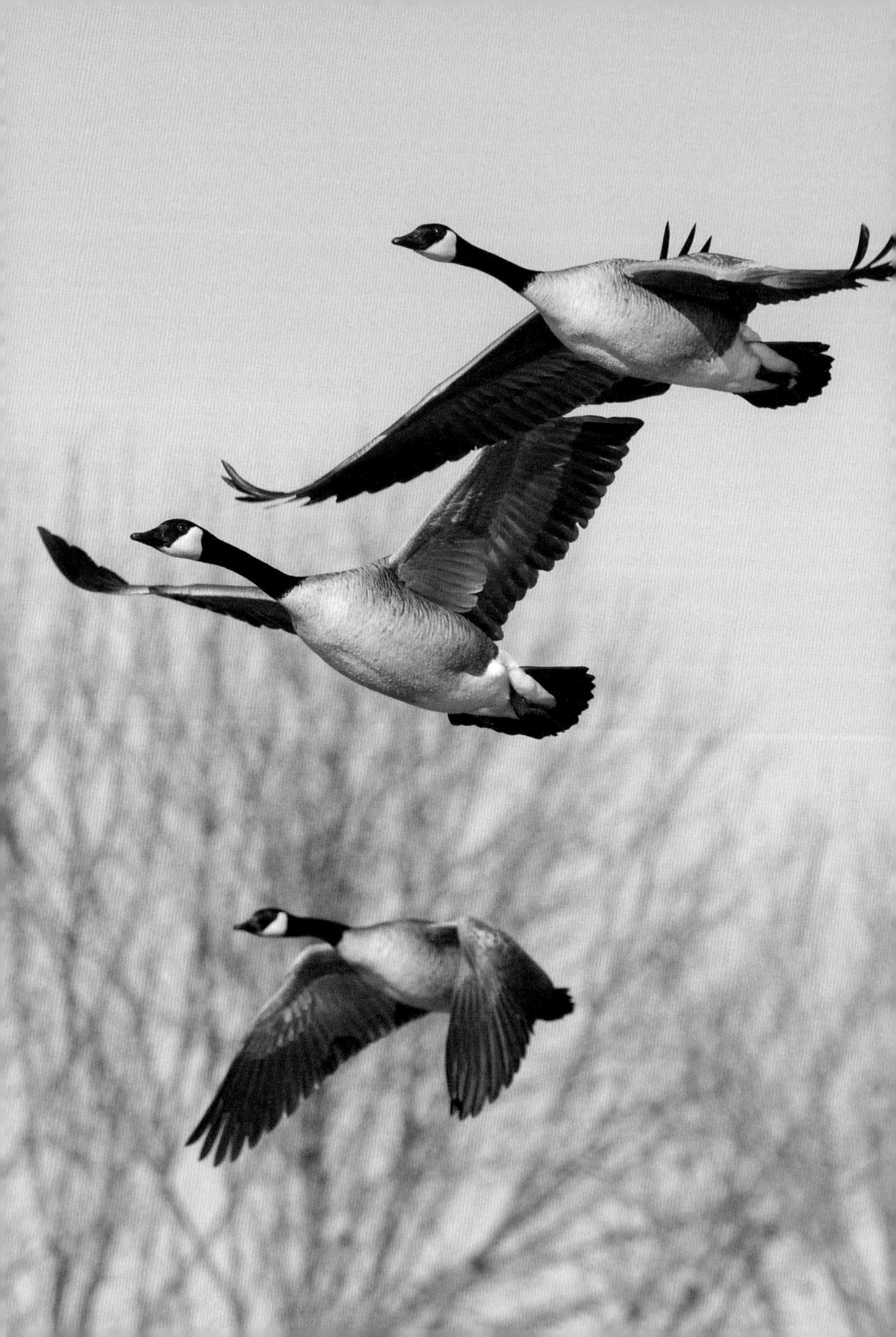

ANSERIFORMES – GÄNSEVÖGEL

Zu den Gänsevögeln gehören Gänse, Enten und Schwäne. Es sind alles Wasservögel, doch einige davon sind auch recht gut auf dem Land beheimatet. Sie neigen zu einem größeren Körpergewicht als viele Vögel und schließen die größten heute lebenden flugfähigen Vögel ein.

Enten und Gänse zeigen eine Tendenz zum Martialischen und eine Beziehung zu den widersprüchlichen Prinzipien der Aggression und der Disziplin.

Alle Gänsevögel scheinen ein Problem damit zu haben, dass sie sich für hässlich halten. Sie haben eine besondere Beziehung zu ihren Beinen und können empfindlich in Bezug auf ihre Gangart sein, die sie oft für absonderlich halten. Sie haben das Gefühl, Plattfüße zu haben, und äußern häufig das Verlangen zu rennen.

Es besteht ein Verlangen nach Tanz, Gesang und Scherzen, aber auf derbere und kindischere Weise als bei vielen anderen Vögeln.

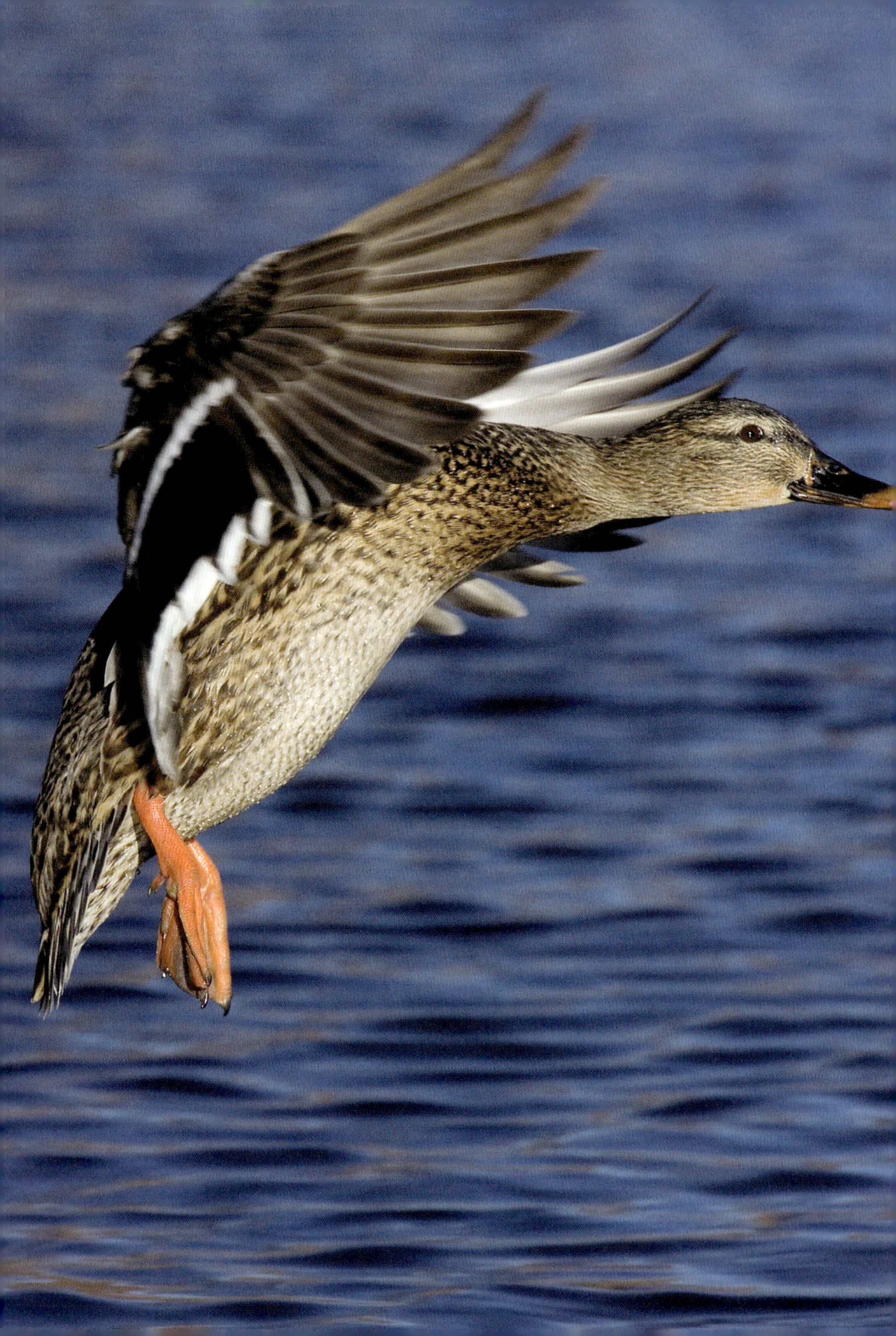

ANAS PLATYRHYNCHOS
Stockente

Die Stockente ist eine der am besten bekannten Enten. Man findet sie häufig in einem dekorativen Umfeld, sie wird aber auch zur Jagd gezüchtet und als Hausente gehalten. Sie gilt als Vorfahre der meisten anderen domestizierten Entenarten.

Sie paart sich in der Brutsaison, wenn das irisierende Gefieder der Erpel viel leuchtender wird. Männchen, die keine Partnerin finden, schließen sich oft zu Gruppen zusammen, die alleinstehende Weibchen jagen, bedrängen und vergewaltigen. Das Männchen bleibt nur so lange bei seinem Weibchen, bis sie die Eier gelegt hat, wonach er sie verlässt und sie sich allein um die Brut kümmert. Die Küken sind Nestflüchter und können schwimmen und sich selbst ernähren, sobald sie geschlüpft sind, bleiben jedoch zum eigenen Schutz in der Nähe der Mutter. Außerhalb der Brutsaison bilden sie große Schwärme. Die Stockente lebt in Feuchtgebieten und auf Teichen, wo sie nach Wasserkräutern, kleinen Fischen und Kleintieren taucht. Sie frisst kleine Frösche, sie grast auch und frisst Insekten und Schnecken.

Ein Arzneimittel aus dem ganzen, schalenlosen Ei der indischen Unterart wurde von Dr. Chetna Shukla in Mumbai geprüft. Das Erste, was bei der Prüfung auffiel, war, dass sie schnell ablief. Die Symptome erschienen rasch nach der Einnahme, und die Prüfung war schon nach Beginn der dritten Woche wieder vorbei. Auch die Symptome zeichneten sich durch Geschwindigkeit aus: Sie kamen und gingen schnell und veränderten sich vor allem rasch. Es zeigte sich auch ein Verlangen oder ein Bedürfnis, sich schnell zu bewegen und alles schnell zu tun. Sowohl in der Realität als auch im Traum fühlte sich Gehen verkehrt an, und die Prüfer fühlten sich zum Laufen gezwungen. Allgemein zeigte sich eine Besserung durch Aktivität, Arbeit und Putzen. Bei Beschäftigung verschwanden die Symptome, nur um bei Untätigkeit wiederzukehren. Auf der anderen Seite bestand auch ein Verlangen oder zumindest eine Neigung zur Faulheit und danach, gar nichts zu tun.

Das Bild der Influenza, das bei der eng verwandten Moschusente so ausgeprägt ist, fand sich ebenfalls deutlich bei der Stockente. Bei der Prüfung tauchten Schmerzen, Fieber und Frostschauer, schwere und starke Schläfrigkeit auf, zusammen mit einer verstopften Nase und Schnupfen, Halsentzündungen, Husten und Keuchen.

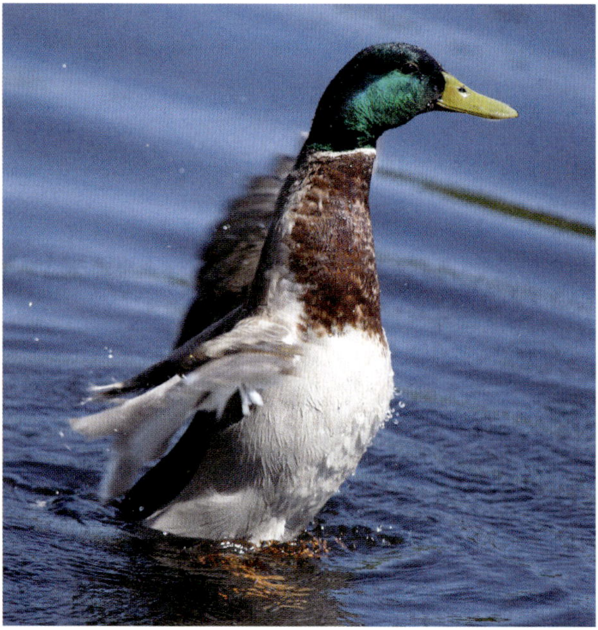

Das Gemütssymptom, das die Stockente am stärksten von den anderen Vögeln unterscheidet, ist das Gefühl, nicht geliebt zu werden. Insbesondere fühlt sich der Patient von seinen Eltern ungeliebt und glaubt, sie liebten seine Geschwister mehr als ihn. Sichtbar wurde das auch in der etwas weniger charakteristischen Version, in der die Patientin sich von ihren Freunden ungeliebt oder sich von ihrem Partner vernachlässigt fühlte und meinte, er kümmere sich nicht genügend um sie. Das Gefühl, hässlich zu sein, ist eine Wahnidee, die bei der Stockente sehr ausgeprägt ist. Es ist aber ein allgemeines Merkmal aller Vogelmittel, das besonders stark bei den Gänsevögeln vorkommt.

Das Gefühl des Schwebens und der Schwerelosigkeit, das allen Vögeln gemeinsam ist, äußert sich hier besonders als Leichtigkeit und Schwerelosigkeit der Gliedmaßen oder als Gefühl, gar keine Glieder zu haben.

Wie bei allen Vogelmitteln spielt Wasser eine wichtige Rolle. Es gibt Träume von Wasser und Überschwemmungen sowie das Gefühl, im Wasser zu treiben, doch ganz besonders gern spielt *Anas p.* im Wasser.

Wie erwartet finden sich Naturliebe und Besserung durch Aufenthalt im Freien. Zwei charakteristische Merkmale sind Besserung durch Essen im Freien und eine besondere Liebe zum Vogelgesang. Das Verlangen zu singen ist sehr stark und kann vieles ausdrücken. Viele Aspekte der Prüfung wurden durch Lieder ausgedrückt, einschließlich Rührseligkeit, das Gefühl, hässlich zu sein, und das Bedürfnis nach Spaß. Tanzen ist weniger wichtig, doch das Bedürfnis zu scherzen, Spaß zu haben, frech und boshaft zu sein, kommt aus derselben Quelle.

Die wohl stärkste Affinität hat das Mittel zu den Augen. Sie sind mit Schmerzen, Schwellungen, Schwere und Rötung betroffen. Gerstenkörner und Entzündungen finden sich ebenso wie ein Fremdkörpergefühl. Verbreitet ist das Gefühl, dass die Augen klein seien oder dass ein Auge kleiner sei als das andere. Weinen ist ein weiteres Symptom, das die Augen an die Gefühle koppelt. Es kann schon durch den geringsten Anlass ausgelöst werden und untröstlich sein. Stark ausgeprägt sind innere Bilder beim Schließen der Augen, und sie beinhalten Feuer, Kreise und Augen. Die Prüfer sahen Feuerringe und starrende Augen, insbesondere Augen von Vögeln oder Eulen. Es erschienen auch Bilder von entstellten Gesichtern und missgestalteten Menschen. Große Bedeutung hatte die Farbe Rot in der Prüfung, besonders als Kastanienbraun. Als außerordentlich aber erwies sich die Bedeutung der Farbe Gelb. Das ist interessant, denn obwohl Enten nicht von Natur aus gelb sind, ist der klassische Vertreter dieser Gruppe doch die Quietscheente, und die ist traditionell gelb.

Kontakt und Kommunikation sind zwar wichtig und es besteht das Verlangen zu reden, sich zu unterhalten, Witze zu reißen und Spaß zu haben, doch es finden sich ebenfalls eine starke Reizbarkeit und der Wunsch nach ungestörtem Alleinsein. Das kann sich zu Ärger, Streitsucht und Groll auswachsen.

Es besteht ein starker Mangel an Interesse und Begeisterung, eine Fühllosigkeit und der Wunsch, nichts zu tun. Das wurde in der Prüfung bezeichnenderweise als Leeregefühl beschrieben. Aktiv drückte es sich als Gefühl der Unzulänglichkeit und Machtlosigkeit aus. Großen Zorn weckt die Art, in der Frauen behandelt werden, während man zugleich meint, nichts dagegen tun zu können.

Wichtig sind die Fußsohlen. Hier bestehen Juckreiz und brennende Schmerzen und das eigentümliche Gefühl, Plattfüße zu bekommen. Die Beziehung zu den großen, platten, mit Schwimmhäuten versehenen Entenfüßen ist nicht zu übersehen. Dabei besteht eine Verquickung mit der Polizei und dem Infanterie-Soldaten, dem

„Sandlatscher". Sie fühlen sich wohl unter einem Regime und in geordneten Verhältnissen.

Es besteht eine große Traurigkeit, eine alles überwältigende Melancholie. Sie haben Angst vor Dunkelheit und davor, dass etwas passieren könnte, und es geht ihnen nachts eindeutig schlechter.

Der Appetit ist gesteigert, aber er ist auch wechselhaft und kann kommen und gehen. Es besteht ein ausgeprägtes Verlangen nach Obst, Süßigkeiten und Pralinen. Zu heiße oder zu scharfe Speisen vertragen sie nicht. Gegen die generalisierte Trockenheit und die Halsentzündungen helfen häufige kleine Schlucke kalten Wassers.

Das Mittel ist bei polyzystischen Ovarien angezeigt, wenn das Wachstum der Gesichtsbehaarung dem Patienten das Gefühl gibt, hässlich zu sein, und die Menstruation unterbrochen ist.

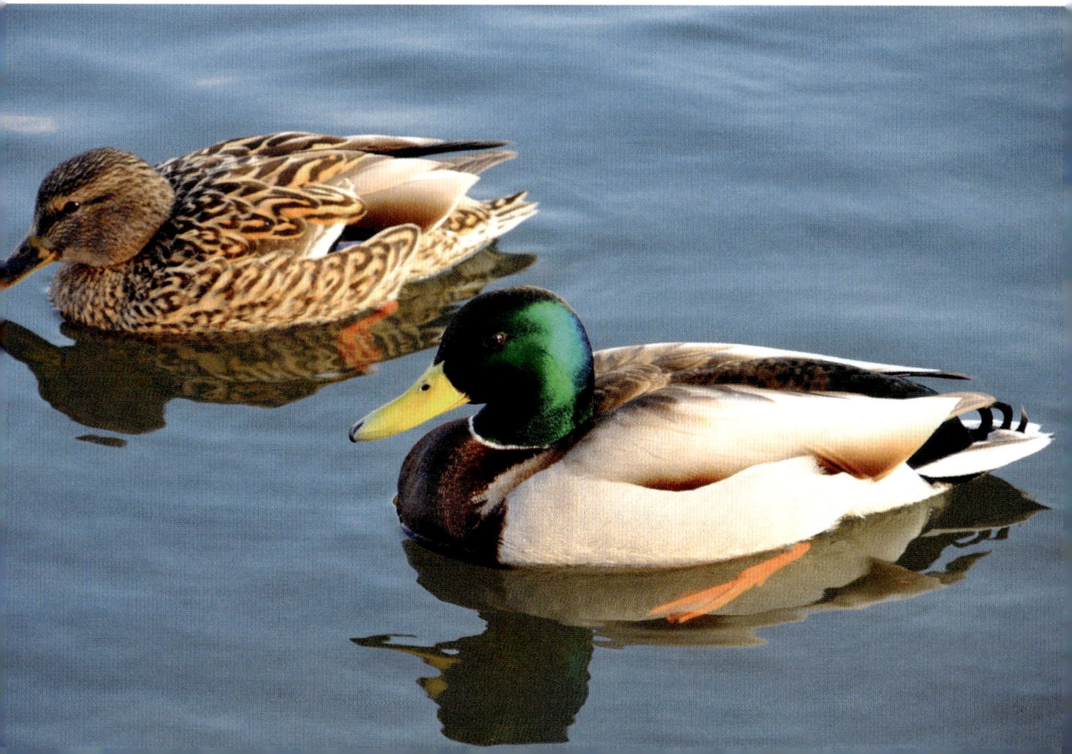

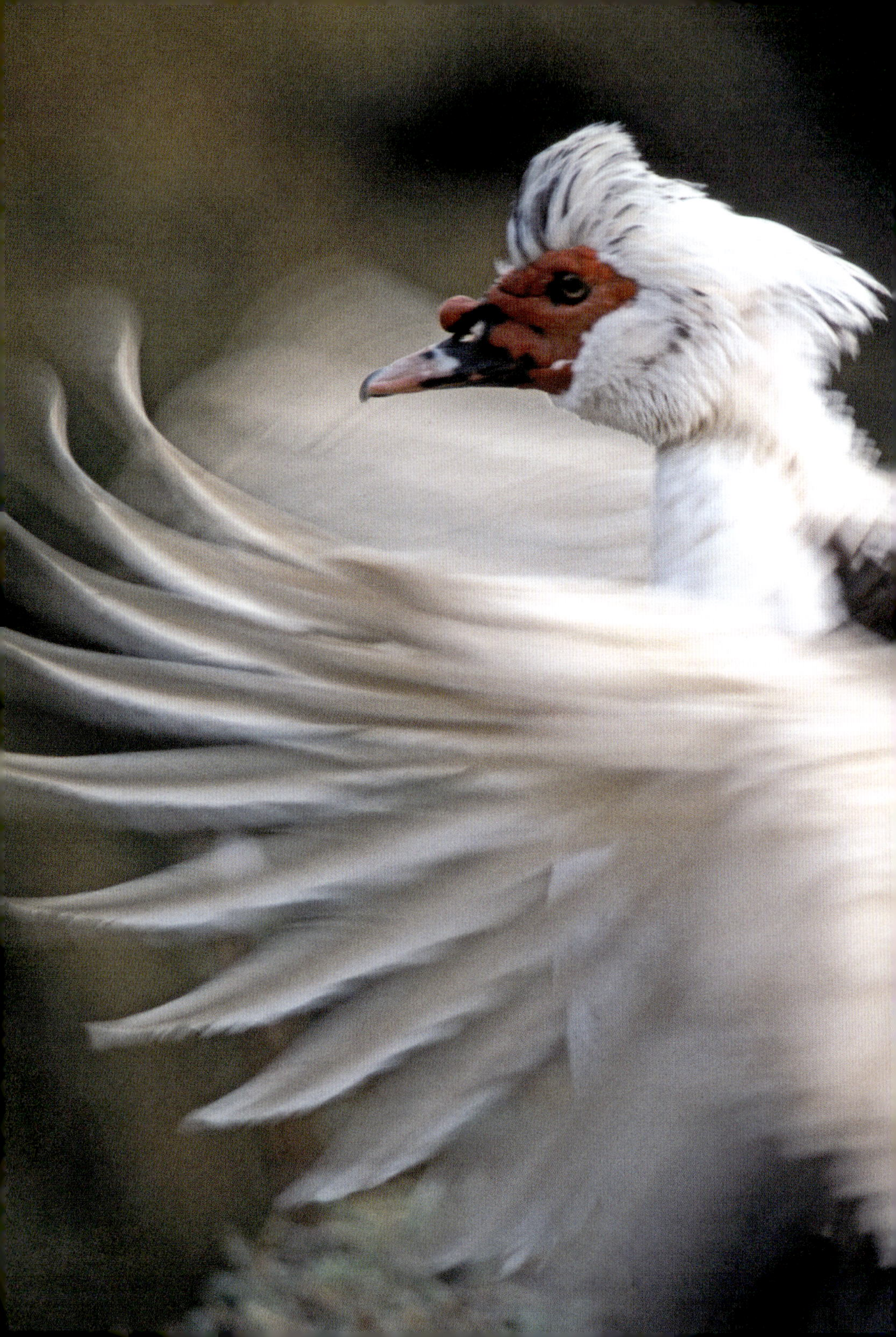

CAIRINA MOSCHATA, ANAS BARBARIAE (*OSCILLOCOCCINUM*)

Moschusente, Warzenente

Die aus der Neuen Welt stammende Moschusente, deren domestizierte Form Warzenente genannt wird, ist der Stockente sehr ähnlich. Sie ist ein weiterer wichtiger Vorfahre der modernen Hausenten.

Für das Arzneimittel werden Herz und Leber einer Warzenente 40 Tage lang inkubiert. Joseph Roy entdeckte 1925 darin einen vibrierenden Keim, daher der Name der Nosode. Die Existenz des vibrierenden Bakteriums wurde mittlerweile widerlegt, und es ist unklar, ob die Zubereitung wirklich eine Nosode ist. *Oscillococcinum* K200 ist ein Patent des Pharmaunternehmens Boiron und in Frankreich eines der zehn meistverkauften Arzneimittel überhaupt.

Das Mittel wurde nie richtig geprüft, sodass uns nur das Bild aus der klinischen Anwendung zur Verfügung steht. *Oscillococcinum* hat zwei wichtige Aspekte: Der eine ist die Influenza und der andere ein gemäßigteres Bild von *Carcinosinum*.

Oscillococcinum wird im Frühstadium von Erkältungen und insbesondere der Grippe verschrieben. Die geläufigen Grippesymptome finden sich bei allen Vogelmitteln, besonders stark aber bei der Stockente. Daher können sie kein besonderes Merkmal der Moschusente sein, geschweige denn von *Oscillococcinum*.

Die grippeähnlichen Symptome bei diesem Mittel beinhalten Fieber, Frostschauer, Abgeschlagenheit, pochende Kopfschmerzen, schmerzende Nebenhöhlen, verstopfte Nase, Schnupfen, Absonderungen und Niesen. Dazu kommen manchmal eine Lungeninfektion, trockener, schmerzhafter Husten und Heiserkeit oder Stimmverlust. Während bei *Anas platyrhynchos* die Augen betroffen sind, hat *Anas barbariae* nur sehr wenig Augensymptome außer einer gelben Bindehaut, dafür sind die Ohren stärker betroffen: Otitis mit Schmerzen wie Nadelstiche, Rötung und Hörverlust.

Die Verdauung ist behindert, mit einer besonderen Verschlimmerung durch Eier und Milch, die nicht verdaut werden können. Der Patient leidet unter Übelkeit und Erbrechen von Unverdautem oder fauligem Hochwürgen. Der Bauch ist geschwollen mit krampfartigen Schmerzen und stinkendem Durchfall.

Es besteht eine allgemeine Ängstlichkeit mit Gesichtsblässe und starker Frostempfindlichkeit. Ruhe und Wärme bessern im Allgemeinen.

Die andere Seite des Mittels ist eine mildere Ausgabe von *Carcinosinum*. Es wird bei einer zu heftigen Reaktion auf *Carcinosinum* empfohlen. Dieses Mittelbild beinhaltet eine starke Ängstlichkeit, die oftmals völlig grundlos ist. Der Patient ängstigt sich häufig um sich selbst, zuweilen jedoch auch um andere. Wie *Carcinosinum* kann er Sauberkeit und Ordnung brauchen und Angst vor Schmutz und Unordnung haben. Das kann extreme Ausmaße annehmen bis hin zum Reinlichkeits- und Waschzwang und einer überwältigenden Angst vor Infektionen und Verseuchungen. Aus Angst vor Ansteckung weigert sich der Patient, die Hand zu geben oder andere Menschen zu berühren. Generell haben diese Menschen oft fixe Ideen und Meinungen, die sie stur vertreten und um keinen Preis ändern wollen. Es können Wichtigtuer sein, die sich in das Leben ihrer Mitmenschen einmischen.

Der Patient ist generell empfindlich, besonders aber gegen Frost und jeden Wetterwechsel. Er fürchtet sich vor feuchtem Wetter und Gewittern.

Cairina moschata, Anas barbariae – Moschusente, Warzenente

Man darf nie vergessen, dass dies ein sehr einseitiges Mittelbild ist, ohne die charakteristischen Merkmale, die nur eine Prüfung enthüllen kann.

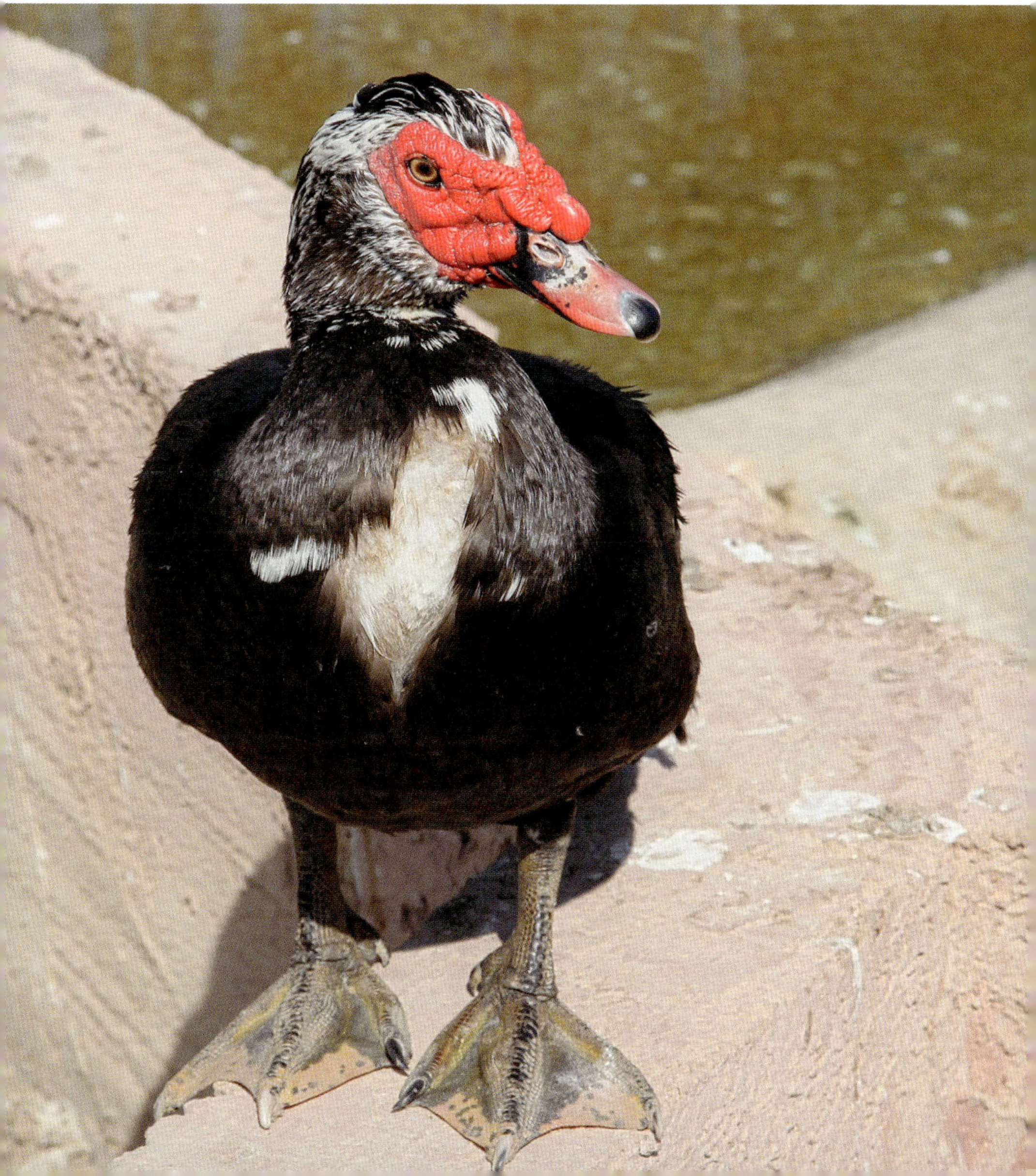

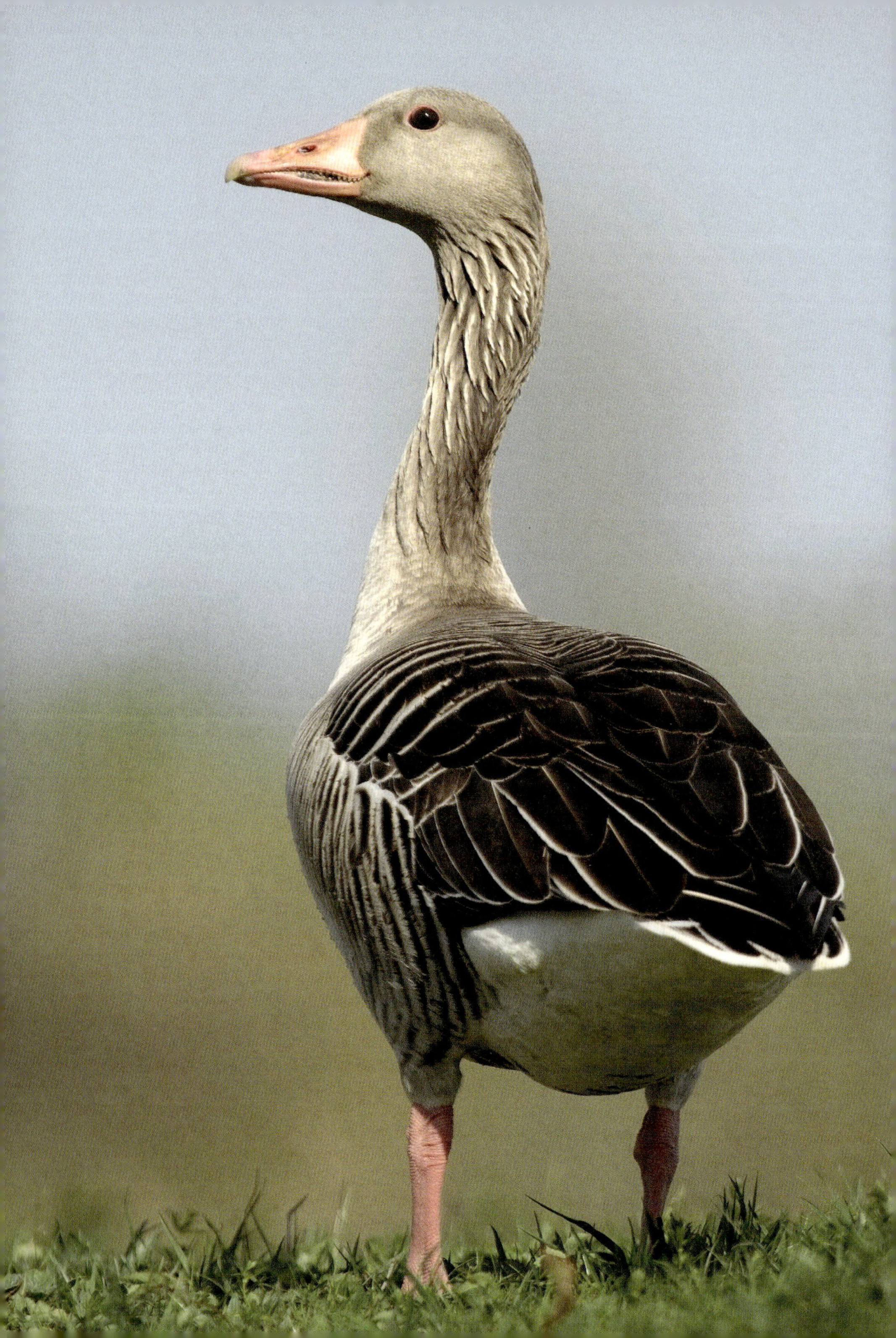

ANSER ANSER
Graugans

Die Graugans gehört zur Gattung Anser, den Feldgänsen, und ist der wichtigste Vorfahre der Hausgänse. Der Zoologe Konrad Lorenz hat alle bekannten Verhaltensweise der Graugans genau beschrieben.

Gänse gehören zu den wenigen Weidevögeln, und sie sind oft sehr groß. Sie leben monogam und sind für ihre Treue berühmt. Es sind auch Schwarmvögel, die sich in großen Mengen zusammenscharen, vor allem, wenn sie auf Wanderung gehen.

Wie viele Vögel gilt die Gans als Vermittler zwischen dieser und der anderen, spirituellen Welt. Das verschmilzt mit ihrer Häuslichkeit in der im englischen Sprachraum weit verbreiteten Märchenfigur der „Mutter Gans".

Bekannt ist die Gans ebenfalls für ihre Angriffslust, und sie wird dafür verehrt, dass sie Rom vor einem Angriff der Gallier gerettet haben soll. Gänse sind genauso nützlich wie Hunde bei der Bewachung und beim Schutz von Bauernhöfen.

Die Gans hat etwas Militärisches an sich. Der von militaristischen Nationen bevorzugte Stechschritt beim Marschieren wird auf Englisch auch „Gänseschritt" genannt, und im deutschen Sprachraum kennen wir den „Gänsemarsch".

Viele dieser Eigenschaften spiegeln sich in den Gänsemitteln wider und sind stärker ausgeprägt als bei den ähnlichen Enten- und Schwänemitteln.

Es gibt eine Arzneimittelprüfung der Graugans von einer homöopathischen Gruppe aus Hamburg. Leider brachte sie nicht viele Symptome zu Tage, die nicht allen Vögeln, und insbesondere den Gänsevögeln, gemeinsam wären.

Sehr stark ausgebildet sind die Themen der Zugehörigkeit zu einer Gruppe sowie der Isolation und des Ausgeschlossenseins. Daran ist jedoch kaum etwas charakteristisch, außer, dass wohl die Gruppenstruktur wichtig ist. Für die Graugans definiert sich die Gruppe über ihre Struktur, und darin liegen ihr Wert und ihre Bedeutung. Auch hier findet sich ein militärisches Element, das an die Struktur und die Sicherheit erinnert, die viele Menschen im reglementierten Leben der Streitkräfte finden. Den Prüfern ging es besser, wenn sie organisiert waren und einen disziplinierten Lebensplan hatten.

Die Gruppe wird als etwas Überlebensnotwendiges empfunden, denn das Leben ist ein Kampf, den das Individuum ohne die Unterstützung der Gruppe nicht überleben kann. Innerhalb der Gruppe besteht ein großer Konkurrenzdruck, der sich jedoch nicht nach außen wendet. In der Gruppe hat der Einzelne Selbstvertrauen und glaubt an seine Fähigkeiten; wird die Gruppenstruktur gestört, wird ihm dieses Vertrauen wieder entrissen und er ist Ängsten und Zweifeln ausgeliefert. *Anser anser* ist ein Panikmittel. Auch das Identitätsgefühl hat seine Wurzeln in der Gruppe und wird ohne diese Struktur geschwächt. Die Betroffenen haben das starke Gefühl, für die Erhaltung der Gruppenstruktur verantwortlich zu sein, und kreiden es sich als persönliches Versagen an, wenn sie zerfällt.

Diese Eigenschaften wurden als Freiheit innerhalb der Gruppenstruktur beschrieben. Aber die Verwicklungen und Disharmonien, die von der Gruppe erzeugt werden, halten das Individuum gefangen und machen es unfrei.

Ausdruckskraft und Kreativität sind in der Gruppenbeziehung stärker als in der Paarbeziehung. Sie erinnerte sich an die Kraft und die Kameradschaft einer Gruppendemonstration und eines Protestmarsches.

Der typische Orientierungssinn der Vögel und dessen Verwirrung durch Landkarten ist auch hier vorhanden, das Besondere aber ist, dass er hier aus der Gruppe kommt.

Teil des Mittelbildes sind Gefühle der Ruhe, Friedlichkeit und Akzeptanz. Man akzeptiert, was in der Welt vor sich geht, mehr aber noch sich selbst. Sie war weniger selbstkritisch und konnte sich besser annehmen. Das zeigte sich in der Prüfung auch als die Fähigkeit, leichter und mit größerer Befriedigung zu masturbieren. Diese Akzeptanz ist Teil einer Offenheit und eines Expansionsgefühls. Es kann auch als eine Form der Resignation angesehen werden.

Es besteht ein gesteigertes Verlangen nach Sauberkeit und schlichter Attraktivität.

Wichtig ist der Wunsch nach Kreativität und auch nach Albernheit, und die Betroffenen tollen gern herum. Beim Laufen sind die Fußsohlen empfindlich oder schmerzen. Stark ausgeprägt sind die Liebe zum Tanz und die Kinderliebe. Seufzen und beten sind charakteristisch für dieses Mittel.

Die Sinne sind alle sehr scharf, doch am meisten betroffen ist das Gehör. Die Reizbarkeit und die Verschlimmerung durch Lärm, die sich bei allen Vogelmitteln finden, sind hier recht stark ausgeprägt. Betroffen sind auch die Augen von den widersprüchlichen Symptomen eines verbesserten Sehvermögens und der Angst zu erblinden.

Bei den physischen Symptomen findet sich wenig Bemerkenswertes. Die Zähne sind wichtig mit Zahnschmerzen und Zähneknirschen. Es gibt die üblichen Nacken- und Schulterschmerzen und Spannungskopfschmerzen, die sich im Nacken konzentrieren. Die Menses kommen zu früh. Der Bauch ist aufgebläht mit dem Gefühl, dass die Speisen nicht verdaut werden. Die Patienten schwitzen, und der Schweiß riecht nach Zwiebeln. Es besteht Verlangen nach Fisch und Fleisch, aber wenig Verlangen nach Süßigkeiten.

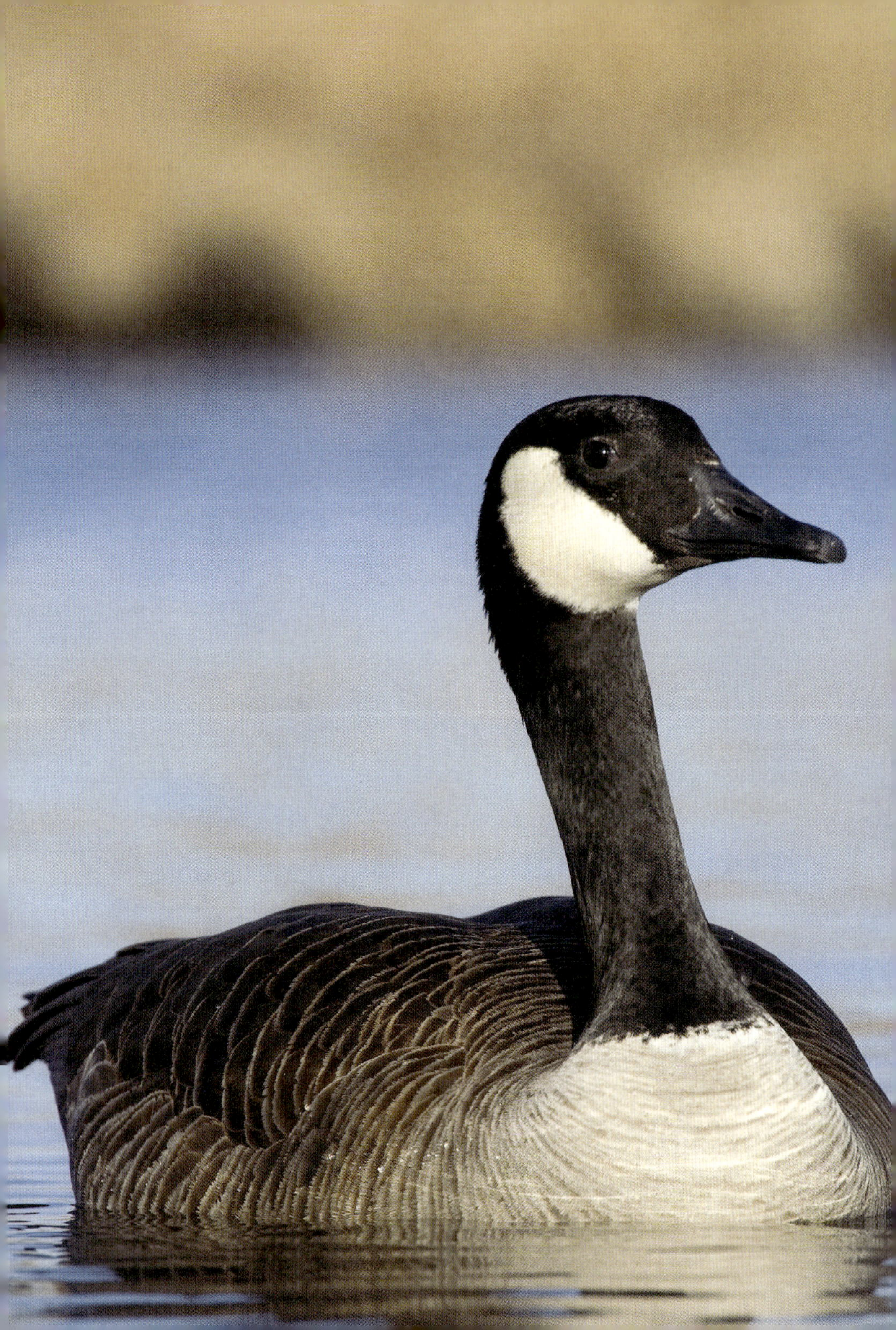

BRANTA CANADENSIS
Kanadagans

Die andere Gans, für die uns eine Prüfung vorliegt, ist die Kanadagans, die zur Gattung Branta, den Meergänsen, gehört. Es ist ein großer Vogel, der in ganz Nordamerika vorkommt und manchmal auch im äußersten Osten und Westen Nordeuropas auftritt. Es ist ein Zugvogel, der den Sommer und die Brutzeit in Kanada verbringt und im Süden der Vereinigten Staaten überwintert. Viele Kanadagänse wandern jedoch nicht und verbringen das ganze Jahr in der nördlichen Hälfte der USA und im äußersten Süden von Kanada. Wie andere Gänse und Enten auch frisst die Kanadagans Gras und Getreide an Land sowie Wasserpflanzen beim Schwimmen. Sie frisst auch Wirbellose und Kleinfische.

Ein Mittel, das aus einem ganzen Ei hergestellt wurde, ist von Eric Sommermann von der *Northwestern Academy of Homœopathy* geprüft worden.

Prüfungen produzieren oftmals Symptome, die auf Charakter und Eigentümlichkeiten der geprüften Substanz schließen lassen. So produzieren beinahe alle Vogelmittelprüfungen Symptome des Schwebens und Fliegens. Die Prüfung der Kanadagans wies viele solcher Symptome auf. Wie bei allen Enten und Gänsen fand sich auch hier das Gefühl, Plattfüße zu haben und auf eigenartige Weise zu laufen, die wohl als Watscheln beschrieben werden könnte. Weitere gänseähnliche Symptome schienen eine besondere Affinität zum Gesicht zu haben. Gänsehaut trat zwar am ganzen Körper auf, besonders aber im Gesicht, wo sie von einem Gefühl der Anspannung und von Haaren oder Federn begleitet wurde, an denen etwas von außen zu ziehen schien, sodass sie zu Berge standen. Es gab auch das Gefühl, dass das Gesicht oben und an den Seiten nach innen gedrückt werde und sich vorn nach außen stülpe. Ebenfalls zu diesem Thema gehört das Gefühl, dass die Augen seitlich am Kopf säßen, anstatt vorn im Gesicht, und dass die Nase nach innen gezogen werde.

Wie bei allen Vögeln fanden sich Gefühle der Leichtigkeit und des Schwebens, doch bei *Branta* wurden sie besonders vom Gefühl der Ausdehnung begleitet. Ihr Geist dehnt sich ebenso aus wie ein Gefühl der Ruhe und des Friedens um sie her. Es fühlt sich an, als hätten ihr Geist und ihr Umraum keine Grenzen.

Stark ausgeprägt sind die Natur- und die Tierliebe, doch das ist bei Vögeln nichts Ungewöhnliches. Auch das Bedürfnis, im Freien zu sein, und die vielen Besserungen durch Aufenthalt im Freien sind charakteristisch für alle Vögel. Das Besondere an *Branta* besteht hier in einer Einstellung zum Heim, die im Widerspruch zum Bedürfnis nach Aufenthalt im Freien und nach Bewegung steht. Sie hat Heimweh und sehnt sich nach Hause, möchte jedoch gleichzeitig nicht in ihren eigenen vier Wänden sein. Das Thema, weiterzugehen und alles hinter sich zu lassen, ist bei diesem Mittel ebenfalls wichtig. *Branta* hat das Gefühl, zu sehr auf die Vergangenheit fixiert zu sein, sie möchte die Vergangenheit aber hinter sich lassen und sich auf die Zukunft konzentrieren. Vielleicht hat das einen Bezug zum Wanderverhalten der Kanadagans, die vom fernen Norden bis in die Tropen zieht, sich aber auch für ein ganzes Jahr an einem Ort niederlassen kann. Der Drang zum Weiterziehen und die Bequemlichkeit, die die Sesshaftigkeit bietet, bilden bei diesem Vogel einen ganz deutlichen Widerspruch.

Branta liebt Wasser, hält sich gern im Wasser auf und erfährt eine Besserung durch Baden. Das Gefühl, alt zu sein, ist eine Wahnidee aller Vögel, und das Gefühl, hässlich zu sein, kommt insbesondere bei den Gänsevögeln vor, und beide sind bei *Branta* stark ausgeprägt.

Anser möchte sauber sein wie die meisten Vögel, doch *Branta* fühlt sich sowohl schmutzig als auch sehr sauber. Eine Eigentümlichkeit ist hier das Gefühl, vergiftet zu werden. Selbst die Luft ist vergiftet, das Atmen fällt ihr schwer, und sie fürchtet zu ersticken. Dieses Erstickungsgefühl tritt im Haus auf und durch die Kleidung. Sie hat die Wahnidee, ihre Kleider seien feucht und schwer. Im Haus und angekleidet fühlt sie sich schwer, heiß und gereizt, aber leicht und ruhig im Freien, wenn sie nackt ist oder gerade gebadet hat. Die Fußfesseln fühlten sich beengt und eingeschnürt an, wie von einem Band oder Reifen.

Das Mitgefühl der Vögel, das sich für andere Menschen interessiert und ihre Eigenarten und Gefühle versteht, nimmt bei *Branta* fast telepathische Ausmaße an. Sie nimmt Anteil an anderen und interessiert sich für Menschen, deren Geschichten und Gefühle.

Stark ausgeprägt ist die Freude an Albernheiten (hier fällt einem gleich der Kosename „dumme Gans“ ein), am Singen und Tanzen und all das auf lebhafte und kindliche Weise. Tanzen macht *Branta* einfach Spaß, es hat nichts mit Kunst oder Verführung zu tun. Sie ist laut und ausgelassen und kann sich an allem freuen. Sie empfindet sich als unschuldig und harmlos, aber auch als unverständig und glaubt, alles vorsichtig, Schritt für Schritt angehen zu müssen. Sie denkt genauso schwerfällig wie sie läuft.

Das Mittel beinhaltet Eile und Ungeduld und kann durchaus wütend und aggressiv werden. Die martialische Natur der Enten und Gänse zeigt sich in der Wahnidee, er sei ein Krieger. Besonders auffällig war in der Prüfung ein Mutter-Tochter-Konflikt mit aggressivem und drohendem Verhalten auf beiden Seiten.

Das Vogelthema der Distanziertheit manifestiert sich hier als Expansionsgefühl. *Branta* braucht viel Raum. Es zeigt sich auch in einem generellen Gefühl der Unverbundenheit und der Entfremdung von der Umwelt. Auf persönlicher Ebene fehlt es an Verbundenheit mit dem Partner und es besteht eine Abneigung gegen Berührung, Körperkontakt und Sex. Wenn *Branta* Sex will, sieht sie das als bloße Möglichkeit, eine Bindung einzugehen und sich fortzupflanzen. Sie hat das Gefühl, von den Männern beobachtet zu werden, was von sexueller Erregung begleitet wird. Wie bei *Anser* ist Masturbation auch hier ein Thema, sowohl das Verlangen als auch die Abneigung.

Die Ruhe und die Losgelöstheit können in positiver Weise als Vereinigung des inneren und äußeren Selbst erfahren werden, aber auch schnell in Trägheit und Apathie umschlagen und in die Unfähigkeit, etwas Produktives zu tun. Die Stimmung wechselt rasch, Panik und plötzliche Angstgefühle sind Teil des Mittelbildes.

Es können energetische und vibrierende Empfindungen auftreten, besonders in Kopf und Gliedmaßen.

Die wichtigsten Empfindungen sind Völle, Steifheit, Schwere und Einschnürung. Die Schmerzen sind hauptsächlich brennend oder scharf und messerstichartig.

Das Mittel hat eine starke Affinität zu den Augen mit Empfindlichkeit, Fotophobie und Verschlimmerung durch warme Räume und Tabakrauch, Tränenfluss, Kühle, brennenden Schmerzen und klebrigen Absonderungen. Bei einigen Prüfern verbesserte sich das Sehvermögen, während andere verschwommen sahen. Wenn auch weniger ausgeprägt als bei der Stockente, sieht doch auch die Kanadagans beim Schließen der Augen Farben, Lichtscheine, Punkte, Funken, Strahlen und Sterne oder Gesichter. Sie hat Schmerzen und Völlegefühl in den Ohren mit starker Produktion von Ohrenschmalz.

Der Appetit ist im Allgemeinen gesteigert, kann zuweilen aber auch fehlen. Es besteht ein Verlangen nach frischer Rohkost und Meeresfrüchten. Viele Symptome, einschließlich der Herz- und der Zahnsymptome, verschlimmern sich nach dem Essen.

Das Abdomen ist aufgetrieben, voll und schwer mit brennenden und krampfartigen Schmerzen und Flatulenz. Es besteht das Gefühl von etwas Lebendigem darin. In der Prüfung fühlte es sich weicher und weniger fest als gewöhnlich an, und die Prüfer hatten das Gefühl, als habe ihnen jemand in den Bauch geboxt.

Das Völlegefühl in der Blase wird von Gänsehaut und Frostschauern begleitet. Der Harn ist trüb und riecht süßlich, und in der Harnröhre treten Krämpfe und Schmerzen auf.

Hals und Rücken sind steif, schmerzhaft und fühlen sich zerschlagen an, besonders im Kreuzbereich, am Nacken und zwischen den Schulterblättern. Beim Bewegen des Halses treten Krämpfe und knackende Geräusche auf.

Stark ausgeprägt ist nicht nur das Symptom der Gänsehaut; es finden sich auch viele andere Hautsymptome, zum Beispiel Ekzeme, Akne, Furunkel und verschiedenartige Frieseln.

Während die Vögel im Allgemeinen, und die Enten im Besonderen, eine Affinität zur Influenza haben, ist diese bei den Gänsen nicht sehr stark. Hier finden sich nur wenige Atemsymptome, Schmerzen tief in den Knochen und wandernde Schmerzen.

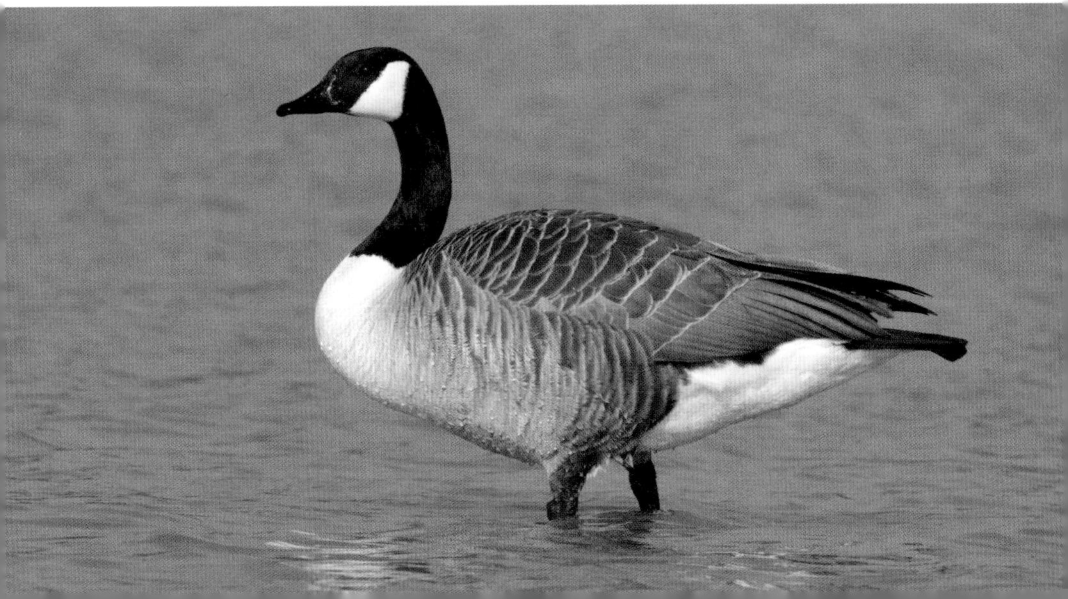

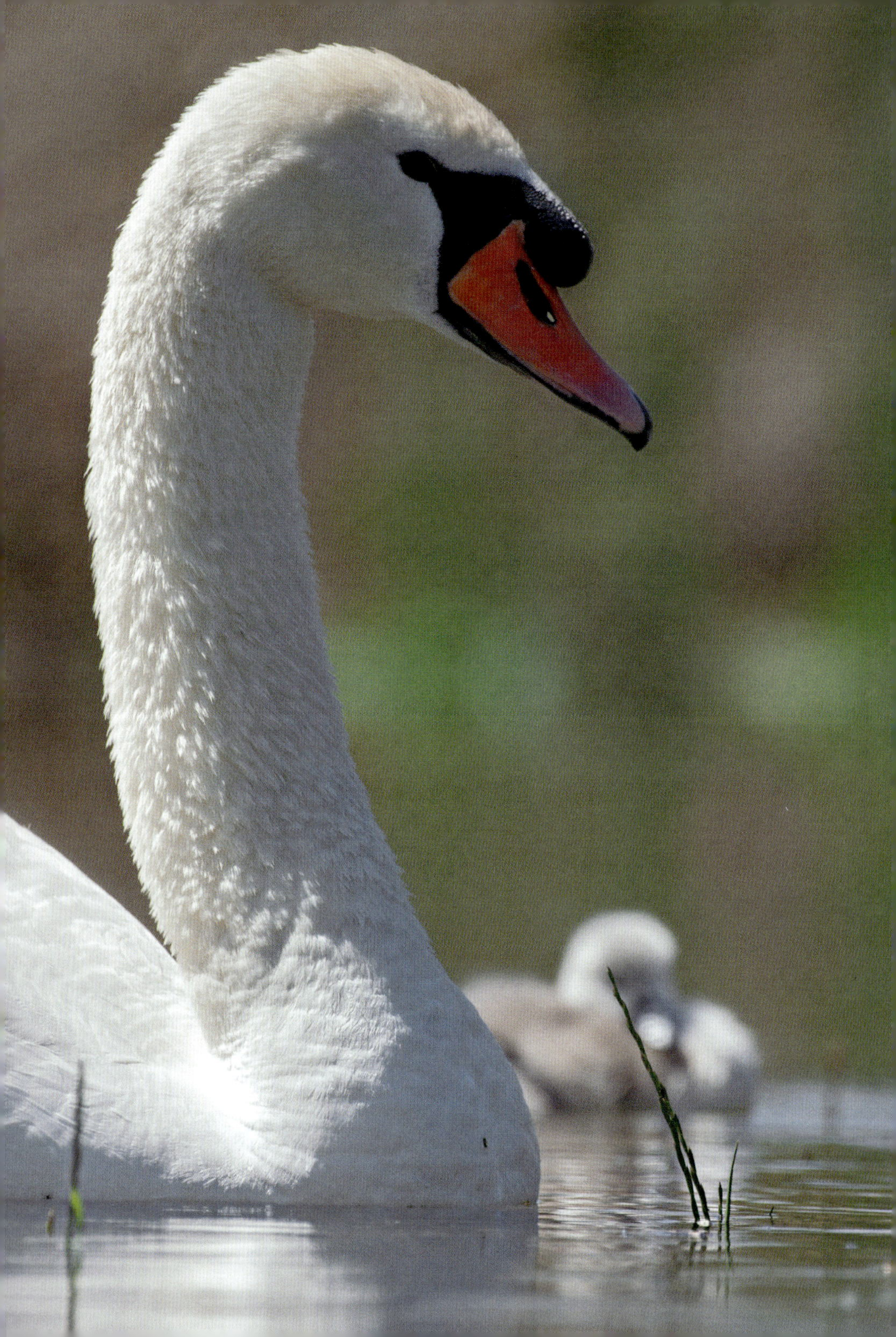

CYGNINI
Schwäne

Vom Tribus der Schwäne stehen uns drei verschiedene Mittel zur Verfügung: *Cygnus cygnus*, *C. bewickii* und *C. olor*. Sie zeigen zwar einige Ähnlichkeiten, doch recht unterschiedliche Mittelbilder, die den Gänsen oder Enten näher zu stehen scheinen als anderen Schwänen. Ob das ein Kennzeichen der Mittel ist oder das Resultat mangelhafter Prüfungen, lässt sich derzeit noch schwer sagen.

Der Schwan ist der Inbegriff der Schönheit und vor allem der Eleganz. Er ist auch für seine Aggressivität und seine sexuelle Energie bekannt. Im Mythos von Leda nimmt Jupiter die Gestalt eines Schwanes an, um Leda zu verführen. Eines der Ergebnisse dieser Vereinigung ist Helena, die schönste aller sterblichen Frauen.

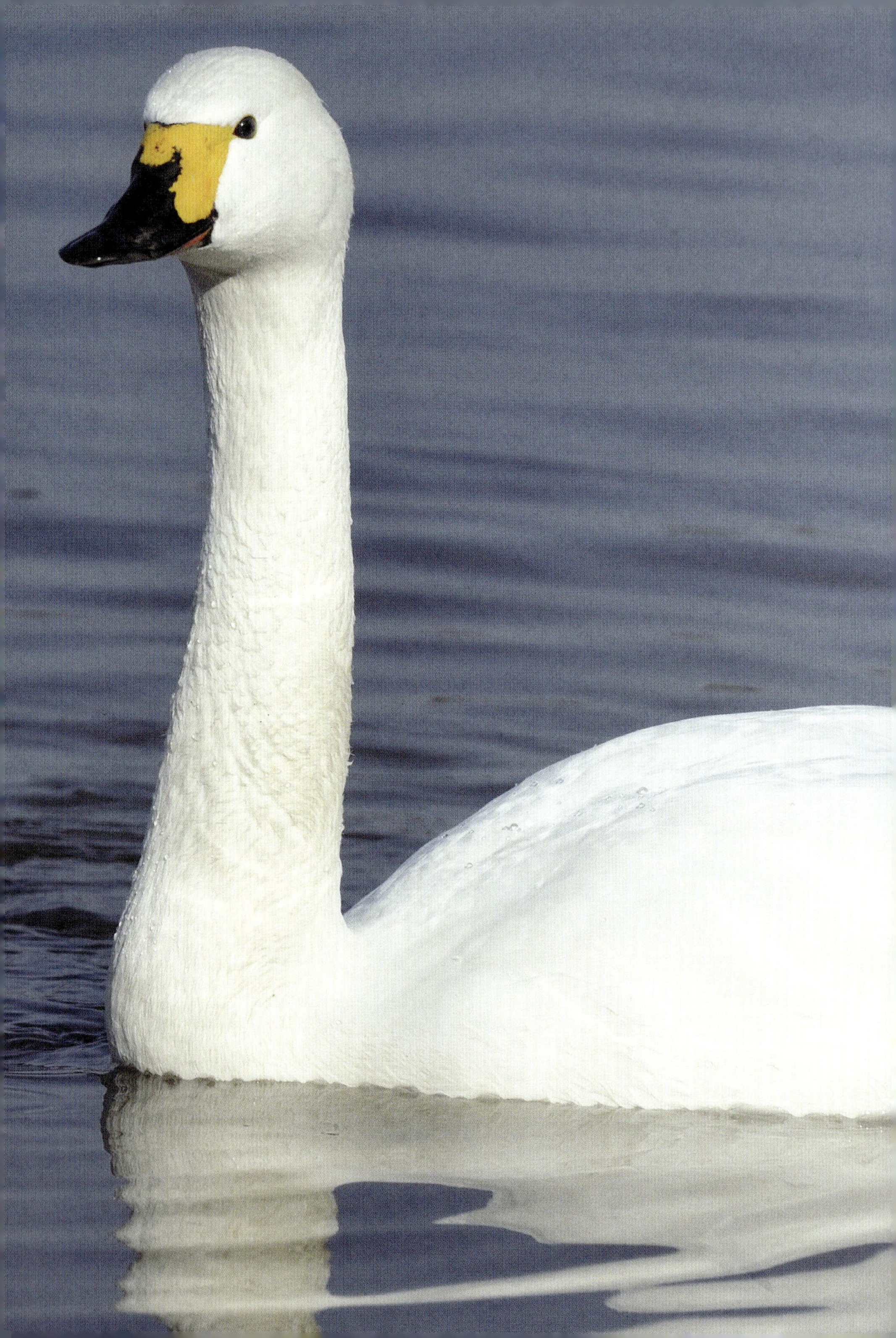

CYGNUS CYGNUS
Singschwan

Der Singschwan ist ein großer Wanderschwan. Er brütet in Island und Finnland und überwintert in Deutschland, Dänemark, Großbritannien und Irland. Er ist einer der größten Flugvögel, nur der eng mit ihm verwandte nordamerikanische Trompeterschwan ist noch etwas größer. Wie viele andere Gänsevögel bleiben die Paare zumeist das ganze Leben lang zusammen. Seine Nahrung besteht aus Kleinfischen, Wirbellosen und verschiedenen Wasserkräutern. Die Eltern verhalten sich ihren Jungen gegenüber im ersten Lebensjahr sehr fürsorglich; alleinstehende Jungschwäne bleiben häufig bei ihren Eltern, um bei der nächsten Brut zu helfen. Schwäne verbringen die meiste Zeit auf dem Wasser, da ihre Beine ihr Körpergewicht nicht lange tragen können.

Das Mittel wurde von Jeremy Sherr an der *Dynamis School* geprüft. Die Prüfung ist sehr umfangreich. Es scheint fast so, als enthalte sie zu viele Informationen, sodass es schwer fällt, die Spreu vom Weizen zu trennen.

Wie man bereits von der Signatur her erwarten könnte, betreffen einige Symptome eine Faszination für die Farbe Weiß oder Weiß und Schwarz. Es gibt viele Symptome der Hals- und Nackenregion mit Krämpfen, Steifheit und Schmerzen, Einschnürungs- und Einengungsgefühlen und Kloßgefühl im Hals. Allgemein finden sich Halsentzündungen, Heiserkeit und Stimmverlust.

Wir sehen hier auch ein Schweregefühl und den Wunsch zu fliegen. *Cygnus* liebt Wasser, schwimmt gern und verwendet mit Vorliebe

Wasser in Metaphern und Bilderwelt. Wie bei *Branta* tritt das Gefühl auf, Federn zu haben, vor allem im Gesicht.

Der Schwan hat einen sehr langen Stimmkopf, nicht nur wegen seines langen Halses – er schlingt sich noch bis ins Abdomen hinein. Er kann sehr laute Rufe ausstoßen, vor allem, wenn er bedroht wird, aber er kann auch laut zischen. Wenn ein Schwan stirbt, entweicht die Luft langsam aus dem kollabierenden Körper und lässt einen langen Ton erklingen, der fälschlicherweise für ein Lied gehalten wird. Das ist der berühmte Schwanengesang, mit dem wir das letzte Werk eines Künstlers bezeichnen. Der Schwan ist zum Sinnbild für die schmerzliche Schönheit des Todes geworden, die nirgends eindrucksvoller dargestellt wurde als im Sterbenden Schwan der großen Tänzerin Anna Pawlowa. Der Tod ist beim Singschwan ein sehr wichtiges Thema. Er denkt über Tod und Geburt nach, über die Vollendung von Altem und den Beginn von Neuem.

Cygnus kann zutiefst trauern. Die Trauer gilt zumeist einer bestimmten Person, wie dem Vater, und kann nicht überwunden werden. Selbst nach vielen Jahren ist sie noch so stark wie am Anfang. In dieser Beziehung ist *Cygnus* mit *Ignatia* und *Natrium muriaticum* vergleichbar, einschließlich der üblichen Begleitsymptome des Seufzens und Weinens. Das Weinen kann untröstlich sein. Diese Menschen neigen dazu, in larmoyantem Selbstmitleid zu versinken.

Alle Seevögel, die Gänsevögel ebenso wie Pelikan, Albatros und Seetaucher, haben ein Problem damit, neu anzufangen und durchzustarten. Darum versinken sie so häufig in Apathie, Lethargie und Verzweiflung, und darum geht es ihnen besser, wenn sie beschäftigt sind und in Bewegung bleiben. Der so große und schwere Singschwan hat sogar noch größere Probleme mit dem Start als andere vergleichbare Vögel, daher ist das Thema der Weiterbewegung so wichtig für ihn. Besonders häufig betrifft das seine Schwierigkeiten, die Trauer nach einem Todesfall zu überwinden, und in geringerem Maße auch das Loslassen vergangener Verletzungen oder Verluste.

Es besteht ein Widerspruch zwischen dem Wunsch, zu Hause zu bleiben, und dem Wunsch, weiterzugehen und wegzugehen. *Cygnus* kennt Heimweh und Nostalgie, er sehnt sich nach Hause (und träumt auch davon), doch er kennt auch den Wunsch wegzugehen, die Heimat zu verlassen, wozu natürlich auch der Aufenthalt im Freien und die Lust am Wandern gehören. Das ist zwar weniger ausgeprägt als bei *Branta*, hat aber wahrscheinlich damit zu tun, dass der Singschwan immer unterwegs ist, während einige Kanadagänse wandern und andere sich niederlassen, der Konflikt bei ihnen also deutlicher sichtbar ist.

Das Besondere am Wandertrieb ist hier dessen stärker zyklische Natur als beispielsweise bei *Branta*. Bei *Cygnus cygnus* hat die Abwendung von der Vergangenheit und von seiner Trauer auch mit Neuanfängen zu tun – mit Vollendung und Auflösung, aber auch mit Wiedergeburt. Ein Prüfer fasste das in die Worte: „Mir wurde klar, dass ich sterben muss, sobald ich geboren bin." Viele körperliche und seelische Symptome, einschließlich Palpitationen und krallenden Schmerzen, werden in Bezug zum Herzen gesetzt. Eine andere Aussage zu diesem Zyklus lautete: „Ein gebrochenes Herz ist ein offenes Herz." Traurigkeit und Schwere werden im Herzen empfunden, und es treten Herzschmerzen und Herzklopfen auf. Das gebrochene Herz ist ein wichtiger Ausdruck für dieses Gefühl, doch es besteht auch der Wunsch, „aus dem Herzen zu leben".

Es ist auch ein Mittel, das sich aufs Herz im Sinne von Romantik und Liebe bezieht. Diese Menschen suchen nach ihrem Seelenpartner, nach einer Beziehung, die tief, persönlich und bedeutungsvoll ist, und sie werden dabei oft enttäuscht. Sie fühlen sich allein, isoliert und verlassen, und das wiederum verunsichert sie und macht sie verletzbar.

Es gibt zwei Symptombereiche, die man bei einem Vogelmittel, und speziell bei den Gänsevögeln, erwarten würde, die jedoch völlig von der Traurigkeit des Mittels überdeckt zu werden scheinen.

Einer davon ist die Verspieltheit und Kindlichkeit, die ein so wichtiger Teil der Vogelmittel ist und bei den Enten und Gänsen nochmals verstärkt wird. *Cygnus* ist nostalgisch veranlagt und denkt viel an seine Kindheit, aber grundsätzlich mit Schwermut. Das hat nichts mehr mit Singen, Tanzen und Narreteien zu tun.

Der andere Symptombereich betrifft die Gruppe. Gruppenzugehörigkeit sowie Unterstützung und Einschränkung durch die Gruppenstruktur waren in der Prüfung kein Thema. Überraschend daran ist, dass beide Themen nicht nur bei Gänsen und Enten im Vordergrund standen, sondern auch bei dem mit dem Singschwan eng verwandten Zwergschwan, der sich nur oberflächlich von ihm unterscheidet und ein wenig kleiner ist.

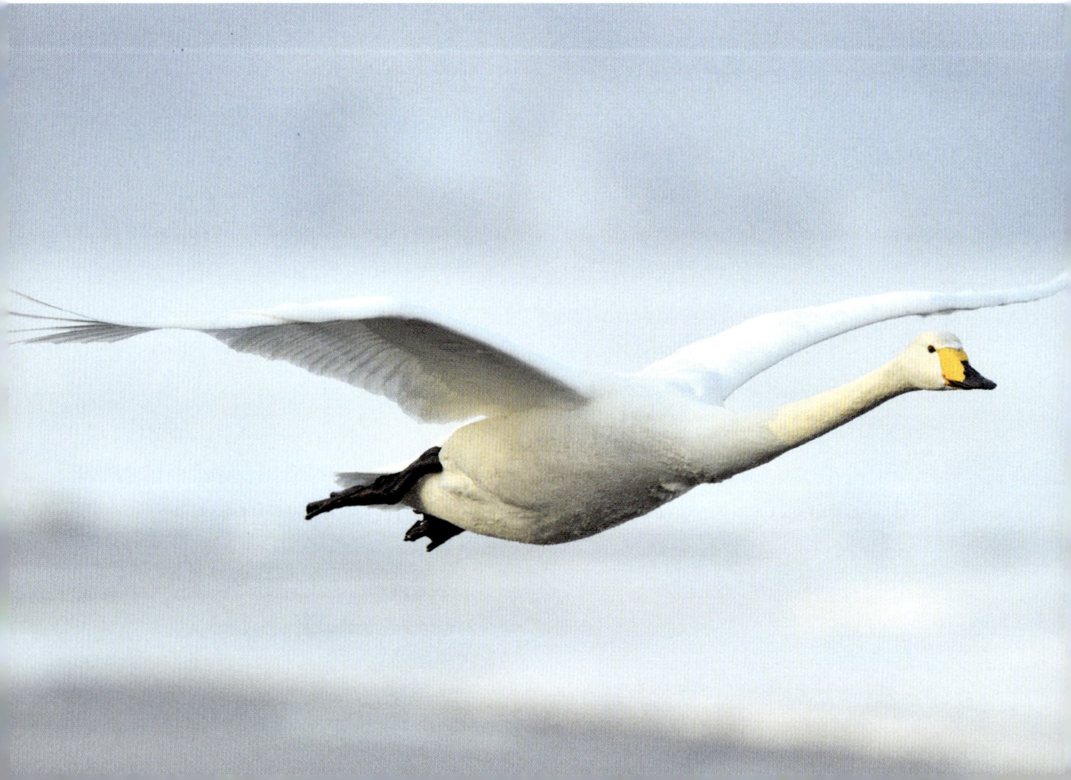

Cygnus cygnus hat sehr wohl das Gefühl, allein zu stehen und keine Bindung und Kommunikation mit anderen Menschen aufnehmen zu können. Er fühlt sich als Außenseiter und hat vor allem den Eindruck, in einem ganz anderen Strom zu schwimmen als alle anderen. Er hat auch eine distanzierte Betrachtungsweise. Sie sieht alles von einem Punkt außerhalb ihrer selbst und aus der Distanz. Das ist jedoch kein Blick von oben, wie es bei so vielen Vogelmitteln der Fall ist.

Es besteht ein starker Wunsch, sich von anderen abzusondern und allein zu sein. Das drückt sich typischerweise als Wunsch aus, in einem Leuchtturm zu leben: isoliert und allein in der wilden Natur. Die Abneigung gegen Gesellschaft und Unterhaltung kann so weit gehen, dass Übelkeit sich durch Reden verschlimmert und Heiserkeit und Stimmverlust auftreten.

C. cygnus ist reizbar und wird leicht zornig. Die Sinne sind überempfindlich, doch die Gereiztheit wird eher durch Gerüche ausgelöst als durch Geräusche. Der Zorn wird besonders stark, wenn sie meint, die Sicherheit ihrer Familie verteidigen zu müssen. Wie bei *Branta* besteht der größte Konflikt zwischen Müttern und Töchtern.

Sehr stark ist die Empfindung, schmutzig zu sein und besonders von Chemikalien und Gestank verseucht zu werden. *C. cygnus* hat grundsätzlich einen äußerst feinen Geruchssinn. Er hat das Gefühl, sich unter einer verpesteten Wolke zu befinden. Er wird von der Wahnidee verfolgt, vergiftet worden zu sein, und hat Angst, vergiftet zu werden. Er fühlt sich schmutzig und hat das Verlangen, sich zu waschen. Besser geht es ihm, wenn alles sauber und ordentlich ist. Haare und Nägel müssen kurz geschnitten werden. Groß ist die Angst um die Gesundheit und vor allem die Angst vor Infektionen. Grippeähnliche Symptome, einschließlich Entzündung von Augen und Nase mit Absonderungen, und Gelenk- und Muskelschmerzen sind vorhanden, jedoch in wesentlich geringerem Maße als bei den Enten.

Es findet sich ein Gefühl der Leichtigkeit und Ausdehnung, als dehne sich das Selbst über die Grenzen des Körpers hinaus aus.

Ebenso häufig sind Empfindungen der Leere und Sinnlosigkeit. Er hat das Gefühl, sein Gehirn sei locker und bewege sich. Der Körper fühlt sich sehnig, sinnlich und kräftig an wie ein Fisch. Vibrierende Empfindungen und das Gefühl einer schwerelosen Energie finden sich im ganzen Körper. Es gibt auch summende Empfindungen im Kopf und diverse Ohrgeräusche. Er fühlt sich groß oder auseinandergezogen, entweder am ganzen Körper oder an einzelnen Körperteilen. Wie bei anderen Gänsevögeln tritt eine sexuelle Erregung auf, die sie unterdrücken zu müssen glauben. Sie ist besonders stark im Ruhezustand.

C. cygnus hat denselben Hunger und Appetit wie alle Vogelmittel. Noch wichtiger scheinen jedoch Appetitverlust, schnelles Sättigungsgefühl und wechselhafter Appetit zu sein.

Er ist zwar auch lichtempfindlich, die wichtigsten Symptome beim Sehvermögen betreffen jedoch das Gefühl, nicht genügend Licht zu haben oder alles wie durch Wasser zu sehen.

Es fühlt sich an, als säße die Lunge weiter unten im Körper, die Atmung ist beengt, eingeschnürt und schwierig, und es besteht Kitzelhusten. Die Nieren sind empfindlich mit brennenden Schmerzen in der Harnröhre und häufigem Harndrang.

Die Schmerzen sind meistens entweder scharf, stechend und krampfartig oder brennend. Weitere Symptome sind Neuralgien und Ischialgie, Taubheit, Kribbeln, Schweregefühl und Lethargie.

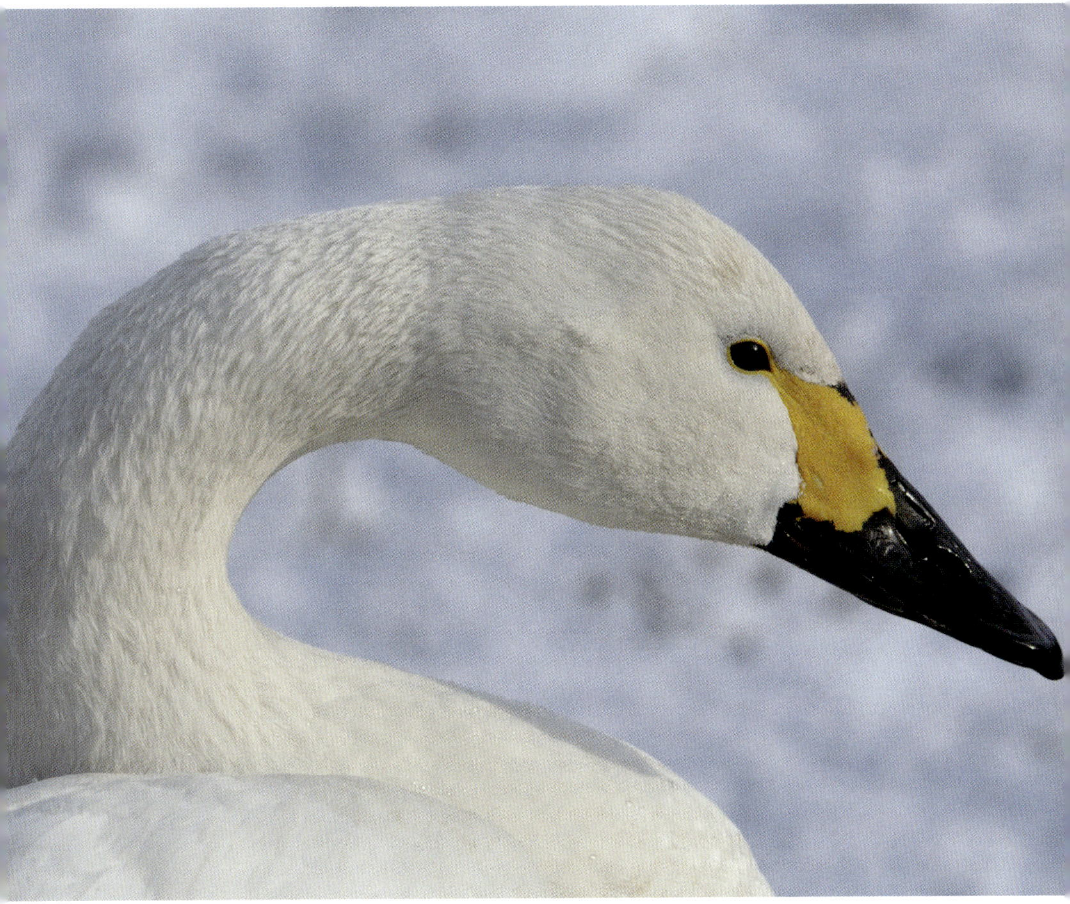

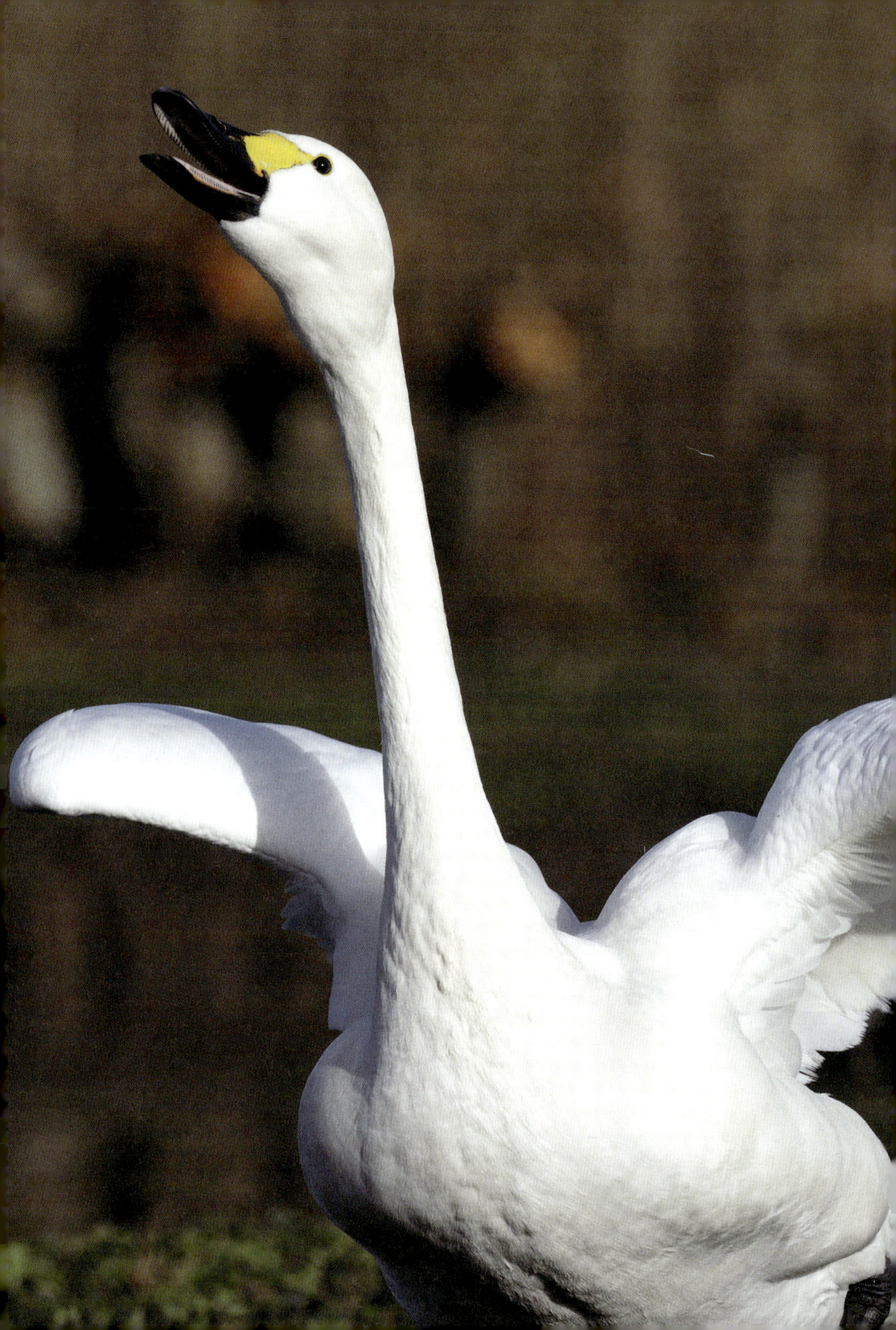

CYGNUS BEWICKII

Zwergschwan

Der Zwergschwan, *Cygnus bewickii*, wurde nach dem großen englischen Holzschneider und Ornithologen, Thomas Bewick, benannt. Es ist der größte Wanderschwan in Großbritannien, der dem Singschwan sehr ähnlich ist, wenn auch deutlich kleiner und mit kürzerem Hals. Diese Schwäne brüten in der nordrussischen Tundra. Die aus dem Osten überwintern in China, Korea und Japan, die aus dem Westen in Dänemark und Großbritannien. Die Familien nutzen meist über viele Generationen hinweg dieselben Überwinterungsgebiete. Sie neigen dazu, sich in großen Gruppen an solchen Orten wie Slimbridge zu versammeln, wo auch die Feder für das Arzneimittel herstammt. Den Frühsommer verbringen sie mit der Festlegung ihres Reviers und der Hackordnung, wobei die Familie (einschließlich der Jungschwäne aus der letzten Brut) dem männlichen Schwan dabei hilft, ihren Nistplatz zu bauen.

Zwergschwäne sind monogam. Im Alter von zwei Jahren gehen sie eine Paarbindung ein, brüten jedoch erst mit drei oder vier Jahren. Aufzeichnungen aus Slimbridge zeigen, dass dieselben Paare jahrzehntelang zusammen bleiben und sich nur dann trennen, wenn sie nicht fortpflanzungsfähig sind.

Das Mittel wurde von Penny Stirling zur selben Zeit geprüft wie der Singschwan, ohne dass eine der beiden Gruppen davon wusste. An der Prüfung nahmen die Mitglieder einer geschlossenen 5Rhythmen-Tanzgruppe teil sowie mehrere Prüfer, die nicht zu dieser Gruppe gehörten. Obwohl die beiden Schwanarten sich bemerkenswert ähnlich sind und sich erst 1830 ausdifferenzierten, ergaben sich ganz unterschiedliche Prüfungsbilder. Der Zwergschwan zeigt eine gewisse Vergnügungsbereitschaft, er tanzt und singt gern wie die anderen Gänsevögel – außer dem Singschwan. Charakteristisch für *Cygnus bewickii* ist die Freude am Herausputzen und an ausgefallener Kleidung, was mit der Fähigkeit zu tun hat, in verschiedene Rollen zu schlüpfen.

Er ist von der gleichen Schwermut geprägt wie alle Schwäne, und das kann bis zu tiefster, finsterster Verzweiflung gehen. Eine Prüferin berichtete, sie sei von einem so unerbittlichen Hass und Schwärze umgeben gewesen, dass sie Luzifer kichern hören konnte. Dennoch findet man bei *C. bewickii* immer einen Hoffnungsschimmer und etwas von einem Heilungsprozess. *C. cygnus* hingegen versinkt vollständig in seiner Schwermut und Trauer, sodass überhaupt kein Lichtblick mehr möglich ist.

Auch der Ursprung der Einsamkeit und Traurigkeit scheint ein anderer zu sein. Bei *C. cygnus* scheint der Zustand einer konkreten Quelle zu entspringen, gewöhnlich einer Trauer oder einem Verlust, nicht selten jedoch auch einer Misshandlung oder einem Missbrauch, sei er seelischer, körperlicher oder sexueller Natur. Dieses Ereignis hält ihn fest, und er ist nicht in der Lage, sich davon zu befreien (ein Merkmal der Wasservögel), was ihn wiederum am Selbstausdruck hindert (ein allgemeines Merkmal der Vögel). Bei *C. bewickii* ist es das Gefühl, von der Gruppe nicht akzeptiert zu werden, nicht zur Gemeinschaft zu gehören, das sie am Aufsteigen hindert. Im Hinblick auf die Signatur ist der Singschwan in seinen Überwinterungsgewohnheiten viel weniger festgelegt; er überwintert an verschiedenen Orten und in viel loseren Gruppen. Die Zwergschwäne überwintern in viel größeren Gruppen und an bestimmten Orten, an die sie jedes Jahr zurückkehren. Sie kämpfen ziemlich aggressiv, um die Rangordnung festzulegen, und leben dann friedlich für den Rest des Winters in einer festen Ordnung zusammen.

Die Probleme mit der Gruppe betreffen weniger die Gruppenstruktur, wie bei *Anser anser*, sondern mehr die Akzeptanz und Aufnahme in die Gruppe und das Gefühl der Zugehörigkeit. *C. bewickii* sehnt sich danach, ein Teil des Ganzen zu sein, vollständig darin einzutauchen. Er hat aber auch Angst, dass diese Zugehörigkeit ihn zwingen könnte, jemand zu sein, der er nicht ist oder nicht sein will.

Die Funktion des Außenseiters verleiht aber auch Macht und Integrität. Als Außenseiter weiß man Dinge, die Mitglieder nicht wissen können. Man kann ganz man selbst sein und braucht keine sozial auferlegte Rolle zu spielen. Das verpflichtet einen auch zum rechten Handeln, doch sie möchte keinen Ärger, möchte sich nicht „aufplustern", wie eine Prüferin es formulierte.

Diese Menschen sind zerrissen zwischen ihrem Zugehörigkeitsbedürfnis und dem Verlangen, ganz allein zu sein. Sie möchten nicht nur allein sein, sondern es geht ihnen dann auch besser. Sie will sich aus der Welt zurückziehen und allein sein, um ihre Wunde der Traurigkeit und Einsamkeit zu pflegen. Sie möchte den Tag im Warmen verbringen, eingewickelt in ihre Bettdecke. Dieses Verlangen nach Alleinsein und Autarkie enthält ein eigennütziges Element: Man möchte sich nur um sich selbst kümmern und alle anderen vergessen. Sie fühlt sich gefangen und eingeschnürt im Haus und frei und expansiv draußen. Diese Gefühle finden sich auch bei *C. cygnus*, werden dort allerdings nicht als Gegensatz zur Gruppenzugehörigkeit empfunden.

Die Schwermut hat auch damit zu tun, dass man etwas will, ohne genau zu wissen was. Ebenso wurde ein Verlustgefühl beschrieben, aber auch hier wusste man nicht genau, was man verloren hatte.

C. cygnus fühlt sich sehr verletzbar und sehnt sich nach einem Seelengefährten, der ihn liebt und unterstützt und ihm Sicherheit vermittelt. Bei *C. bewickii* finden sich zwar auch eine gewisse Verletzbarkeit und ein Liebeshunger, doch auch Angst vor Nähe, welche ihn davon abhält, eine enge Beziehung einzugehen. In Bezug auf Partner und Nähe geht es hauptsächlich darum, dass der andere da ist, und dafür ist man dankbar.

Starken Ausdruck findet bei *C. bewickii* das Gefühl oder die Wahnidee, er sei hässlich und – in geringerem Maße – schmutzig. Mit am deutlichsten drückte sich das in der Überzeugung aus, dass die anderen nichts mit ihr zu tun haben wollen würden, wenn sie wüssten, wie unwürdig sie ist. Das andere besondere Merkmal von *C. bewickii* ist die Erkenntnis, dass man vielleicht doch gar nicht so hässlich ist, wie man glaubte. Eine Prüferin insbesondere drückte diese Offenbarung in Bezug auf das Gefühl, ein hässliches Entlein zu sein, sehr überzeugend aus: „Ich ging mit den Mädels aufs Klo, da war alles voll mit Ganzkörperspiegeln, und in meinem Rausch war ich schockiert und überrascht, dass ich doch eigentlich gut aussehe. Ich bin gar nicht zu dick. Ich sehe gut aus. Für den Bruchteil einer Sekunde, als ich mich im Spiegel sah, war ich attraktiv, fast so bezaubernd wie die anderen Mädels. Auch jetzt, nachdem der Alkoholrausch verflogen ist, kann ich mich noch an dieses Gefühl erinnern, und es fühlt sich wie ein Traum an. Im Spiegel sah ich normal aus, gar nicht abscheulich hässlich, sogar ziemlich schlank und attraktiv! Ich sah gut aus. Wenn das nur wahr wäre! Das war ein unbeschreibliches Erlebnis."

In der Prüfung fanden sich viele der allgemeinen Vogelmerkmale. Stark ausgeprägt waren die Naturliebe und die Liebe zum Aufenthalt im Freien. Das Gefühl, gedrängt zu werden oder zu laufen, zeigte sich spezifischer als Gehetztsein und Hektik. Alle Sinne waren besonders sensibel, ausgenommen der Geschmackssinn.

Die Beziehung zu anderen und das entsprechende Fehlen von Grenzen sind präsent und führen entweder zu einem uneingeschränkten Expansionsgefühl oder zur Wahrnehmung von Grenzen, ausgedrückt in der Empfindung, ihre Haut halte ihren Körper zusammen.

Die Pathologie konzentriert sich im Hals mit Halsentzündungen und Schluckbeschwerden und etwas, was als schleimiges Gefühl beschrieben wird. Bauchkrämpfe bewegen sich wellenartig in den Hals hinauf. Eine ganz ähnliche Empfindung wurde bei *C. cygnus* beschrieben. Auch der Mund ist betroffen mit Geschwüren, Wunden und geschwollener Zunge. Weitere Symptome sind Nackenschmerzen und Verspannungen, die sich in die Schultern erstrecken. Schmerzen zwischen den Schulterblättern sind allen Vogelmitteln gemeinsam.

Der Appetit ist normalerweise gesteigert. Die Patienten essen oft zwanghaft, kennen aber auch ein Völlegefühl und das Gefühl, zu viel gegessen zu haben. Entweder haben sie Hunger, oder sie sind übersatt. Sie haben Verlangen nach Fleisch und energiereichen Nahrungsmitteln.

Es gibt ein paar Grippesymptome: Fieber, Schmerzhaftigkeit und Schweregefühl. Verschlimmerungen treten in der Regel bei Vollmond auf. Der Schlaf ist entweder bleiern und man schläft lange, oder man schläft unruhig und wacht zu früh auf.

Die Därme sind gereizt mit starken Blähungen und Rumoren. Verbreitet ist Durchfall mit rötlich-braunem, dünnflüssigem Stuhl, der fruchtig oder nach Zwiebeln riecht.

Die Brüste sind empfindlich und geschwollen, und die Periode kommt meistens zu früh. Manche Prüfer beklagten einen völligen Libidoverlust, bei anderen hingegen war sie gesteigert mit sexuellen und homoerotischen Träumen und dem Verlangen zu masturbieren. Andere charakteristische Träume handelten von Feiern, auf denen es nicht genug zu essen gab oder das Essen weggenommen wurde. Träume von Häusern und großen Gebäuden. Träume von Konflikten, in denen man manchmal der Angreifer und manchmal der Angegriffene ist. Träume von Ratten und Mäusen und dem Gefühl, ein Aussätziger zu sein.

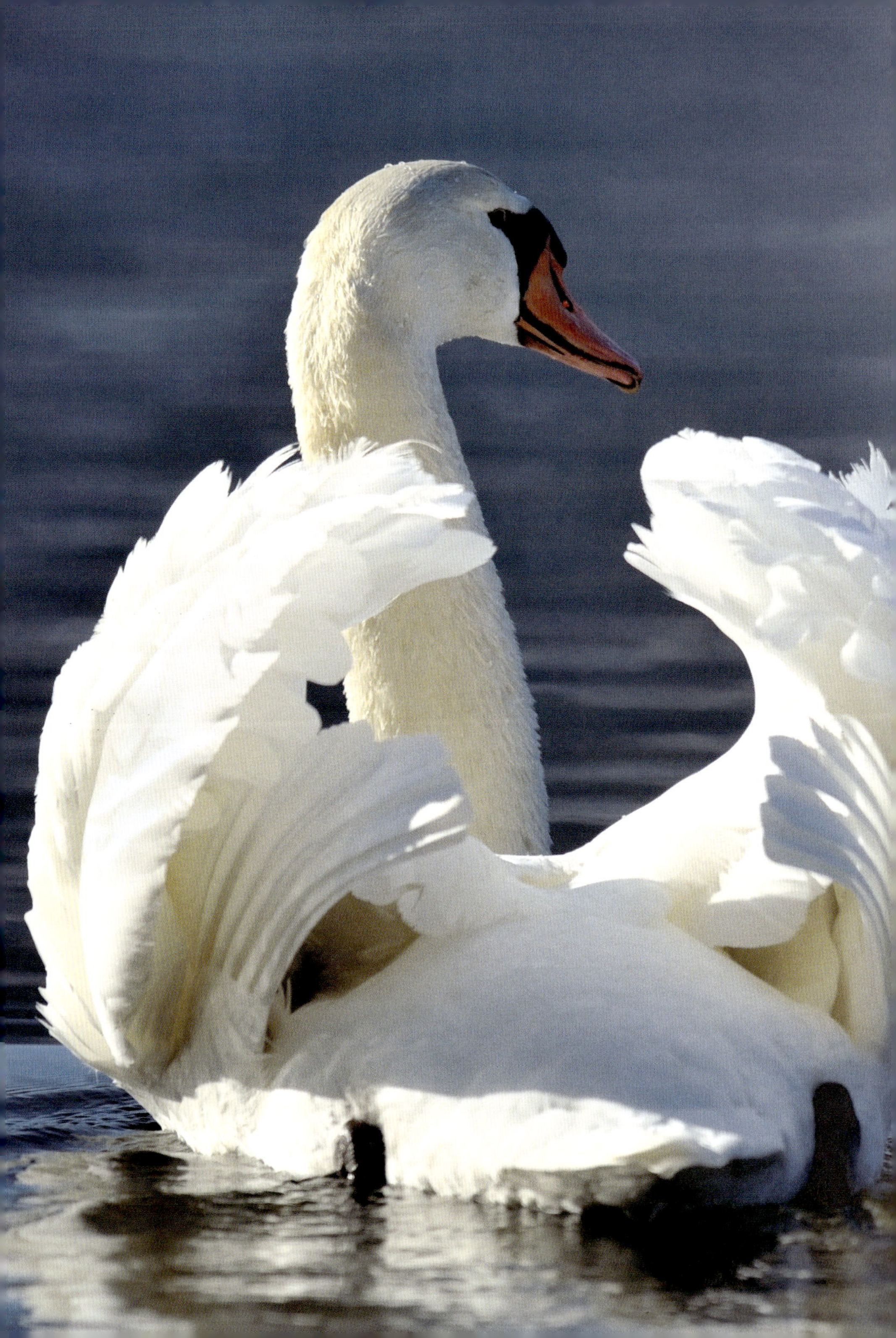

CYGNUS OLOR
Höckerschwan

Der Höckerschwan ist die halbdomestizierte Schwanenart, die in Großbritannien am weitesten verbreitet ist. Manchmal zieht er, manchmal – besonders, wenn er gefüttert wird – verbringt er aber auch das ganze Jahr an einem Ort. Es ist der Schwan, den man in ganz Nordeuropa auf Teichen, Seen und Flüssen sieht, und der mittlerweile in der ganzen Welt eingebürgert ist. Er ähnelt dem Singschwan, hat jedoch einen orangefarbenen Schnabel und hält seinen Hals in der typischen Biegung, die wir normalerweise mit dem Schwan assoziieren. Es ist der Schwan mit dem ausgeprägtesten Territorialverhalten. Ein Schwanenpaar nimmt oftmals einen ganzen Teich oder kleinen See in Besitz und verjagt andere Schwäne, lebt hingegen nicht selten einträchtig mit Enten und Gänsen zusammen. Unreife, nicht brütende Vögel schließen sich in Gruppen zusammen, die zuweilen sehr groß sind. Diese Schwäne sind längst nicht so laut wie die Singschwäne und geben vielgestaltige Laute von sich. Sie sind monogam und haben ein wunderbar zärtliches Paarungsritual, bei dem das Männchen sich an den Rhythmus des Weibchens anpasst.

Es gibt eine Prüfung der Trituration von *Cygnus olor* von Elisabeth Schulz. Ihrer Meinung nach war die missverstandene Sexualität der Frauen eines der wichtigsten Themen des Mittels. Es gibt ein Thema, das mit sexuellem Missbrauch und Misshandlungen zu tun hat, noch wichtiger aber war die Verweigerung des sexuellen Kontakts oder eine aggressive und maskuline sexuelle Aufdringlichkeit.

Es gab erotische Träume und Träume von impotenten Männern, die ihre Frauen nicht lieben können.

Auch hier finden sich Trauer und Schwermut, insbesondere in Bezug auf Kinder und den Geburtsprozess. Ebenso wichtig ist das Bedürfnis, allein zu sein, um sich zu heilen oder seinen Schmerz wenigstens zu bewältigen.

Es gab Träume, in denen einem etwas gestohlen oder man um Geld betrogen wurde. Wichtige Themen sind Territorialität und der Drang, für den eigenen Lebensraum zu kämpfen. Wie zu erwarten war, sind weitere wichtige Themen Reisen, Schweben und Fliegen sowie wasserbezogene Träume, Metaphern und Sprachmuster.

Ebenfalls traten die Grippesymptome auf, die bei diesen Vogelmitteln so verbreitet sind, mit Schmerzhaftigkeit und Fieber. Stärker als bei anderen Gänsevögeln sind hier die Schmerzen in den Nebenhöhlen mit blutigen Absonderungen.

GALLIFORMES – HÜHNERVÖGEL

Die Hühnervögel sind eine Gruppe der Landvögel, die eng mit den Gänsevögeln verwandt ist. Wie ihre wasserbewohnenden Verwandten war diese Vogelgruppe am leichtesten zu domestizieren. Es sind die Truthähne, Fasane und Hähnchen, die sich am häufigsten auf dem Esstisch finden. Viele von ihnen wurden über Jahrtausende selektiver Züchtung verändert, und die Wildheit, Intelligenz und der Freiheitsdrang, die alle so typisch für die Vögel sind, wurden bei den Hühnervögeln modifiziert oder reduziert.

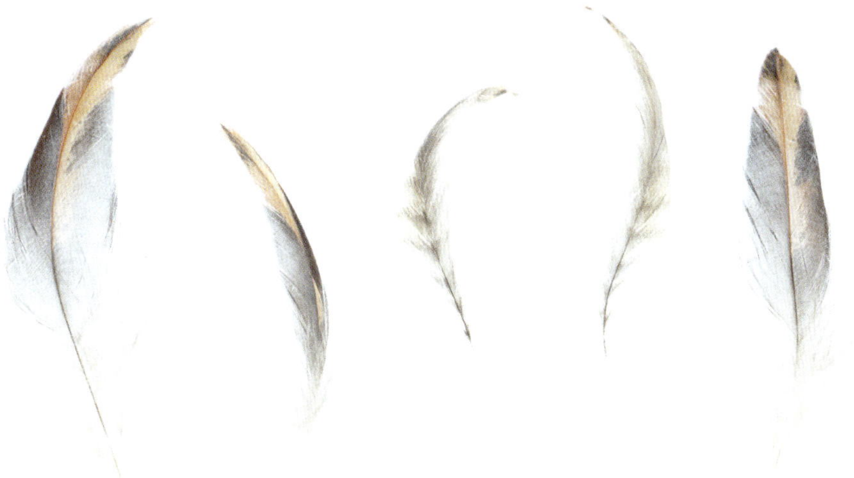

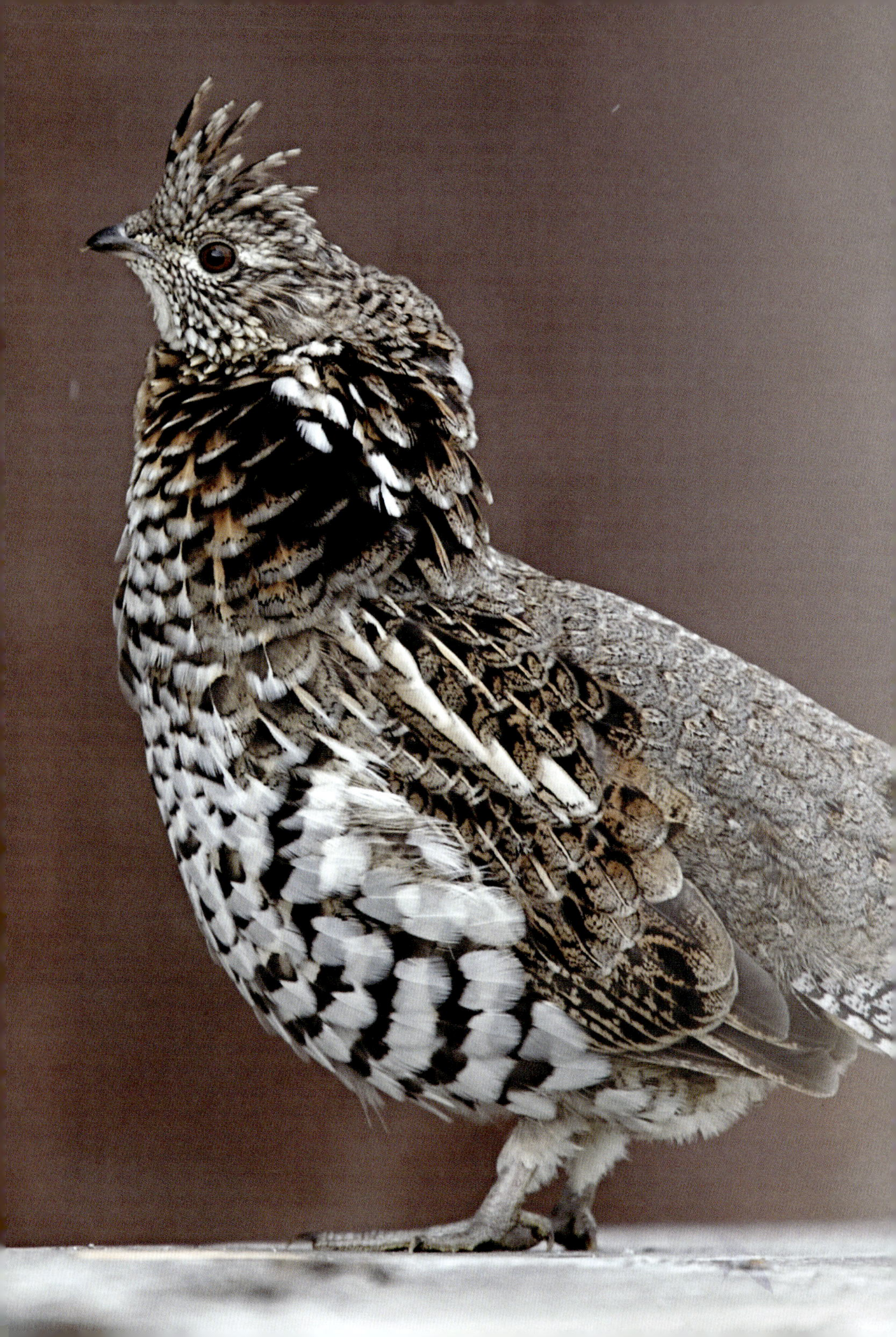

BONASA UMBELLUS
Kragenhuhn

Das Kragenhuhn ist ein Wildgeflügel aus der Familie der Fasanenartigen (Phasianidae). Es kommt in den Wäldern von Neuengland, über den Norden der Vereinigten Staaten und den Süden Kanadas bis hoch nach Alaska vor. Zum Gedeihen braucht es stabile Waldgebiete und ist deshalb in vielen Regionen im Verschwinden begriffen. Gemeinden in Kanada und den USA haben beschlossen, die Lebensräume des Kragenhuhns zu erhalten, allerdings vor allem zu Jagdzwecken. Der Vogel verbringt die meiste Zeit damit, seine feststehenden Trassen durch die Wälder entlangzuspazieren, kann aber auch fliegen, wenn er aufgescheucht wird. Er ist omnivor und frisst Knospen, Samen, Beeren, Wirbellose und Kleinreptilien. Männchen und Weibchen sind sich im Erscheinungsbild sehr ähnlich. Beide haben einen auffällig gezeichneten Schwanz, einen Federkragen am Nacken und einen Kamm, die bei Paarungsritualen und Territorialkämpfen alle verlängert und aufgestellt bzw. aufgefächert werden können. Das Männchen erzeugt einen eigentümlichen, dumpfen Instrumentallaut, indem es sich mit den Flügeln gegen die Brust schlägt, zu welchem Zweck es oft noch auf einem hohlen Baumstamm steht, um die Resonanz zu steigern.

Marty Begin hat aus zwei Fällen, in denen sich das Mittel als äußerst wirksam erwiesen hatte, ein hervorragendes Mittelbild herausgearbeitet.

Das Thema, das sich am deutlichsten zeigte, war die Grobheit ihrer Umwelt. Es bezieht sich zwar auch auf Schmutz und insbesondere Kot

– „ich reiße die ganze Zeit vulgäre Witze" –, hat aber eher mit Grobheit und Absonderlichkeit zu tun als mit der Schmutzigkeit als solcher, wie man sie beim Pinguin findet. Nicht nur das Wort „widerlich" ist von Bedeutung, sondern auch „unheimlich" und „bizarr".

Das Gefühl, ein Teenager zu sein, ist ein wichtiger Teil des Mittelbildes. Dabei handelt es sich nicht um den Teenager, der sich in einer Welt der Erwachsenen ohne ausreichende Führung und Verständnis wiederfindet, wie bei den Insekten, vor allem beim Schmetterling. Es ist eher der Teenager, der die Komplexität und Differenziertheit der erwachsenen Welt nicht voll begreifen und akzeptieren kann und mit rüpelhafter und derber Rebellion reagiert. Akne und andere Beschwerden des Jugendalters sind eine typische Äußerung dessen.

Überwältigend ist das Gefühl, außer Kontrolle geraten zu sein, etwas, was Teenagern sehr vertraut ist. Die Patientin träumte von einer Zimmerpflanze, die außer Kontrolle geraten war und sie attackierte. Als Reaktion darauf sucht man nach einem Bereich oder Ort, wo man alles im Griff hat. Verbreitete Methoden, die Kontrolle zurückzugewinnen, sind Essstörungen, wie Bulimie, und Zwangsstörungen. In der Adoleszenz, wenn die Hormone ihr Gleichgewicht noch nicht gefunden haben, scheint man oftmals regelrecht durchzudrehen. Probleme mit dem Menstruationszyklus sind bei Vögeln üblich, doch das Gefühl, dass der Zyklus außer Kontrolle geraten sei, ist eher für das Kragenhuhn charakteristisch.

Diese Menschen haben ihren Lebensweg und -sinn noch nicht gefunden. Sie wollen nicht nur, wie alle Vögel, draußen in der Natur sein, sondern laufen auch noch ziellos durch die Gegend.

Ihre Unfähigkeit, sich mit etwas hervorzutun, verleiht ihnen das Gefühl, klein und unzulänglich zu sein, und dann stopfen sie sich voll, um sich „aufzuplustern". Der Appetit geht daher über das Bedürfnis zu essen hinaus, wie man es bei allen Vögeln findet. Kragenhühner sind im Allgemeinen nicht so feingliedrig wie die anderen Vögel.

Es finden sich Halssymptome mit Verschluss und Würgen, die oft seelisch bedingt sind. Es besteht Verwirrung zwischen den beiden Enden des Verdauungstraktes. Die einander entgegengesetzten Öffnungen, speziell Kehle und Anus, haben eine Beziehung zueinander, zeigen verbundene Symptome oder werden gar verwechselt.

Es besteht eine beträchtliche Wut, die hier im Gegensatz zu den Wasservögeln, wo Schwermut vorherrscht, das zentrale Gefühl darstellt. In der Adoleszenz kommt diese Wut aus dem Eindruck, nicht angehört zu werden. Sie schreien und toben, verlieren die Kontrolle und die Selbstbeherrschung. Das kann mit einer ausgeprägten Neigung zu Stimmverlust oder Stimmschwäche einhergehen. Der Vogel drückt sich nicht hauptsächlich durch Gesang aus, wie andere Vögel, sondern lässt das Trommeln gegen die Brust für sich sprechen. Diese Menschen wollen dramatisch sein, sie wollen die Drama Queen spielen, hassen Dramen aber bei anderen.

Ihre Naivität besteht darin, dass sie die Wahrheit sagen wollen, die niemand anderes aussprechen will. Dabei fehlt es ihnen meist an der nötigen Beherrschung, um ihre Behauptungen und Meinungen in den Grenzen der sozialen Etikette zu halten.

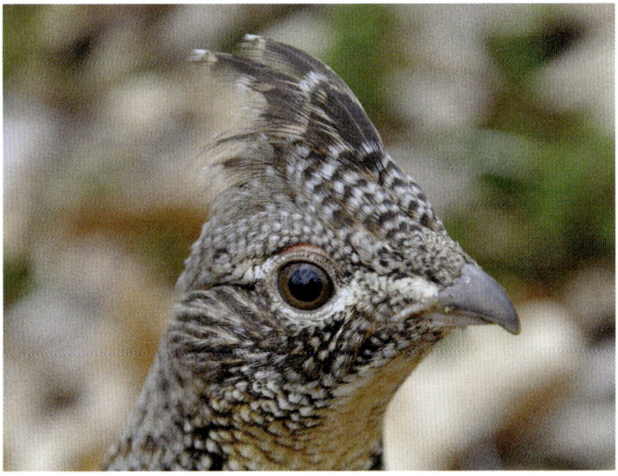

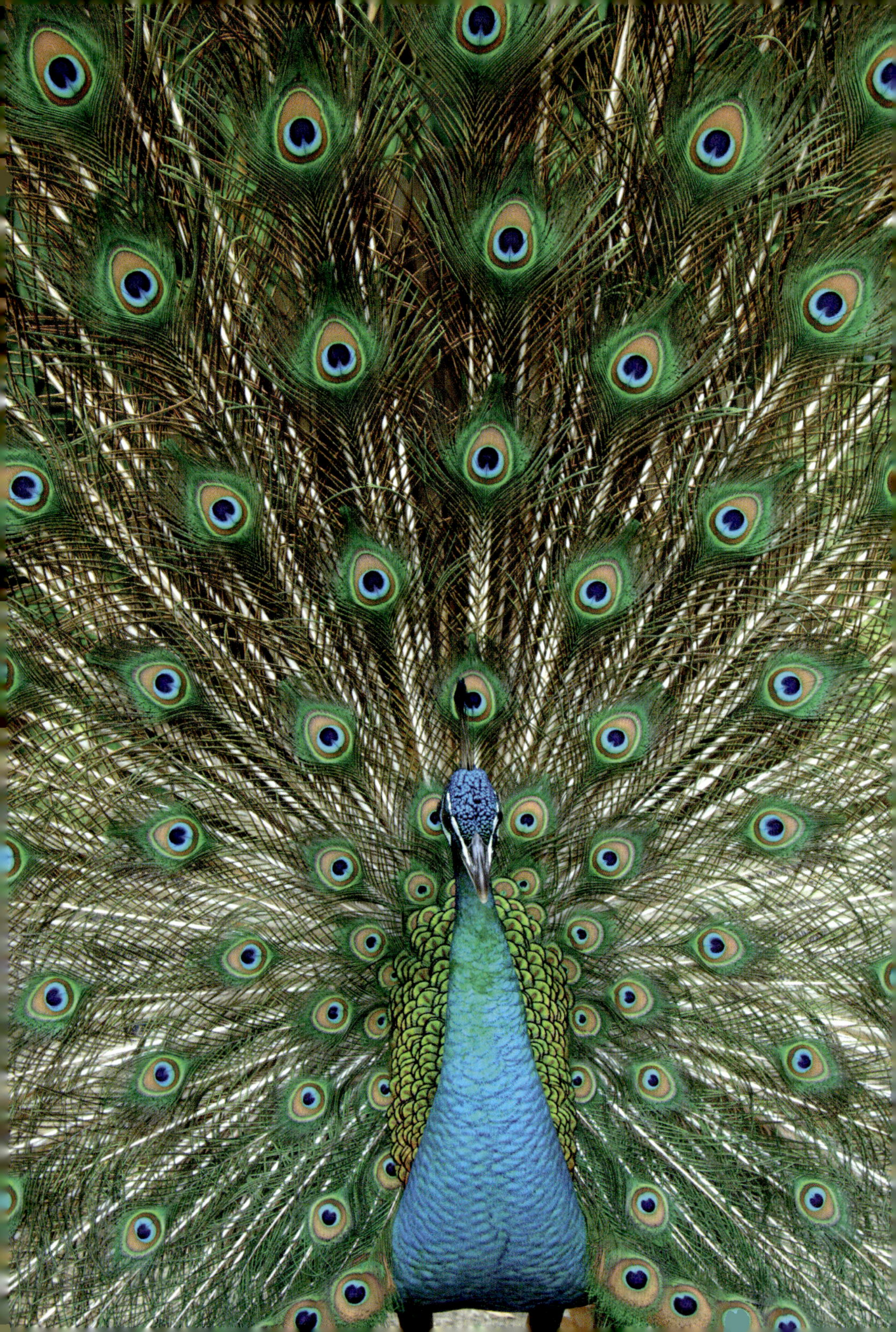

PAVO CRISTATUS
Blauer Pfau

Der Pfau ist eines der außergewöhnlichsten Tiere. Sein Schwanz ist wunderschön, aber auch eine große Belastung. Der Vogel steht im kompletten Widerspruch zur Idee der Evolution. Die Evolution kann eigentlich keine Anpassung tolerieren, die aufwändig, umständlich und völlig nutzlos ist, wie schön sie auch immer sein mag. Und doch hat sich der Pfau über Jahrtausende hinweg entwickelt und gehalten. Um diese Diskrepanz zu erklären, schlug Darwin die Theorie der sexuellen Selektion vor: Sekundäre Geschlechtsmerkmale können die Auslese überdauern, weil sie Anzeiger guter Gesundheit und Fortpflanzungsfähigkeiten sind. Neuere Studien haben jedoch gezeigt, dass die Weibchen ihre Partner viel stärker nach deren stimmlichen Fähigkeiten auswählen als nach der Pracht des Schwanzes und dass nur eine sehr geringe Korrelation zwischen dieser Pracht und dem tatsächlichen Bruterfolg des Vogels besteht. Die Evolution ist unbarmherzig und kümmert sich nicht um Mythen, daher muss der Schwanz für den Pfau irgendeinen besonderen Wert haben. Vielleicht sind Schönheit und kreativer Ausdruck ja etwas wirklich Wertvolles?

Durch seine ungewöhnliche und eigentümliche Wesensart wird der Pfau immer eine große symbolische Bedeutung haben. Die Symbolkraft, die er im heimischen Indien hat, unterscheidet sich wesentlich davon, wie er im Westen und besonders im europäischen Mittelmeerraum gesehen und verstanden wird. Im Osten gilt er als Vogel von großer Macht und Bedeutung mit vielen positiven und spirituellen Eigenschaften. Im Westen hingegen gilt er als Symbol des Stolzes und als Träger nicht nur eines, sondern hunderter Abbilder des bösen Blicks und damit als Unheil bringend oder sogar böse. Es gibt zwei Prüfungen des Pfaus. Eine fand in Europa statt, wurde aber von Dr. Shukla, einer Inderin, durchgeführt; die andere habe ich, ein Abendländer, durchgeführt, aber in Nepal. Das Bild, das zum Vorschein kam, bezieht sich viel mehr auf die asiatische Symbolik als auf die europäische.

Laut dem Mittelbild aus der Prüfung ist der Pfau viel feinsinniger als alle anderen Galloanserae. Die Vogelthemen von Spiritualität, Anstand und Rechtschaffenheit sind hier viel wichtiger als bei den anderen Hühnervögeln. Andererseits fanden sich weniger irdische Aspekte der Vögel. In keiner Prüfung traten sexuelle Symptome auf, weder männliche noch weibliche, und der gesteigerte Appetit war kein größeres Problem; die Prüfer fühlten sich sogar dicker, obwohl sie weniger aßen – das Gegenteil des üblichen Mittelbildes bei Vögeln.

Diese Distanzierung von den irdischen Elementen könnte sich in einer Rastlosigkeit auf dem Boden, im Gegensatz zu Ruhe und Zentriertheit in höheren Regionen, ausdrücken. Der Vogel selbst verbringt seine Tage meistens mit Wanderungen auf dem Erdboden und schläft nachts auf einem Baum. Im Widerspruch dazu fliegt der Vogel nicht sonderlich gern und zieht es vor zu laufen, auch wenn er fliegen muss, um Gefahren auszuweichen und um auf seinen Schlafplatz zu gelangen. Die Bedeutung des Kontaktes mit der Erde war in beiden Prüfungen auffallend. Sie zeigte sich in einer Reihe von Symptomen der Fußsohlen und in einer starken Beschäftigung mit Schuhen: Es gab Träume von Schuhen und den Wunsch, barfuß zu gehen. Eine der Legenden über den Pfau erzählt, dass er weint, wenn er seine Füße anschaut und sieht, wie hässlich sie im Vergleich mit dem übrigen Körper sind.

Das Thema des Gegensatzes und ein nahezu manichäischer Dualismus durchziehen die gesamte Symbolik des Pfaus. Auf Bildern tauchen Pfauen häufig als Paar auf, das sich gegenseitig anschaut, vor allem in Verbindung mit Thronen und anderen Machtinsignien. Auf diesen Bildern stellt einer das Gute und der andere das Böse dar, einer das Spirituelle und der andere das Materielle.

Das Mittelbild richtet ein ähnliches Augenmerk auf diese Art der Spaltung. Es besteht eine Spaltung zwischen dem Materiellen – berufliches Engagement, viele Pläne, Sorgen um Geld, Status und Macht – und dem Spirituellen: „Ich will ein spiritueller Mensch sein und mich nicht um materielle Dinge sorgen.“ Dazu gehört auch ein vermindertes Interesse an Haushaltspflichten.

Es findet sich eine Dichotomie zwischen einer systematischen Arbeitsweise einerseits und Kreativität sowie dem Gefühl, dass Systematik die Kreativität abwürge, andererseits.

Der Themenbereich der sozialen Kontakte ist so stark ausgebildet wie bei allen Vogelmitteln. Es besteht ein Verlangen danach, in Gesellschaft von Freunden zu sein und ihnen seine Gefühle zu zeigen. Die Betroffenen fühlen sich von den Menschen getrennt wie durch eine Mauer, welche die Kommunikation verhindert, und sie möchten diese Mauer niederreißen. Sie haben das Gefühl, dass ihre Freunde nicht mit ihnen kommunizieren, dass sie verletzbar seien und die Hilfe anderer bräuchten, die ihnen jedoch von ihren Freunden vorenthalten werde.

Wie bei allen Vogelmitteln steht das Verlangen nach Gesellschaft im Widerspruch zum Bedürfnis, allein zu sein. Man will nicht reden oder mit Menschen zusammen sein. Man möchte allein sein und fühlt sich gestört, wenn andere einem zu nahe kommen. Einsamkeit gibt einem die Freiheit, man selbst zu sein. Dieses Symptom ging so weit, dass eine Prüferin sagte, sie habe keinerlei Lust, auf andere zu reagieren, so als sei sie autistisch.

Der Pfau gehört zu den eher misstrauischen Vogelmitteln. Nur *Gallus gallus domesticus* ist noch misstrauischer und paranoider. Die Prüfer verhielten sich extrem abweisend gegen Fremde und Außenseiter und kümmerten sich nur um ihre Privatangelegenheiten. In den Träumen dringen wilde und gefährliche Tiere ins Haus ein. Die bei diesem Mittel zu findende Überzeugung, dass jeder des anderen Feind sei und selbst unschuldige Worte böse gemeint seien, sind besonders für ein Vogelmittel ungewöhnlich. Diese Gefühle bessern sich bei Aufenthalt im Freien und in der Einsamkeit. Das ist ungewöhnlich für ein paranoides Mittel, steht aber eher im Einklang mit den Vogelmitteln. Stark ausgeprägt ist die Angst vor Ratten und Mäusen.

Eine der bekanntesten Legenden über den Pfau, die besonders in Asien, aber auch im Westen kursiert, erzählt von seiner Unbestechlichkeit und seiner Fähigkeit, Gift zu sich nehmen zu können, ohne sich zu vergiften. Das Fleisch des Pfaus gilt als das einzige Fleisch, das nie verdirbt. Es heißt, der Pfau fresse *Aconitum ferox*, den Blauen Eisenhut, den giftigsten aller Eisenhüte, ohne sich damit zu vergiften – und es heißt sogar, er verwandele das Gift in seinen herrlichen Federschmuck. Pfauen fressen auch besonders gern Giftschlangen und sollen von deren Gift angeblich keinen Schaden davontragen. Es gibt viele indische Geschichten und Gleichnisse, zum Beispiel die „Vom Pfau, der frei im Giftwald umherstreift“, in denen Pfauen mit Gift gefüttert werden und dabei gedeihen. Der Pfau kann auch die Luft reinigen, schlechte Luft einfangen und neutralisieren und gute Luft hereinlassen. Das ist der Grund für die Verwendung von Pfauenfedern in Ventilatoren und dafür, dass Fenster – besonders in Nepal, aber auch auf der ganzen Welt – in Form eines Pfaus oder Pfauenschwanzes geschnitzt oder gestaltet werden.

Die Fähigkeit, in einer korrupten und vergifteten Welt zu leben, ohne davon Schaden zu nehmen, ist ein Kennzeichen des Mittels.

In dieser Hinsicht steht es wahrscheinlich den Schreitvögeln näher, dem Reiher und dem Ibis, die durch die Welt schreiten können, ohne sich von ihr berühren zu lassen und ohne sie zu verändern, so wie sie durchs Wasser schreiten können, ohne dass es sich kräuselt. Der Pfau ist jedoch ein Landtier und interessiert sich für irdische Dinge – die Schreitvögel sind Wasservögel und beschäftigen sich mehr mit ihren Gefühlen und Emotionen.

Die Pfauenprüfungen zeigten beide den Wunsch, Menschen zu helfen und wohltätig zu sein. Das wurde von einer Abscheu dagegen begleitet, dass andere nicht hilfsbereit sind, und von Entrüstung über Ungleichheit, Armut und die schlechte Behandlung von Menschen, Tieren oder der Umwelt.

Gleichzeitig hat man das Gefühl, in einer korrupten Welt zu leben, ohne von ihr korrumpiert zu werden. Diese Menschen können durch den Gifthauch aus Korruption und Unflat gehen, ohne selbst schmutzig zu werden.

Rechtschaffenheit und Anstand, insbesondere der Anstand, der für die Vögel allgemein ein so zentrales Thema ist, sind für den Pfau besonders wichtig. Sie wollen, dass alle gerecht behandelt werden, und sind tief betroffen, wenn dies nicht der Fall ist. Ich nehme mir meines und lasse dir deines. Ein ebenso zentrales Thema des Mittels ist Wahrheit und Lüge. Sie sagen die Wahrheit ohne Rücksicht darauf, wie sie von anderen aufgenommen wird, und nichts als die Wahrheit ist gut genug für sie. Allerdings kann man sich darüber streiten, was wahr ist – andere mögen ihre Wahrheit als Lüge betrachten und umgekehrt. Interessanterweise ist der Ort, an dem Misstrauen und Ängste der Pfauen ihren Höhepunkt erreichen, das Theater, wo die Auseinandersetzung mit Wahrheit und Lüge unvermeidbar ist.

Wie der Reiher und der Ibis schreitet der Pfau aufrecht und würdevoll daher. Das liegt daran, dass er sich von seiner Umgebung nicht berühren lässt. Ein solches Schreiten gilt als Zeichen des Hochmuts, des Stolzes und der Arroganz, ganz besonders beim Pfau. Es ist jedoch in den meisten Fällen keine echte Arroganz, sondern zeugt eher davon, dass er über solchen kleinlichen Belangen steht. Beim Pfau jedoch besteht immer die Möglichkeit, sich zu sehr von der Welt zu distanzieren, und dann kann auch Arroganz entstehen. Insbesondere kann sich daraus eine Selbstgerechtigkeit entwickeln, die zu einer arroganten Missachtung anderer Meinungen führt.

Die Empfindung des Schwebens ist stark ausgeprägt; sie tritt generalisiert, im Kopf und vor allem in den Gliedmaßen auf. Auch Taubheit, Lähmung, Kälte und Kribbeln sind vorhanden und ebenfalls am stärksten in den Gliedmaßen. Im Extremfall hat der Patient das Gefühl, keine Hände oder Füße zu haben. Manche nehmen bestimmte Dinge als form- und gestaltlos wahr. Das kann eine innerliche Wahrnehmung sein, ein Gefühl, als hätten die Därme keine Struktur, keine umrissene Form, oder auch eine allgemeine Wahrnehmung der äußeren Welt. Auch Träume, in denen die äußere Form nicht zum inneren Selbst passt, kommen vor.

Die Kopfhaut juckt, und man hat Angst, die Haare zu verlieren. In Analogie zu den Themen von Höhe und Tiefe finden sich Schwindel und Benommenheit mit Verschlimmerung beim Aufstehen und Hinlegen.

Besonders angegriffen sind die Augen mit Rötung, Schmerzen und Zuckungen. Man sieht Sterne, Wellen und Zickzacklinien und hat das Gefühl, blind zu werden.

Der Hals schmerzt scharf und stechend, wie von einem dünnen, langen Splitter, und man hat das seltsame Gefühl, als bilde sich im Hals ein Bellen.

Es bestehen ein Verlangen nach Obst und Erfrischungen und besonders eine generelle Verschlimmerung durch Alkohol. Auch

Fett und fettige Speisen verschlimmern. Der Patient hat Durst, doch seine Trinkmenge beeinflusst nicht die ausgeschiedene Harnmenge.

Vor allem nachmittags ist er sehr schläfrig. Es fällt ihm schwer, aufzuwachen und die Augen zu öffnen. Er will aufstehen, doch irgendeine Kraft drückt ihn nieder und hindert ihn am Aufwachen.

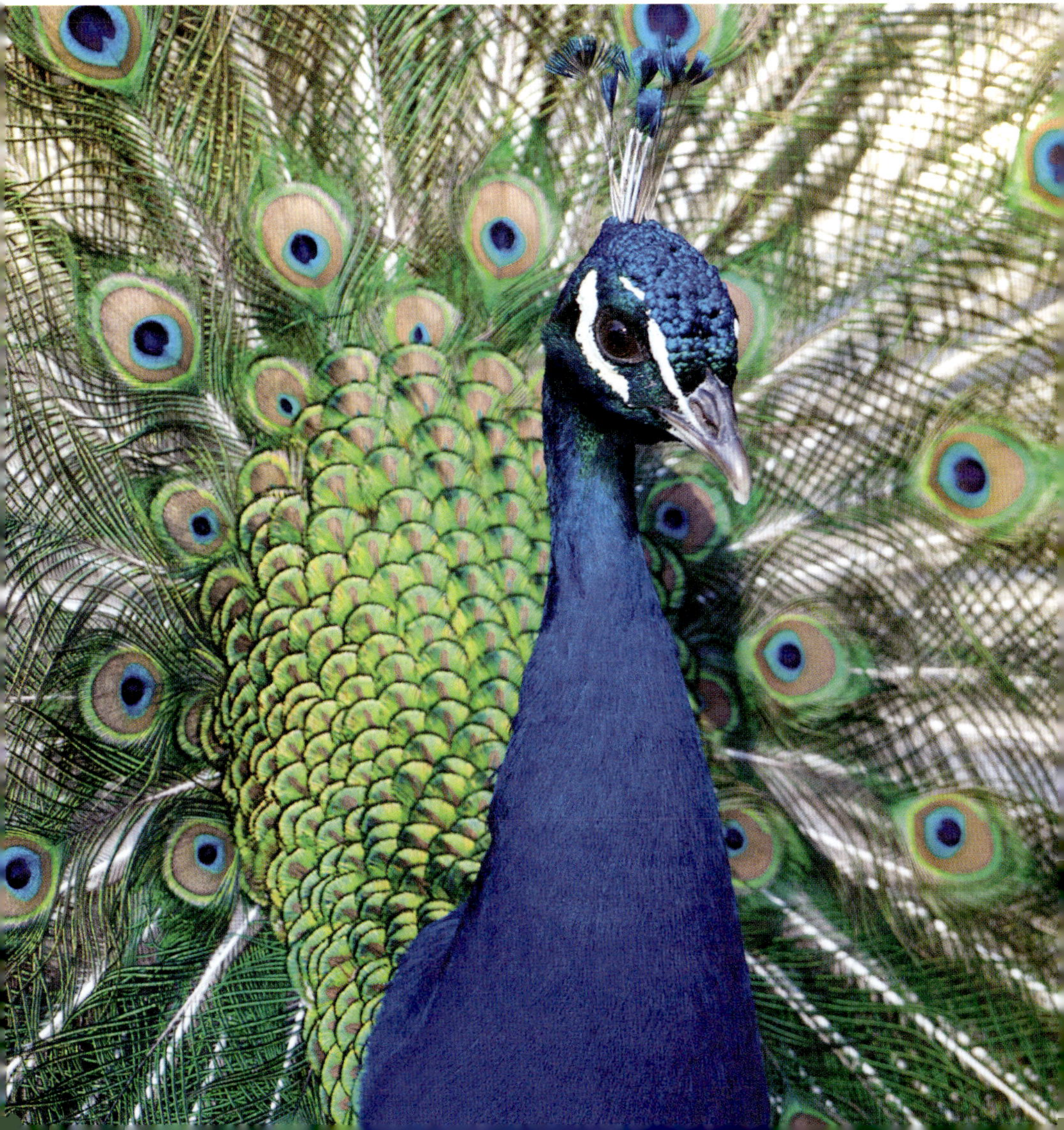

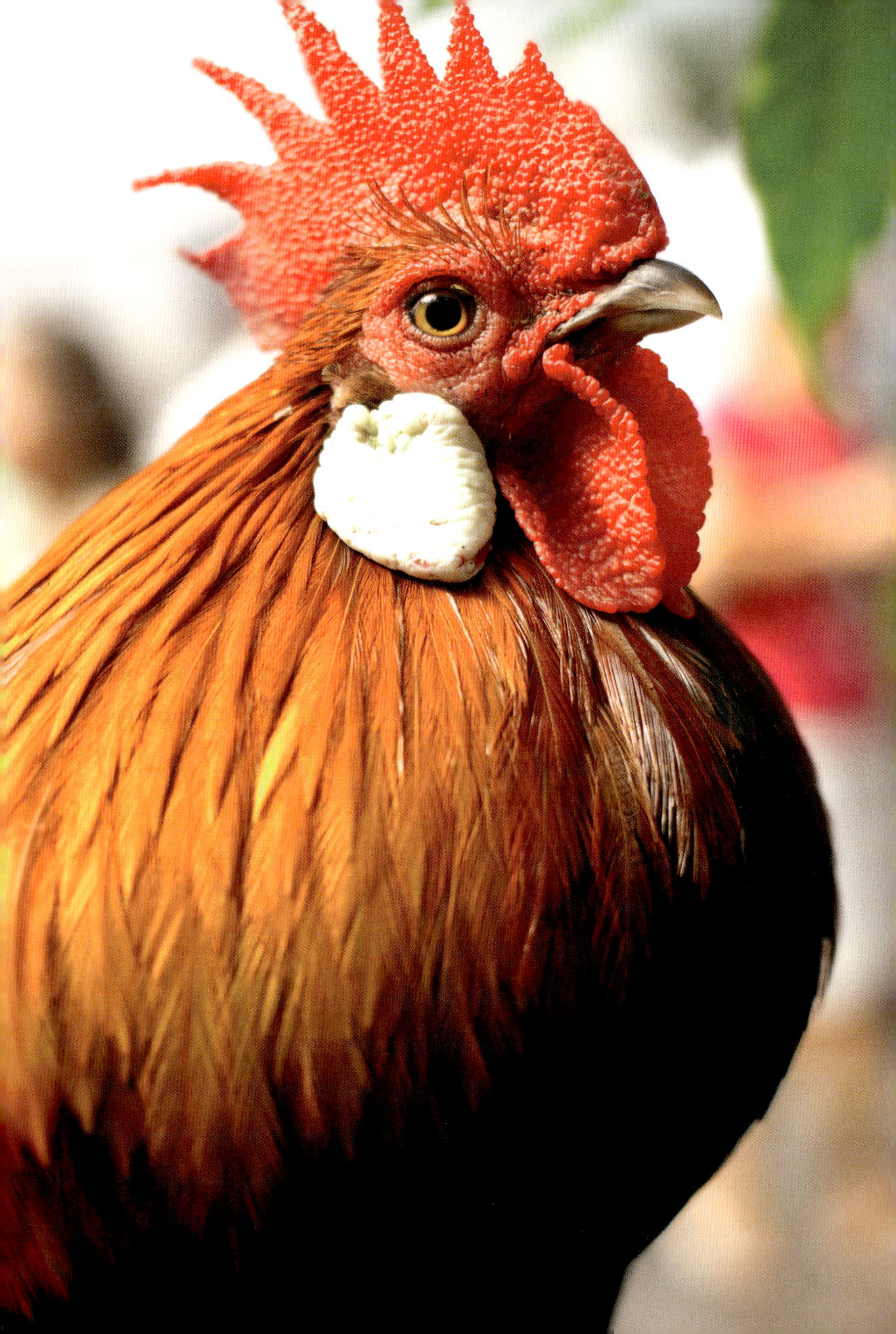

GALLUS GALLUS DOMESTICUS
Haushuhn

Das Huhn ist einer der wenigen Vögel, die schon seit längerer Zeit in der Materia medica zu finden sind. Geröstete Eierschalen (*Calcium ovi testae*) haben eine lange, wenngleich unbedeutende Tradition als eine Version von *Calcium*. Auf der Grundlage von Prüfungen an zwei Frauen führte Swan die Eihaut zwischen Schale und Eiklar als neues Mittel ein (*Ovi gallinae pellicula*). Diese beiden Mittel werden in der Literatur oft verwechselt. Seitdem wurden Meditations- und Triturationsprüfungen von Blut und Federn eines Hahns und einer Henne durchgeführt. Ich halte die verschiedenen Prüfungen nicht getrennt, sondern versuche, ein Gesamtbild der *Spezies* zu entwerfen. Wird das Mittelbild von einem Anflug von Calcium überlagert, dann dürfte *Calcium ovi testae* indiziert sein; ist es eher ein Anflug von *Lycopodium*, könnte das zur Verschreibung des Haushuhns führen. Ebenso könnte ein Symptom nach §153 (auffallend, sonderlich und charakteristisch) im allgemeinen Mittelbild dazu veranlassen, eine bestimmte Präparation vorzuziehen.

Es gibt mehr Haushühner auf der Welt als andere Vögel: Auf jeden Menschen entfallen drei bis vier Hühner. Fast jedes davon verbringt sein Leben in Gefangenschaft. Wenn die Vogelmittel unter Gefangenschaft und Unfreiheit leiden, dann erreicht das beim Haushuhn seinen Höhepunkt. Selbst die, die nicht in den Legebatterien der industriellen Landwirtschaft eingepfercht sind, sind in jahrhundertelanger Zähmung und Zucht gefangen und genauso unfähig, dem offenen Bauernhof zu entfliehen wie ihre eingesperrten Brüder.

Das Haushuhn wurde aus dem Bankivahuhn und dem Sonnerathuhn in Südostasien gezüchtet, die vermutlich vor mehr als 10 000 Jahren dort gezähmt wurden, wo heute Vietnam liegt.

Hühner können fliegen, wenn sie nicht übergewichtig sind, aber nur auf kurze Entfernungen – meist auf der Flucht vor einem Angreifer. Normalerweise leben sie fünf bis zehn Jahre – es wurden sogar schon mehr als 15 Jahre verzeichnet –, doch Fleischhühner werden oft schon nach sechs Wochen geschlachtet, und Legehennen überleben nur selten ein Jahr. Der Hahn zeigt ein ausgeprägtes Territorialverhalten und unterhält einen Harem von optimalerweise fünf oder sechs Hennen. Die Hennen haben eine klar festgelegte Hackordnung, die vorschreibt, wer das beste Futter und den besten Brutplatz bekommt. Die Hennen kümmern sich auch um die Jungen anderer Mitglieder ihrer Schar und brüten sie sogar aus. Sowohl der Hahn als auch die Hennen können bei der Verteidigung des Reviers bzw. der Aufrechterhaltung der Hackordnung aggressiv werden, und kämpfende Hähne sind extrem grausam. Das Haushuhn zeigt ein ähnlich martialisches Wesen wie die Enten und Gänse, jedoch eher in einer individuellen Ausprägung, wie bei den Kampfkünsten – im Gegensatz zur straff organisierten Rekrutierung zur Armee, wie bei den Wasservögeln.

Die kontrollierte und unterdrückte Lebensweise des Huhns hat eine Entsprechung zum Krebsmiasma, und *Gallus* ist, zusammen mit der Taube, wahrscheinlich das am stärksten kanzeröse Vogelmittel. Die Massentierhaltung der Batteriehühner treibt die Entfernung der Tiere aus ihrer natürlichen Umgebung und den Zwang, sich zum Vorteil anderer unnatürlich zu verhalten, bis zum Äußersten. Damit ein Tier ein solches Leben akzeptiert, muss es vollständig gebrochen werden. Es ist interessant, dass eines der ältesten Symptome von *Calc-o-t.* die Empfindung ist, sein Rücken sei gebrochen und wieder zusammengeflickt worden. *Calc-o-t.* wird schon lange bei der Krebsbehandlung, vornehmlich bei Krebs der weiblichen Fortpflanzungsorgane, und bei der palliativen Behandlung der von Krebs verursachten Leiden eingesetzt.

In gewisser Hinsicht bestehen bemerkenswerte Ähnlichkeiten zwischen Haushuhn und Pfau. Die generellen Mittelbilder weisen Ähnlichkeiten auf, die über die zu erwartenden Merkmale der Vogelmittel hinausgehen. Zu den gemeinsamen Wesenszügen gehören: Angst vor Mäusen und Ratten, Verschlimmerung durch Fett, starke Schläfrigkeit und eine Neigung zum Argwohn. Von einem ähnlichen Ausgangspunkt aus gehen sie jedoch entgegengesetzte Wege. Der Pfau wird von der Welt, durch die er sich bewegt, nicht vereinnahmt und erhält sich seine Integrität und Unabhängigkeit. Er geht mit erhobenem Haupt einher, weil er weiß, dass er von niemandem korrumpiert, eingesperrt oder missbraucht werden kann. Beim Huhn zeigt sich das genaue Gegenteil. Es hat sich hintergehen und einsperren lassen und muss nun ein bedeutungsloses Leben für den Profit anderer führen. Der Hahn stolziert umher und kräht, um seine Unzulänglichkeit und Unsicherheit zu verbergen.

Wenngleich auch der Pfau die Dichotomie zwischen Erde und Himmel in sich trägt, blickt er fest zum Himmel auf und beschäftigt sich so wenig wie möglich mit irdischen Angelegenheiten. Das Huhn ist der „raueren Seite des Lebens“ verhaftet. Der Pfau hat keine sexuellen Symptome, die beim Huhn allerdings äußerst wichtig sind, und obwohl wir nur von zwei Prüfern von *Ovi-g-p.* die vollständigen Symptome haben und alle anderen Prüfungssymptome aus Meditations- und Triturationsprüfungen stammen, liegen uns eine Menge spezifischer Symptome der weiblichen Fortpflanzungsorgane vor, die klinisch bestätigt wurden. Es finden sich verschiedenartige scharfe Schmerzen im linken Eierstock, Schmerzen in der Uterusregion und das Gefühl, als werde die Gebärmutter durch ein Gewicht nach unten gezogen, als sei sie zusammengerollt oder nach außen gestülpt. Es kamen schmerzhafte Auftreibungen des Abdomens und Presswehen vor, kribbelnde Schmerzen im Gebärmutterhals mit Abwärtsdrängen und ein Verlangen, die Schenkel zu spreizen. Manche Frauen haben das Gefühl, dass das Menstruationsblut schwallartig herausströme, was manchmal wirklich der Fall ist und manchmal nicht. Die Regelblutung tritt an jedem zweiten Tag auf. Die Brüste schmerzen und sind druckempfindlich. Vulva und Schamlippen jucken und brennen. Es findet sich sowohl milder als auch cremiger Ausfluss. Die Patientinnen ertragen den Druck der Kleidung nicht. Die Symptome verschlimmern sich vor den Menses und bessern sich mit deren Einsetzen, während andere Symptome während den Menses verschwinden. Man sieht deutlich, dass dieses Mittel viel von *Sepia* und *Lachesis* hat.

Die Schmerzen sitzen meistens im linken Eierstock, dem, der bei den Vögeln zum Wachstum neigt, während der rechte verkümmert. Legehennen werden durch Täuschung dazu gebracht, bis zu 300 Eier jährlich zu legen. In der Natur brüten sie jährlich nur etwa 20 Eier aus und kümmern sich um eine Gruppe von Küken, zu denen nicht nur ihre eigenen gehören, die sie füttern und beschützen helfen. Diese Wesenszüge zeigen sich im Arzneimittel als Gefühl, dass Mutterschaft ein Gefängnis sei, dass sie ihre Freiheit aufgeben musste, um Mutter zu sein. Sie hat Angst vor Verantwortung und das Gefühl, dass Verantwortung sie an die Erde binde.

Der Pfau fliegt weder weit noch hoch, doch er hat auch kein Bedürfnis danach und fühlt sich davon nicht eingeschränkt – er kann sich immerhin frei bewegen. Auch das Huhn kann weder weit noch hoch fliegen, doch es fühlt sich davon eingeschränkt und gefangen. Das zeigte sich in Träumen, in denen man nicht richtig abheben konnte. Wenn man im Traum doch fliegt, bekommt man es mit der Angst zu tun und kehrt rasch wieder auf den Boden zurück. Üblich sind Benommenheit, Höhenangst und Angst vor schmalen

Brücken und vor Treppen. Auch das steht wieder im Kontrast zum Pfau, der sich in der Luft ruhig und wohl fühlt.

Was das Huhn am stärksten einschränkt und abstumpft, ist Routine. Die tägliche Routine bietet Sicherheit und Geborgenheit, und alles andere wird als Bedrohung empfunden. Diese Menschen haben Angst vor allem Neuen und allem Bedeutsamen und gehen deshalb nur ihrer täglichen Routine nach. Sie bewegen sich auf immer denselben ausgefahrenen Gleisen und spüren, wie einschränkend das ist, und doch sind sie nicht bereit, eine Abweichung auch nur in Erwägung zu ziehen. Ihre Kommunikation besteht nur aus oberflächlichem und bedeutungslosem Geschwätz, ohne jede Substanz. Sie reagieren reizbar und ungeduldig auf Banalitäten und wollen sich gar keine Zeit zum Nachdenken nehmen. Der kleinsten Einzelheit widmen sie akribisch ihre Aufmerksamkeit, fürchten jedoch einen Blick aufs große Ganze. Alles andere verwirrt sie. Hier, wie in vielen anderen Aspekten, stehen sie im Widerspruch zum üblichen Mittelbild der Vögel. Berichten zufolge haben sich bei der Prüfung der Trituration auf der Ebene der C4 keine Symptome gezeigt. Es ist ein Mittel ohne höheren Sinn.

Dafür kam bei diesem Mittel die Idee „Man ist, was man isst" durch, die eigentlich zu den Insekten gehört. Man hat nicht die Aufgabe zu unterscheiden und kann nichts bewegen. Es ist, wie es ist.

Das führt schließlich zu völliger Langeweile. Diese Menschen haben keine Selbstachtung und kein Selbstwertgefühl. Sie können nichts ändern und sind in einer Welt gefangen, die sich ihrem Einfluss entzieht. Das Endergebnis ist ein Gefühl der Hilflosigkeit und irgendwann die totale Verzweiflung. Die Aussage, selbst das Paradies sei so langweilig wie die tägliche Routine, fasst die Totalität dieser Verzweiflung zusammen. Diese tiefe Traurigkeit und Melancholie verschlimmert sich oft um die Zeit der Menses herum.

Sie brauchen die Geborgenheit der Gruppe. Sie sind besonders verletzbar. Sie haben Angst vor Hunger, vor Unfällen und Katastrophen. Sie glauben, jemanden zu brauchen, der sie versorgt und sich um sie kümmert. Es fehlt ihnen an Unabhängigkeit, denn sie empfinden sich nicht als Individuen. Ohne die Gruppe könnten sie nicht überleben. Sie haben große Angst, von der Gruppe zurückgewiesen und ausgestoßen zu werden. Es besteht die Angst, sich herauszuheben und aufzufallen.

Es ist das argwöhnischste aller Vogelmittel. Man fühlt sich schmutzig und glaubt, andere würden auf einem herumhacken und einen kratzen. Alle reden über einen. Man hat Angst, die Leute könnten einen für dumm oder zurückgeblieben halten. Man fühlt sich verurteilt und missbraucht. Überall wimmelt es von Spionen, vor denen man sich verstecken muss. Neid ist giftig.

Es ist ein feiges Mittel, das sich inkompetent fühlt, und wie all diese Mittel kompensiert es das zuweilen mit falschem Selbstvertrauen. Das sind dann die Angeber und Prahlhänse. Sie schwadronieren und tyrannisieren andere aus einem Mangel an wirklicher Macht heraus. Sexuelle Zurschaustellung mit starker Eifersucht. Sie können wütend werden, sind oftmals aber unfähig, das zu zeigen. Auf der anderen Seite gehen sie in die Defensive und können sehr aggressiv werden und sich in Kämpfe verwickeln lassen.

Gallus-Patienten sind naiv und lassen sich leicht übers Ohr hauen. Sie sind unentschlossen und können nicht selbstständig denken. Sie lassen sich von Gruppenaktivitäten mitreißen, ohne zu wissen, ob es gut oder schlecht, richtig oder falsch ist, was sie da tun.

Die Symptome kommen und gehen meistens plötzlich. Es gibt „Verbrühungssymptome“: das Gefühl, sich die Kehle verbrüht zu haben, oder der Harn verbrüht die Schamlippen. Beim Husten oder Niesen kann es zu Harninkontinenz kommen, möglich ist auch Bettnässen. Etliche Symptome betreffen Rektum und Stuhl, vor allem hellrote Blutungen nach dem Stuhlgang, aber auch nach Erschütterungen beim Straßenbahnfahren. Die Drüsen sind oft schmerzlos geschwollen. Die Sinne sind geschärft, jedoch nicht mehr als bei anderen Vögeln. Auf Herz und Brust liegt ein Druck, und es besteht eine generelle Schwere, besonders in den Beinen, die oft sehr weh tun und nachzugeben scheinen. Neben dem Gefühl, der Rücken sei gebrochen, gibt es noch eine Reihe weiterer Rückensymptome. Die meisten betreffen die Sakralregion mit Schmerzen, Druck und Wärme, die sich häufig ins Gesäß und in die Oberschenkel erstrecken. *Calc-o-t.* ist sowohl als *Calcium*-Mittel als auch als Vogelmittel am besten bei Warzen angezeigt. Und zu jeder Tageszeit kann eine starke, oft überwältigende Schläfrigkeit auftreten.

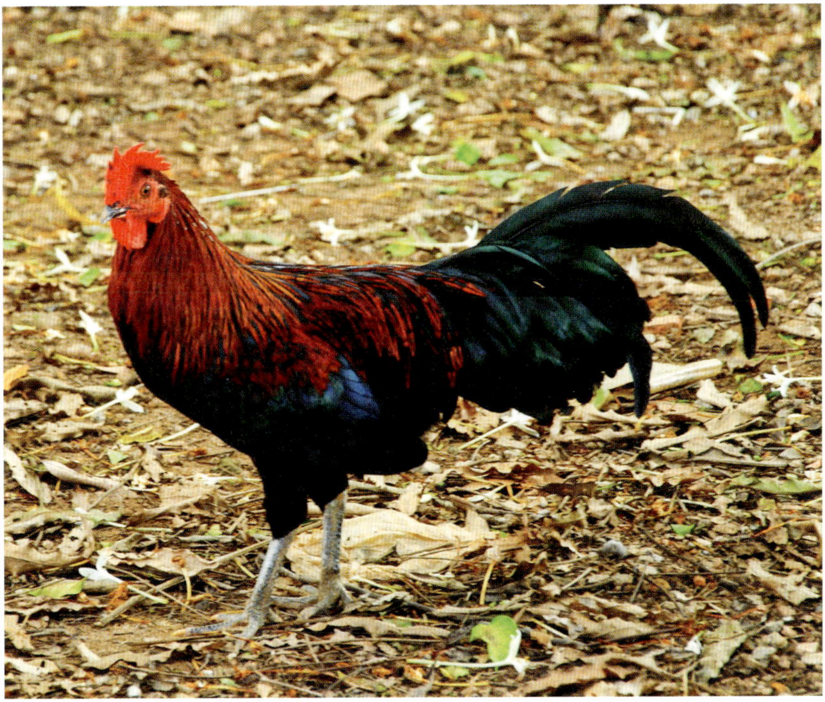

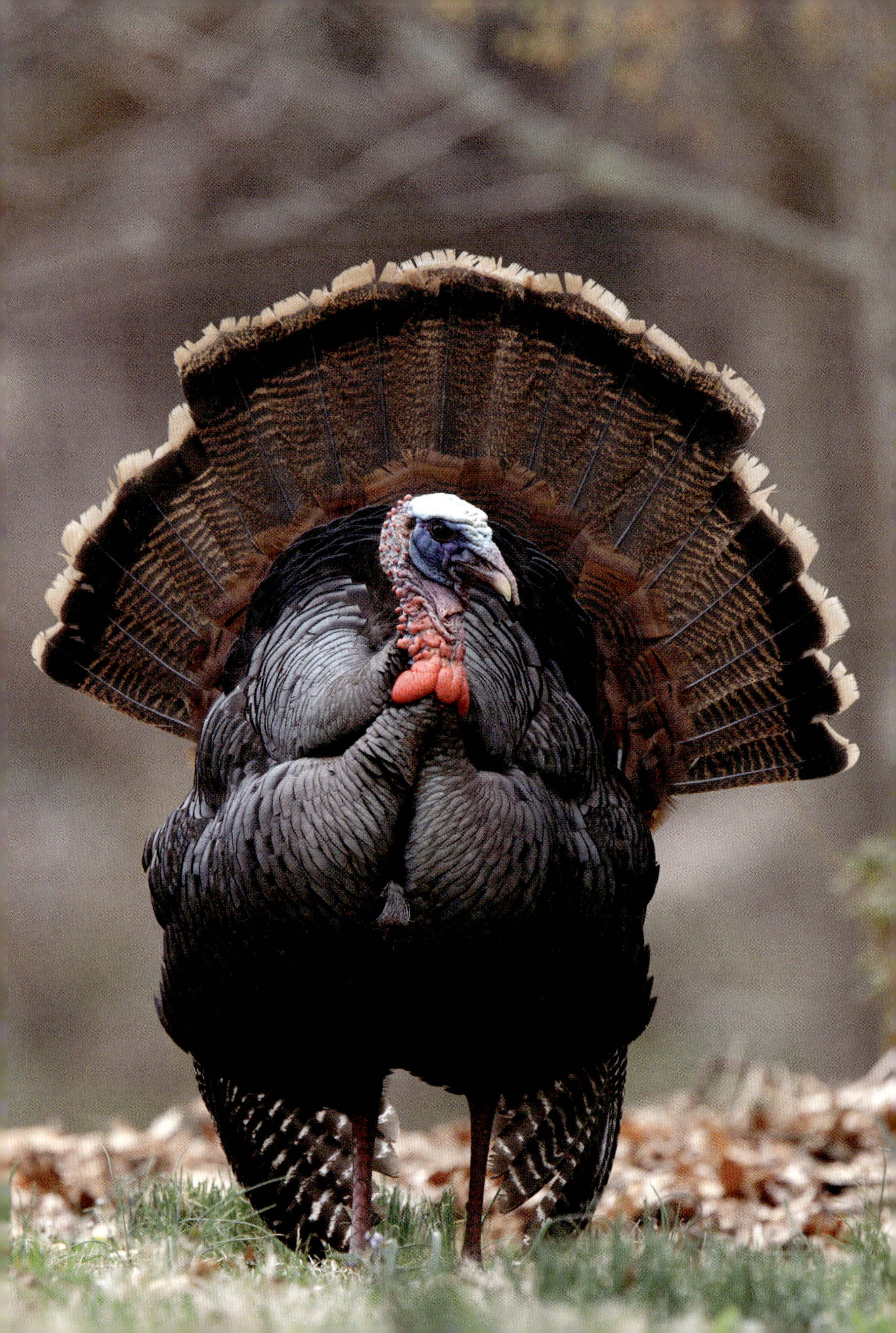

MELEAGRIS GALLOPAVO
Truthuhn

Es gibt etliche Unterarten des Truthuhns. Die, über deren homöopathischen Gebrauch uns Berichte vorliegen, ist das Rio-Grande Truthuhn, *Meleagris g. intermedia*. Das Truthuhn wurde ebenfalls domestiziert und ist in den angelsächsischen Ländern die Hauptspeise beim Weihnachts- und beim Thanksgiving-Essen. Der domestizierte Vogel liefert viel Fleisch und ist leicht zu halten und zu ernähren. Domestiziert wurde er von den präkolumbianischen Kulturen in Amerika, und schon bald nach der Entdeckung der Neuen Welt wurde er auch in die Alte eingeführt.

Der wilde Vogel ist ebenso intelligent, gewitzt und lebhaft, wie der domestizierte dumm und schwerfällig ist. Die Männchen leben polygam mit bis zu fünf Weibchen zusammen. Die Putenküken sind Nestflüchter, die das Nest innerhalb eines Tages nach dem Schlüpfen verlassen. Truthühner suchen am Boden nach Futter und bevorzugen harte Baumfrüchte wie Eicheln und Nüsse, fressen aber auch Beeren, Wurzeln und Insekten, und manchmal sogar kleine Eidechsen und Amphibien. Ihr Futtersuchverhalten ähnelt stark dem der Schweine.

Das Mittel wurde noch nicht geprüft, doch Doug Brown hat einen Fall publiziert, der einige Hinweise gibt, wie es von anderen Vogelmitteln unterschieden werden könnte.

Das größte Problem in diesem Fall waren unerträgliche seelische und physische Schmerzen, als sei man in der Hölle, und eine vollständige Betäubung als Reaktion auf diese Schmerzen. Die Patientin war zuerst mit *Morphinum* behandelt worden, und es besteht eine deutliche Beziehung dieses Mittels zu Heroin, Morphium und Opium. Man beobachtet die nicht nachlassenden Schmerzen anderer, während sie durch unangemessene Behandlung weiter geschädigt werden.

Erwähnt wurden Überreizung, Überempfindlichkeit und Überlastung. Sie hatte das Gefühl, durch Überreizung regelrecht aus ihrem Körper hinausgejagt zu werden. Als Reaktion darauf hatte sie jahrelang unter Drogenmissbrauch und Essstörungen gelitten. Sie beschrieb sich selbst als voll und übervoll. Ihre Krankengeschichte beinhaltete auch eigene und fremde emotionale Manipulation.

Sie hatte ein Problem mit ihrer Erdung. Ihre Geistesabwesenheit hatte sie abheben lassen, und nun schwebte sie irgendwo hoch oben und rang nach Luft. Weitere Themen betrafen Wildheit und Zähmung und führten ebenfalls zum Gefühl, nach Luft ringen zu müssen.

Abgesehen von den Schmerzen, konzentrierten sich die wichtigsten körperlichen Symptome auf die Nieren.

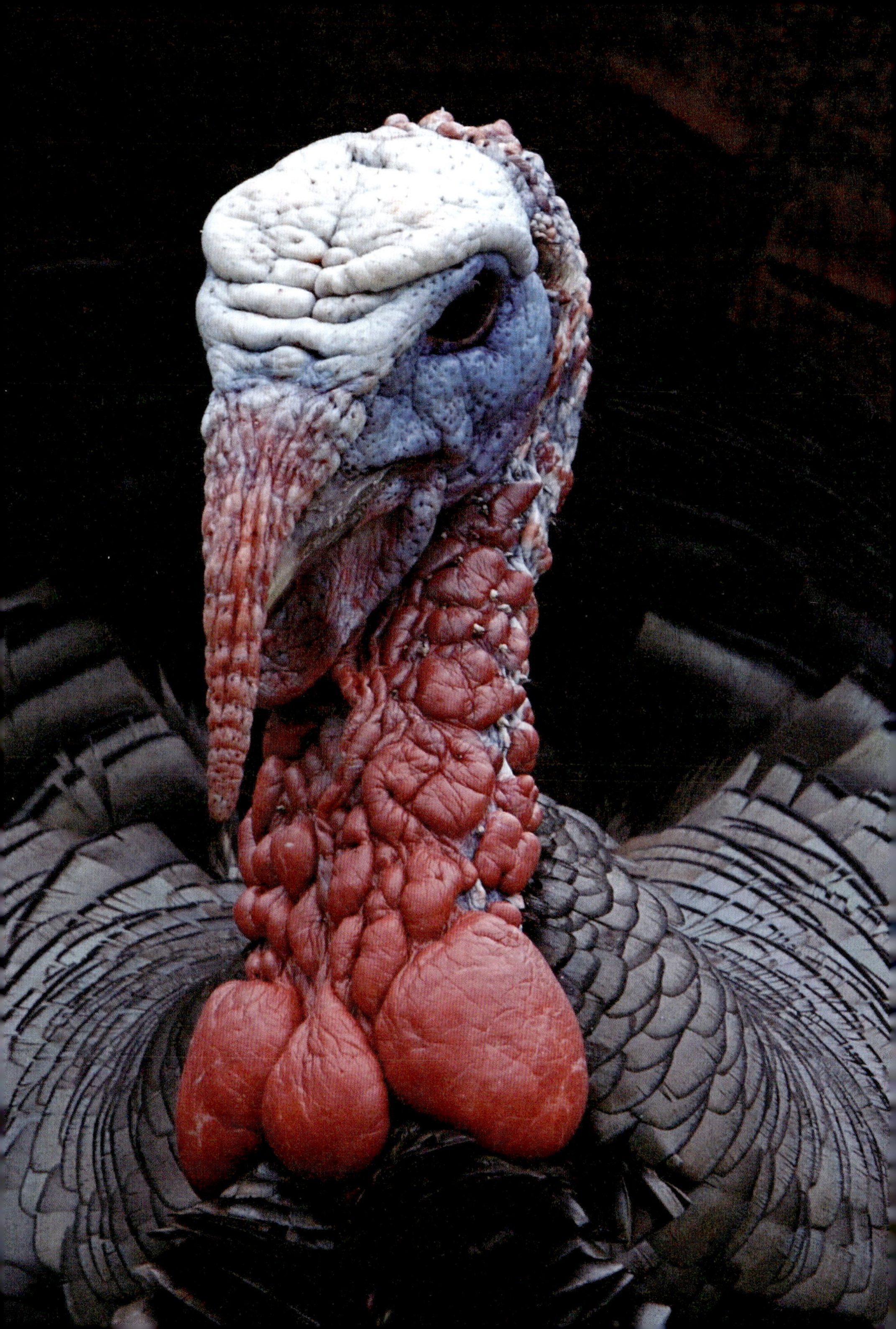

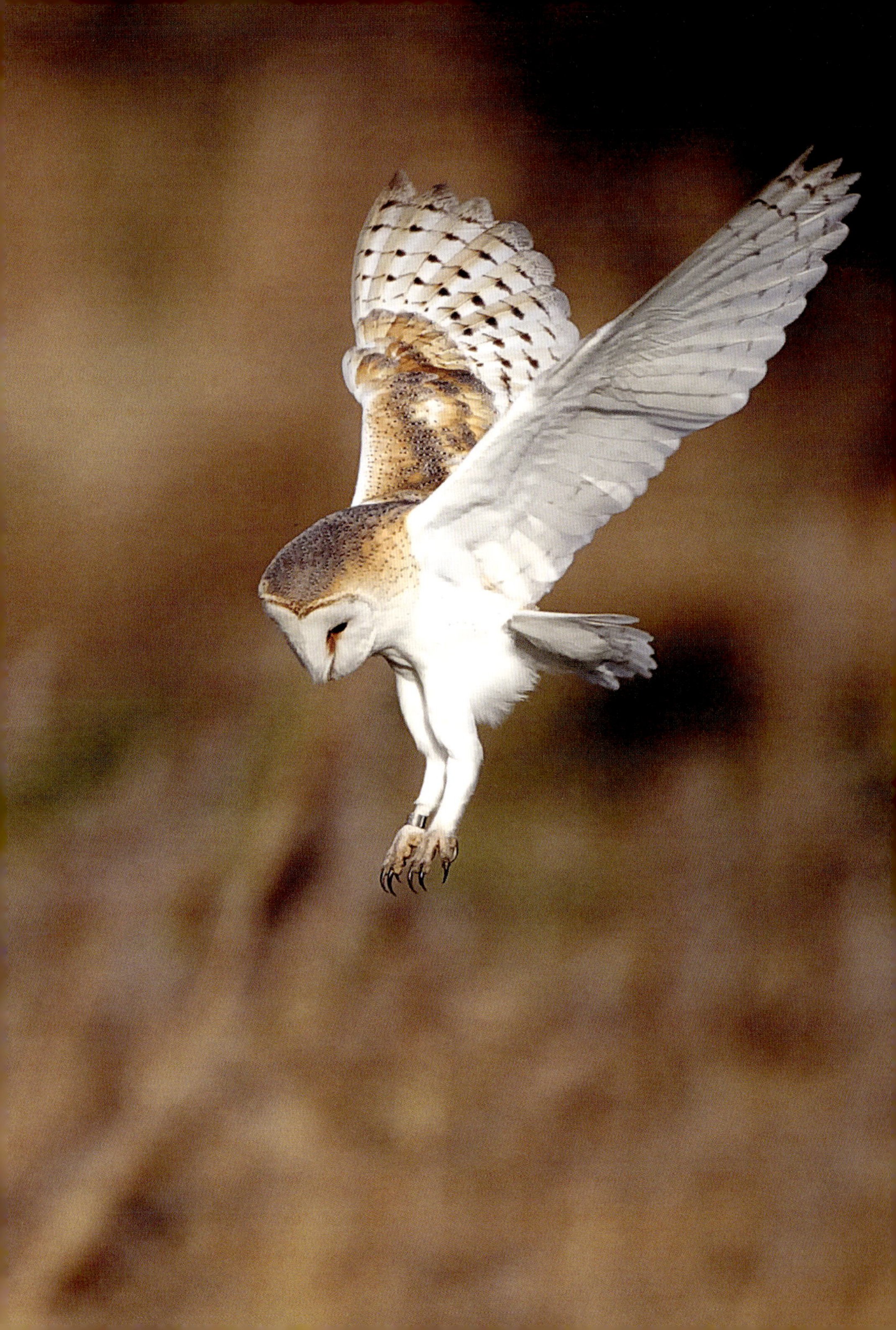

NEOAVES

Die Neoaves sind die umfangreichere und weiter entwickelte der zwei Großgruppen der Neukiefervögel. Ihr gehören alle Vögel außer den nicht flugfähigen (Strauße, Kiwis usw.), den Steißhühnern und den Hühner- und Gänsevögeln an. Der Unterschied, der sofort ins Auge fällt, ist, dass diese Vögel sich nicht auf die gleiche Weise domestizieren lassen wie die Hühner- und Gänsevögel. Abgesehen von einigen Taubenvögeln, die halbdomestiziert in ihren Taubenschlägen leben, können die Neoaves zwar gefangen und dazu gebracht werden, mit den Menschen zusammenzuleben, doch ihre Wildheit werden sie nie aufgeben. Ihr Freiheitsdrang ist viel ausgeprägter und entschlossener, und sie zeigen meistens auch die höhere Intelligenz.

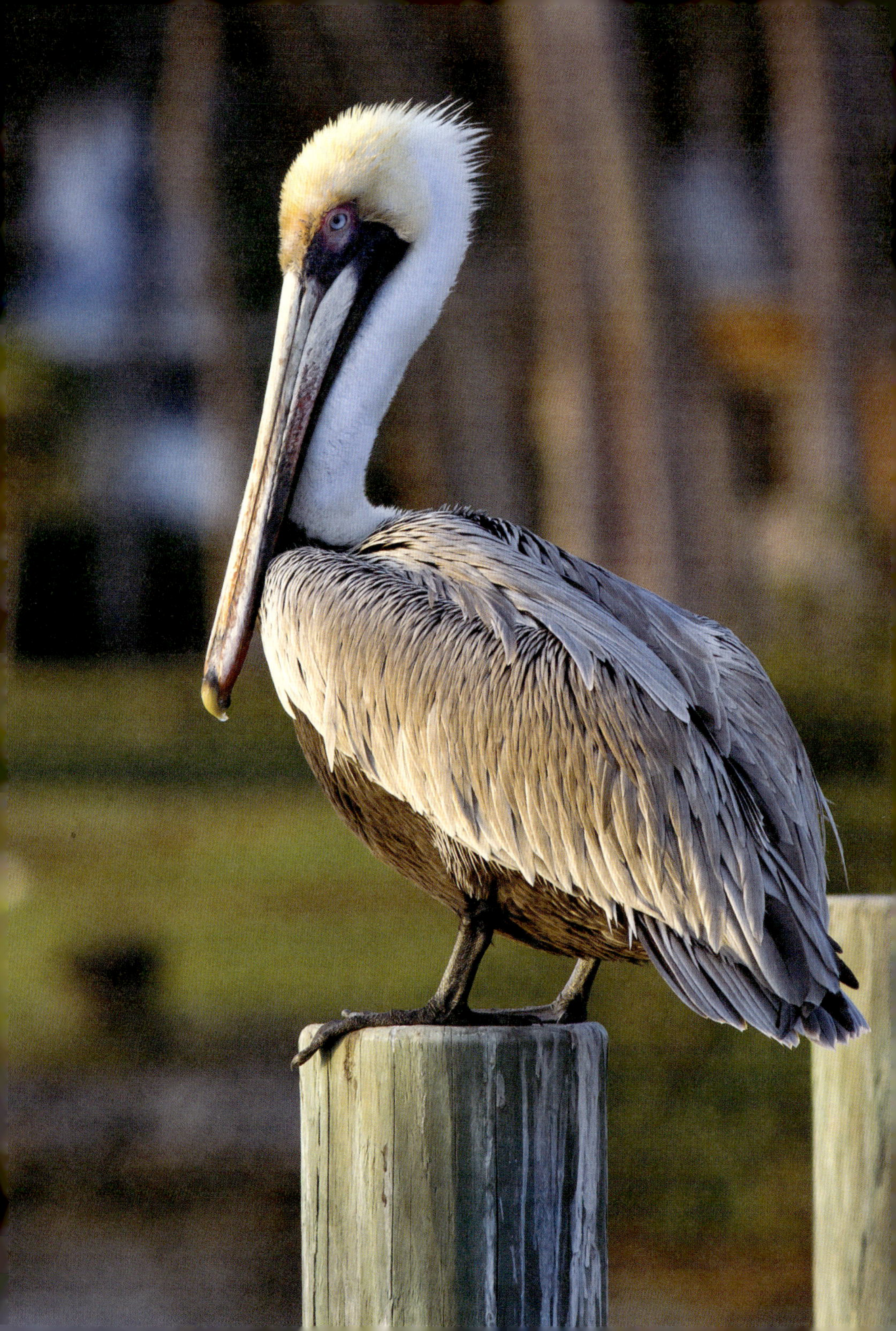

PELECANIFORMES – RUDERFÜßER

PELECANUS OCCIDENTALIS
Braunpelikan

Der Braunpelikan lebt an den Küsten Amerikas, von British Columbia bis Peru und von Virginia bis zur Amazonasmündung. Er lebt ausschließlich am Meer, während andere Pelikane Süßwasserstandorte bevorzugen. Er ist kein Zugvogel, doch manche Gruppen ziehen im Sommer in kühlere Gebiete und kehren im Winter in wärmere Gewässer zurück. Der Braunpelikan lebt und brütet in Kolonien. Man kann häufig eine Gruppe Pelikane beobachten, die in einer Linie sehr dicht über dem Wasser fliegt. Sie stoßen plötzlich aus der Höhe ins Wasser nieder, um einen Fisch zusammen mit einer Menge Wasser in ihren riesigen Schnabel aufzunehmen. Bevor sie den Fisch hinunterschlucken, tauchen sie auf und lassen das Wasser aus dem Schnabel ab. Trotz ihrer Schwimmhäute an den Füßen sind sie an das Leben in Bäumen angepasst. Sie bauen große, unordentliche Nester aus Zweigen in Bäumen und Sträuchern und nur ganz selten auf dem Boden. Als Brutort bevorzugen sie Inseln. Sie brüten im Durchschnitt drei Eier aus, indem sie diese mit ihren Füßen bedecken, anstatt auf ihnen zu sitzen. Die Ernährung mit Küstenfischen, die viele Toxine enthalten, macht die Pelikane besonders anfällig für Vergiftungen mit DDT, das die Eierschalen schwächt, die dann zerbrechen, wenn der Vogel brütend auf den Eiern steht. In der jüngeren Vergangenheit war der Pelikan deshalb ernsthaft gefährdet, doch inzwischen haben die Bestände sich wieder erholt, und er wird nicht mehr als gefährdet eingestuft. Die Jungvögel werden acht bis zehn Monate lang von ihren Eltern versorgt. Die normale

Lebenserwartung beträgt etwa 30 Jahre. Laut der frühchristlichen Ikonographie hacken die Eltern sich die eigene Brust auf und nähren ihre Jungen mit dem eigenen Blut. So wurde der Pelikan zur Ikone elterlicher Aufopferung.

Das Mittel wurde von Jonathan Shore in einer Trituration und einer Standardprüfung geprüft.

Die Ruderfüßer stehen den Gänse- und Hühnervögeln näher als andere Neoaves, und das Mittel offenbart einen interessanten Übergang zwischen den Gänse- und Hühnervögeln und dem nächsten Taxon der Schreitvögel. So finden wir beim Pelikan das Gefühl, beurteilt und kritisiert zu werden. Er fühlt sich jedoch nicht, wie viele Gänse- und Hühnervögel, für sein Aussehen oder seinen Charakter verurteilt, sondern für sein Tun und ganz besonders für seine Fehler. Alles muss perfekt getan werden, doch es besteht eine erhebliche Verwirrung darüber, was Perfektion eigentlich bedeutet. Was ist richtig? Die Verwirrung ist weitgehend generalisiert und bezieht sich insbesondere auf die Zeit, doch die Verwirrung über das rechte Tun beeinträchtigt sie am meisten. Sie haben den Eindruck, nicht zu wissen wie man sich in der Welt bewegt. Weil sie nicht in der Lage sind zu tun, was sie glauben tun zu müssen, fühlen sie sich für alles verantwortlich, was schief läuft, und für alle schrecklichen Ereignisse. Sobald sie versuchen, vernünftig und sorgfältig vorzugehen, nimmt ihre Verwirrung nur noch zu und sie machen erst recht Fehler und fühlen sich verurteilt. Sie sind um peinliche Genauigkeit bemüht, die sich jedoch oft als kontraproduktiv erweist. Wenn sie sich in Details verzetteln, machen sie Fehler, bekommen es nicht hin und setzen sich damit der Kritik aus.

Anders als das Huhn, das sich ähnlich fühlt, sind sie jedoch in der Lage, sich zu erheben und die Trivialitäten hinter sich zu lassen, sobald sie ihren Instinkten und vor allem ihrer Integrität folgen.

Nachdenken und Aufmerksamkeit fürs Detail führen zu falschen Entscheidungen, doch wenn sie sich auf ihren Instinkt verlassen und ihrem eigenen Urteil vertrauen, hilft ihnen das, sich richtig zu entscheiden.

Perfektion und Reinheit waren die beiden wichtigsten Themen für die Prüfer. Sie werden zur Ursache von Stress, weil sie in einer imperfekten und schmutzigen Welt nicht zu verwirklichen sind. Wenn man etwas nicht perfekt macht oder es auf eine Weise tut, die man als unrein bezeichnen könnte, kann man sehr viel falsch machen, was wiederum anderen Menschen oder gar der ganzen Welt schadet. Das kann dann auch Kritik und Verurteilung nach sich ziehen. Es gab eine entsprechende Wahrnehmung, die internalisiert und als Angst vor Krankheit, und speziell vor Krebs, ausgedrückt wurde.

Trotz allem bestand gleichzeitig ein Gefühl der Reinheit und Perfektion, und das war eine positive und wirksame Bestätigung.

Es finden sich die bei den Vögeln verbreiteten Gefühle des inneren Friedens und der Gelassenheit, aber auch die sonderlicheren Gefühle, zufrieden zu sein und geschätzt zu werden. Bezeichnend für dieses Mittel ist eine starke Dankbarkeit.

Wie alle Wasservögel hat der Pelikan Probleme mit der Fortbewegung. Obwohl es ihm leichter fällt aufzusteigen, war das Thema des Loslassens in der Prüfung sehr stark vertreten. Das geschah oft im positiven Sinne: Die Prüfer konnten Vergangenes loslassen, vor allem vergangene Wertungen, die sie zurückgehalten hatten. Sie sprachen von der Befreiung von Altlasten und davon, den Schmerz ihrer Mutter zu spüren und sich von ihm zu lösen. Im Kontrast dazu stand ein deutliches Bild von einem Mühlstein und dem Gefühl, nicht loslassen zu können. Die Unfähigkeit, vergangene Fehler, Kritiken und Wertungen hinter sich zu lassen, ist ein wichtiger Teil des Mittelbildes.

Auch hier wird, wie bei vielen Gänse- und Hühnervögeln, der Gruppe eine große Bedeutung beigemessen. Die Gänse- und

Hühnervögel brauchen die Gruppe, weil sie ihrem Dasein Substanz und Sicherheit verleiht – die Gruppenbindung des Pelikans hingegen ist viel ambivalenter. Er hat einen starken Drang, einer Gruppe anzugehören und sich in ein größeres Ganzes einzufügen. Diese Strategie erweist sich für den Pelikan jedoch nicht in jedem Fall als erfolgreich. Wenn man seinen persönlichen Willen der Gruppe unterstellt, macht man leichter Fehler und wird in der Folge verurteilt. Die einzig erfolgreiche und auch funktionierende Strategie für den Pelikan besteht in der Zugehörigkeit zu einer Gruppe, ohne sich selbst aufgeben und an den Gruppenaktivitäten beteiligen zu müssen. Er zeigt Gemeinschaftssinn und insbesondere das Gefühl, Wissen zu teilen, eine Art Geheimwissen, das der Gruppe eigen ist. Das ist etwas Starkes und Wertvolles und manifestiert sich bestenfalls als echte Freundschaft, doch echten Selbstwert findet der Pelikan nur in Unabhängigkeit und Autonomie.

Der Hang zum Militärischen, der den Gänse- und Hühnervögeln und den Wasservögeln gemeinsam ist, findet sich auch beim Pelikan, doch auch er fühlt sich nicht ganz richtig an. Disziplin bedeutet Freiheit, doch es muss eine innere Disziplin sein, die nicht im Widerspruch zur persönlichen Integrität steht. In der Prüfung zeigte sich ziemlich deutlich, dass man lieber Herrscher als Beherrschter sein möchte. Das Mittel beinhaltet einen Konflikt zwischen Disziplin und Gehorsam, welche das Richtige zu sein scheinen, und dem Instinkt, die Führung zu übernehmen. Dieser Konflikt entspricht jenem zwischen dem impulsiven Drang zur Vernunft und Genauigkeit und dem instinktiven Vorgehen, welches für den Patienten der einzig gangbare Weg ist.

Ein weiteres Beispiel dafür ist die Kommunikation. Für den Pelikan lassen sich Gefühle nicht mit Worten ausdrücken, und er hat eine feine Wahrnehmung für nonverbale Kommunikation. Die richtige und vorgeblich normale Vorgehensweise, die verbale Interaktion, funktioniert für ihn nicht, während es ihm eine weniger greifbare, instinktivere Vorgehensweise ermöglicht, das Gesagte besser zu verstehen.

Es gibt ein Gefühl des Getrenntseins, das allen Vögeln gemein ist. Das ist eine Trennung von der realen Welt und vor allem die Unfähigkeit, sich mit anderen Menschen zu verbinden, eine tiefe Einsamkeit. So verwirrt, wie der Pelikan ist, und nicht weiß, wie er sich in der Welt bewegen soll, so unfähig ist er auch, Kontakt herzustellen, weil er verwirrt ist und nicht weiß, wie er das tun soll. Obwohl er diesen Kontakt braucht, kann er ihn nicht finden.

Das Getrenntsein betrifft auch die weltlichen Vorgänge. Die Prüfer hatten den Eindruck, Zeugen von Dramen zu werden, ohne daran beteiligt zu sein. Sie reagierten nicht auf äußere Vorgänge. Begleitet wurde das von der Angst, für ihre Gefühllosigkeit verurteilt oder kritisiert zu werden. Während der Prüfung fanden gerade die Terroranschläge vom 11. September 2001 statt, was diesen Aspekt des Mittelbildes besonders heraushob.

Pelecanus lacht sehr gern, ist gern albern und erzählt Witze. Die Verspieltheit der Vögel findet ihren stärksten Ausdruck in ihrer Lust zu singen. Ein Prüfer beschrieb das als eine himmlische Sangesfreudigkeit. Besonderes Vergnügen findet man an Rhythmen und Reimen. Man hat das Gefühl, den Rhythmus genau zur richtigen Zeit wechseln zu können. Ein ähnliches Gefühl betrifft die Fähigkeit, sich der Gruppe anschließen und sie wieder verlassen zu können. Diese Hin- und Herbewegung ähnelt der von *Cygnus bewickii*. Beim Pelikan drückt sich das auch körperlich aus, beispielsweise in den Augen, die ihren Fokus von scharf auf unscharf umstellen können, oder in der Temperatur, die zwischen heiß und kalt fluktuieren kann.

Das Mittel zeigt die übliche Liebe der Vögel zur Natur, zu Tieren und zum Wasser. Diese Menschen haben eine spirituelle Verbindung zur Natur, sie fühlen sich mit allem eins. Sie arbeiten lieber draußen als drinnen. Die stärkste Affinität verspüren sie zum Meer und zur Salzluft. Sie will dringend nach draußen und die kalte, feuchte Luft auf ihrem Gesicht spüren. Wasser ist auch ein Reinigungs- und Verjüngungsmittel, das sie dem Zustand der Reinheit näher bringt, der für sie so wichtig ist. Es geht ihnen auch besser durch körperliche Bewegung, und wie viele Hühner- und Gänsevögel haben sie ein Bedürfnis zu rennen.

Das Mittel hat eine besondere Affinität zur Nase, mit Nasenbluten und Verstopfung, und eine enorme Sensibilität für Gerüche, insbesondere chemische oder unnatürliche Gerüche, die als entsetzlicher Gestank empfunden werden, während es natürliche Düfte liebt. Es findet sich auch Brandgeruch.

Das Gesicht ist abgespannt, mit tief liegenden Augen. Es fühlt sich an, als seien die Augen weit aufgerissen, und es kommen scharfe, nadelartige Schmerzen vor. Der Kiefer fühlt sich locker an, er schmerzt und zittert.

Pelecanus hat heftige Zahnschmerzen und das Gefühl, die Zähne würden weich und Geräusche würden an den Zähnen kratzen. Der Appetit ist gesteigert, mit einem besonderen Verlangen nach festen, proteinhaltigen Speisen und nach salzigen Speisen und Fisch.

Brustschmerzen sind stark und beängstigend. Schmerzen sind grundsätzlich scharf und heftig. Es besteht das Bedürfnis, den Nacken zu dehnen, und die Beine finden keine Ruhe.

CICONIIFORMES – SCHREITVÖGEL

Die Schreitvögel sind eine große Gruppe langbeiniger Stelzvögel. Es besteht noch viel Uneinigkeit darüber, welche Vögel genau zu dieser Gruppe gehören. Wenn verschiedene Tierfamilien eine ähnliche Morphologie aufweisen, muss das nicht zwangsläufig auf gemeinsame Vorfahren hinweisen, sondern könnte auch das Resultat einer konvergenten Evolution sein. Einige Systematiker ordnen dieser Gruppe nur die Störche zu, und die Reiher und Ibisse den Ruderfüßern. Andere behaupten, die Neuweltgeier, die Kondore und Truthahngeier seien den Schreitvögeln zuzuordnen.

Die beiden Mittel, die wir haben, weisen sicherlich einige Gemeinsamkeiten auf und können zusammen betrachtet werden. Ob ein Storchenmittel zu ihnen passen würde, ist nicht bekannt.

Das gemeinsame Hauptmerkmal ist die Fähigkeit der Vögel, durchs Wasser zu schreiten, ohne eine Kräuselung zu verursachen. Beide Mittel haben eine Methode gefunden, durchs Leben zu gehen, ohne Störungen in ihrer Umgebung zu verursachen oder davon gestört zu werden.

Damit tun sie in mancherlei Hinsicht dasselbe wie der Pfau, aber der Pfau ist ein Landvogel und daher an Geld und Macht interessiert, während die Schreitvögel Wasservögel sind und sich daher mehr für ihr emotionales Umfeld interessieren.

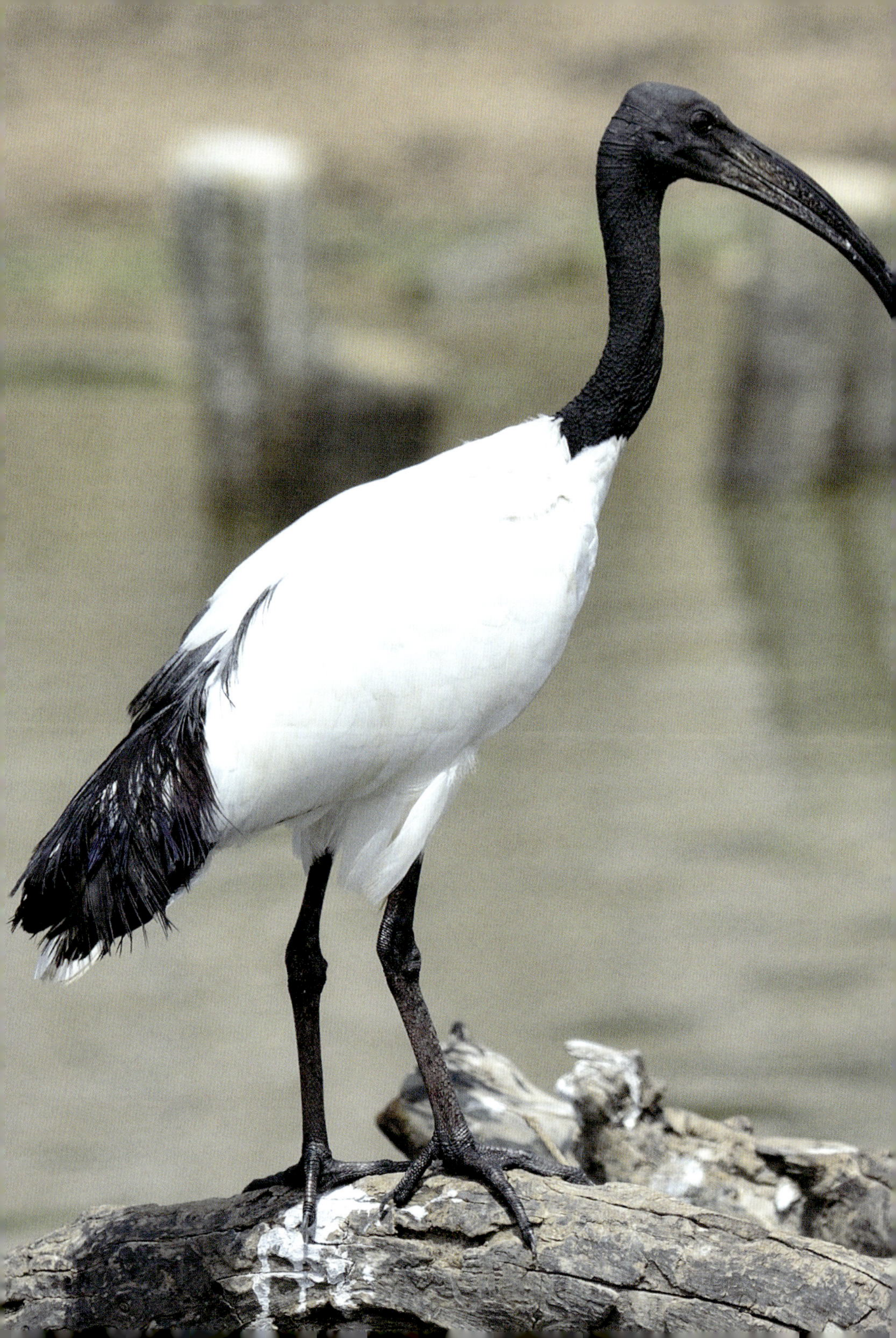

THRESKIORNIS AETHIOPICUS
Heiliger Ibis

Der Heilige Ibis ist ein Wasservogel, der in Ostafrika und Teilen des Mittleren Ostens lebt. Er wurde nach Südeuropa eingeführt, wo er gedieh, und nach Florida. Er lebt in Feuchtgebieten und Watten und ernährt sich von Reptilien und Amphibien, Fischen, Kleinsäugern und Insekten. Er nistet in Kolonien und baut Zweignester in großen Bäumen, wobei er Affenbrotbäume bevorzugt.

Nach dem Falken war der Ibis der zweitwichtigste Vogel in der ägyptischen Mythologie. Thot, der Gott der Weisheit, hatte den Kopf eines Ibis. Er war eine Mondgottheit und wurde später von den Griechen mit Hermes gleichgesetzt, woraus die okkulte und alchemische Gestalt des Hermes Trismegistos entstand. Thot war der Erfinder der Wissenschaft und vor allem des Schreibens. Er war auch die Stimme des Sonnengottes Ra, und indem er dessen Gedanken eine Stimme verlieh, machte er sie manifest und war somit der Vermittler der Schöpfung. Thot war eine der Hauptgestalten, wenn das Herz eines Toten gegen die Feder der Wahrheit aufgewogen wurde. Das Herz eines Rechtschaffenen war leichter als die Feder, und er konnte seine Reise fortsetzen. Sünde und Falschheit jedoch belasten das Herz, und die, deren Herz schwerer als die Feder wog, wurden dem Ungeheuer Ammit vorgeworfen, das sie verschlang.

Das Mittel wurde von Elisabeth Schulz als Trituration geprüft.

Die Prüfung ergab mehrere verschiedene Gegensätze, und es ist nicht ganz klar, inwieweit sie miteinander zu tun haben. Der deutlichste davon, der sich eindeutig auf das Vogelthema der Freiheit bezieht, ist der Goldene Käfig. Eine Prüferin erzählte von einer

Himmelsleiter, an deren Ende sie eine Schatzkammer betrat. „Dann bin ich in einem Harem. Hier soll ich leben. Alles ist ganz edel und glänzend, aber ich langweile mich zu Tode. Ich werde immer fetter.“ Ein rauer Ast ist immer noch besser als ein Goldener Käfig. Damit verbunden war das Gefühl, geprüft zu werden, und Scham, wenn die Prüfung nicht bestanden wurde.

Das Mittelbild enthält eine Menge Eifersucht und Neid, und der Mensch, der dieses Mittel braucht, fühlt sich vielleicht durch genau diese Gefühle gefangen. Wenn Menschen kein wirkliches Leben mehr haben, neigen sie dazu, anderen die Freiheit zu nehmen. Die einzige Freiheit liegt darin, sich keine Sorgen zu machen, sondern das Leben voll auszuleben.

Gefangen fühlt man sich hier vor allem von der Monotonie des Alltags, der man durch Reisen, Forschung und Veränderung zu entfliehen versucht. Nach all dem besteht ein starkes Verlangen. Wenn der Ibis im seichten Wasser und im Watt nach Futter sucht, probiert er alles aus, und so ist auch der Patient, der dieses Mittel braucht, immer auf der Suche nach Neuem und Anderem und probiert alles aus.

Stark betont war in der Prüfung das Thema der Heilung. Hier war die Idee der Integrität, die bei diesem Mittel wohl die insgesamt wichtigste ist, besonders ausgeprägt. Die Prüfer machten sich Gedanken, ob sie sich nicht zu sehr um Heilung bemühen und um jeden Preis heilen wollen. Daher müssen wir den Tod ebenso sehr schützen wie das Leben. Es ging um den Einsatz unmoralischer Heilmittel, um Tierversuche und um das Töten zu Heilzwecken. Auch hier waren Eifersucht und Neid präsent, mit unangemessenem beruflichem Neid und einer konkurrenzorientierten Einstellung zu anderen Heilern.

Das Thema des Todes war in der ganzen Prüfung auffällig. Es gab Träume vom Grab, von Mord und einen Traum davon, tot und einbalsamiert zu sein. Es tauchten Bilder auf vom Grab, von Massengräbern, von Menschen, die aus dem Grab riefen, und von Leichen, die aus einem offenen Grab krochen. Die Prüfer bekamen es intensiv mit Vorstellungen von brutalen Morden und entsetzlichen Grausamkeiten zu tun und, einhergehend damit, mit starken Ängsten, vor allem vor Dunkelheit und Geistern. Eine Prüferin hatte solche Angst, dass sie nicht mehr allein schlafen konnte. Auffällig war die Farbe Rot, als Farbe des Feuers und des Blutes. Ein Teil der Kraft und des Potenzials des Ibis jedoch liegt in der Fähigkeit, durch diese schrecklichen Erfahrungen hindurchzugehen, sich über sie zu erheben und sich nicht von diesen Schrecken einfangen zu lassen. Der seelische und körperliche Schmerz ist so stark, dass sie zu stöhnen und zu schreien beginnt.

Die positive Seite des Mittels ist ein Fest der Individualität und der Möglichkeiten. Der Ibis legt großen Wert auf Anderssein und Exzentrik. Wenn man klein ist, ist man nicht nur verletzlich, sondern wird auch geliebt und umhegt. Er zeigt die Verrücktheit, Fröhlichkeit und Verspieltheit der Vogelmittel, wenngleich immer auch eine Grabesstimme im Hintergrund sagt, ihm werde das Lachen schon noch vergehen. Er sehnt sich sehr danach zu singen, aber auch das zeigt eine Ambivalenz in der Assoziation mit dem Gesang der Sirenen, der wunderschön, aber auch durch und durch zerstörerisch ist.

Der Ibis fühlt sich Gott nahe und mit allem verbunden. Er liebt die Natur und genießt es, frei in der Sonne umherzuspazieren. Er kann sich über die Maßen daran erfreuen, lebendig zu sein, und ist dankbar für alles, was er hat. Trotz allem Schmerz, Grausamkeit und Tod auf der Welt wurde uns die Kraft gegeben, uns darüber zu erheben, uns Gott zu nähern und so hoch aufzusteigen, dass wir überallhin gelangen können.

Die Schmerzen waren im Allgemeinen entweder diffus oder sehr scharf. Sie traten im Herzen beim Einatmen auf, in Rücken und oberen Extremitäten, von den Händen zum Nacken, vor allem aber in den Händen. In Bauch und Magen traten scharfe, kolikartige Schmerzen auf, die besser wurden, wenn man sich nach vorn beugte, und ein messerstichartiger Schmerz in der Lebergegend. Ein weiteres Symptom war das Gefühl, der Magen sei fett geworden. Die Schleimhäute waren trocken mit brennenden Schmerzen, die von wässrigen Absonderungen und Tränenfluss begleitet wurden. Es ist ein Heuschnupfenmittel mit Juckreiz, Brennen und Niesen.

Es wurden Ohrgeräusche wahrgenommen, ein Pfeifen und ein Geräusch, als kratze jemand über Papier. Der Kopf fühlte sich wie leergefegt an. Auch das Gefühl, vor Energie zu sprühen, das für die Vogelmittel indikativ ist, trat auf und außerdem Hitzewellen.

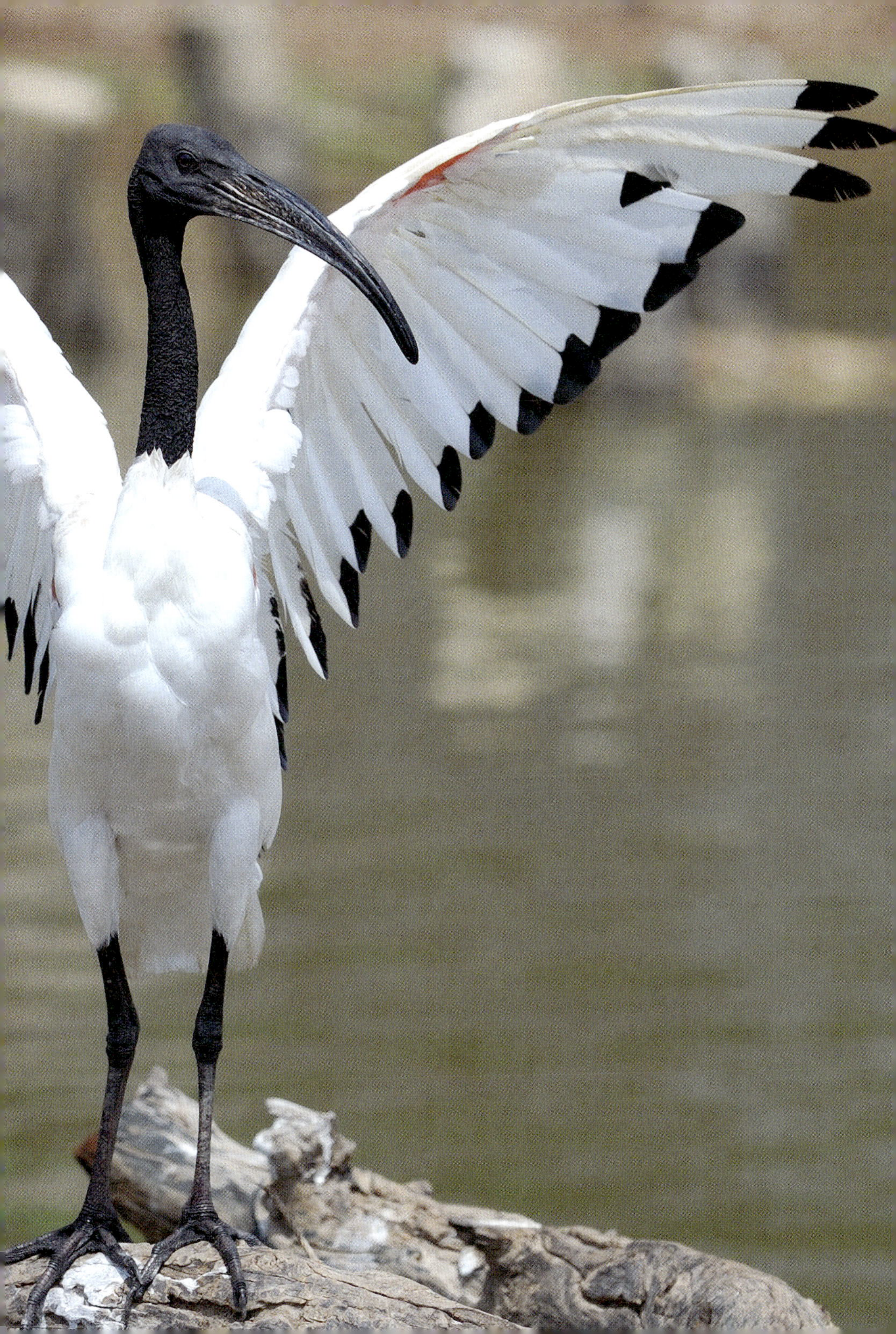

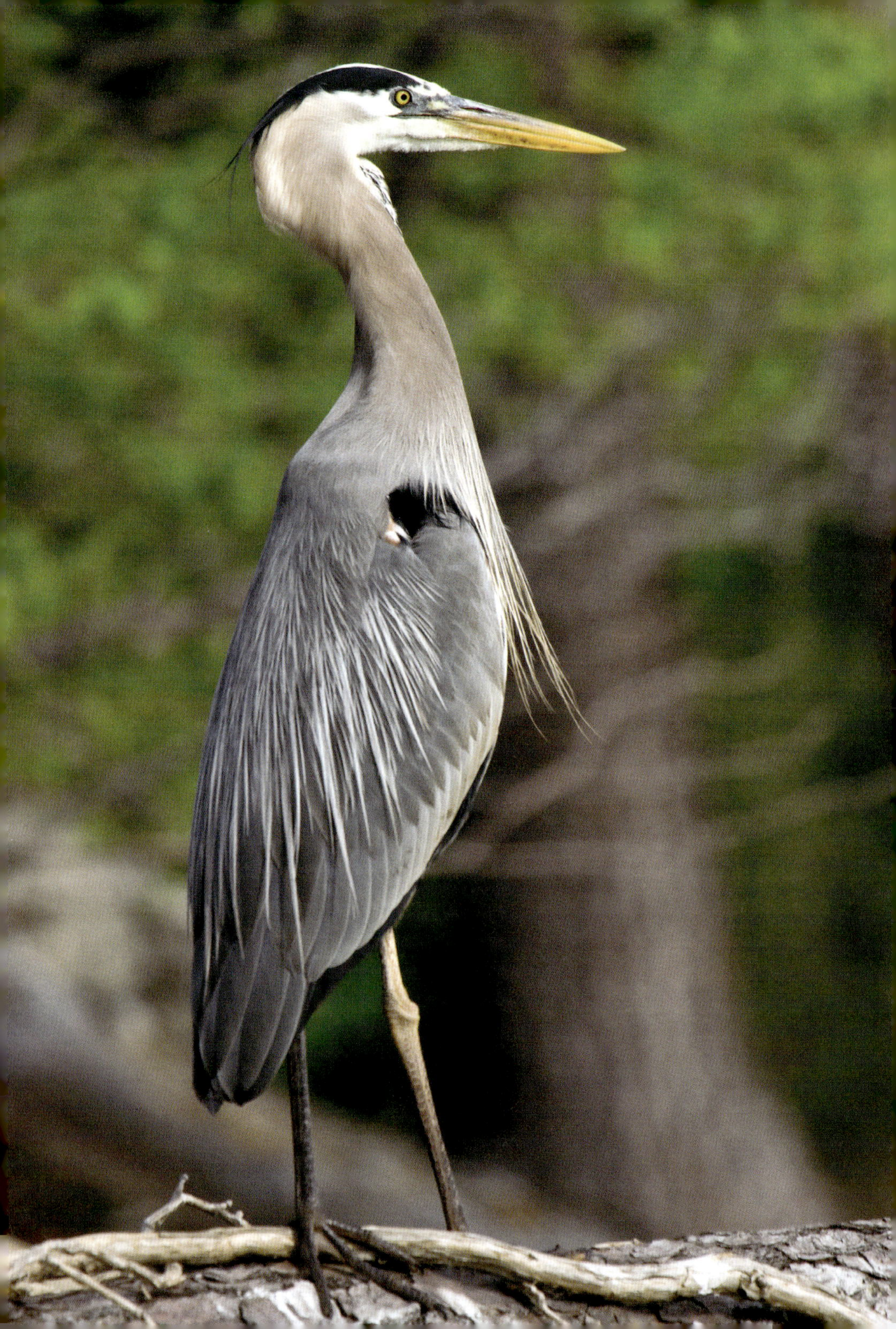

ARDEA HERODIAS
Kanadareiher

Der Kanadareiher ist ein langbeiniger Watvogel aus Nordamerika. Er kommt fast überall in den USA und Südkanada vor sowie in der Karibik und Mexiko, bis hinein nach Südamerika. Die Vögel, die im Norden leben, ziehen in den südlichen Teil ihres Lebensraums, während die im mittleren Lebensraum sesshaft sind. Der Kanadareiher ist dem europäischen Graureiher sehr ähnlich.

Der Reiher hebt sich durch seine Jagdmethode hervor. Gewöhnlich steht er unbeweglich im Wasser, bis ein Fisch in Reichweite auftaucht, den er dann blitzschnell mit seinem spitzen Schnabel fängt. Zu anderen Zeiten stelzt er langsam durchs flache Wasser, bis er auf einen Fisch stößt, den er auf dieselbe Weise fängt. Beim Schreiten erzeugt er nicht das geringste Kräuseln an der Wasseroberfläche und wühlt keinen Schlamm vom Grund des Teiches oder Flusses auf. Er ist in der Lage, selbst mitten im Schritt urplötzlich stillzustehen. Er kann auch von einem Ast oder, weniger häufig, aus dem Flug herabstoßen, um seine Beute zu fangen.

Das Mittel wurde von Jonathan Shore in Kalifornien geprüft.

Das überwältigende Kennzeichen des Mittels ist seine Ruhe und Abgeklärtheit, die von den Prüfern erlebt und klinisch bestätigt wurde. Das ist ein Merkmal aller Vogelmittel, doch beim Reiher ist es bis zum Äußersten getrieben.

Ruhe, Abgeklärtheit, das Gefühl zu schweben und der meditative Gemütszustand finden sich in allen Vogelprüfungen und sind ein Aspekt vieler Mittel, doch beim Reiher machen sie den zentralen Gemütszustand aus und gehen viel tiefer als bei anderen

Mitteln, noch tiefer sogar als bei den Drogenmitteln. Es findet sich eine außergewöhnliche Stille, ohne das Bedürfnis zu sprechen oder irgendetwas zu sagen. Sie hören wie gebannt zu oder sitzen da und starren in die Luft.

Nichts passiert, und nichts scheint sie zu kümmern. Das kann zu Monotonie und Langeweile führen, häufiger jedoch entspricht es einer nahezu grenzenlosen Geduld. Sie erwarten, dass irgendetwas passieren wird, aber sie können warten, bis die Zeit reif ist. Es ist schwer zu sagen, ob sie so gut warten können, weil sie so abgeklärt sind, oder ob ihr Warten und ihre Geduld sie so abgeklärt machen. In den meisten Fällen ist es eine Feedback-Schleife, in der beide Zustände sich gegenseitig verstärken. Der Ibis ist immer auf der Suche, während der Reiher immer auf etwas wartet. Er zeigt eine allgemeine Verwirrtheit und Schwierigkeiten mit dem Buchstabieren, doch am augenfälligsten ist die zeitliche Verwirrung. Der Reiher kann in Kontemplation versinken und jedes Zeitgefühl verlieren, oder die Zeit verstreicht für ihn unendlich langsam.

Seine stille, kontemplative Verfassung macht ihn eher zum Beobachter des Lebens als zum Teilnehmer. Das spiegelt sich in seinem Sehvermögen wieder. Es ist scharf – Reiher jagen fast ausschließlich mithilfe ihres Sehvermögens –, weist aber auch ein sehr großes Sichtfeld auf und verleiht dem Reiher einen Panoramablick. Gleichzeitig kann er sich auf Details konzentrieren. Er kann alle Details deutlich und einzeln wahrnehmen, ohne dass sie sich mit dem Ganzen vermischen.

Ein weiterer Aspekt der Ruhe und Abgeklärtheit ist Ausdruck des Gerechtigkeitsverständnisses der Vögel. Der Reiher ist abgeklärt genug, um die tiefere Gerechtigkeit eines Vorgangs zu erkennen und sich nicht über oberflächliche Rechtsprobleme aufzuregen. Er erkennt die tiefere Richtigkeit einer Situation an und lässt sich nicht von oberflächlichen Ungerechtigkeiten verwirren. Wie der Pelikan kann sich auch der Reiher verurteilt fühlen, er ist aber viel besser in der Lage, sich von diesem Urteil zu distanzieren und sich nicht auf die gleiche Weise davon beeinträchtigen zu lassen.

Diese Abgeklärtheit fällt besonders im Umgang mit nahestehenden Menschen auf. Es ist eine eindeutige Distanziertheit, was allerdings nicht bedeutet, dass er nichts für diese Menschen empfinde oder sie nicht zutiefst liebe – er sieht sie eben nur aus der Distanz.

Der Reiher nistet in Kolonien, die aus mehreren hundert Paaren bestehen können, zieht seine Jungen jedoch allein groß und verbringt viel Zeit allein. In der Prüfung zeigte sich der widersprüchliche Drang, Teil der Gruppe und doch allein zu sein. Die Prüfer wollten die Gruppe verlassen und allein bleiben, sich vom großen Ganzen absondern. Andererseits fühlten sie sich spürbar abgesondert und einsam, mit Seufzen und Traurigkeit.

Das Bedürfnis, die Gruppe zu verlassen, kann zunehmen und zum Verlangen werden, alles hinter sich zu lassen. Im Extremfall wird es zu Hoffnungslosigkeit und dem Wunsch, diese scheußliche Welt zu verlassen.

Die Sensibilität für Menschen, die Umwelt und sich selbst, die zum Mittelbild der Vögel gehört, ist beim Reiher extrem ausgeprägt, und das ist ein weiterer Faktor, der zu seiner großen Abgeklärtheit beitragen kann. Er ist viel zu sensibel, um sich dieser Sensibilität voll aussetzen zu können.

Die Abgeklärtheit ist zweiseitig: Der Reiher bleibt nicht nur unbeeinflusst von allem, was um ihn herum geschieht – er beeinflusst es auch selbst nicht. Er sieht, wie alles abläuft, vermag jedoch nur begrenzt darauf einzuwirken. Wenn er das akzeptiert und alles geschehen lässt, kann er ein beachtliches Einssein mit dem Universum erreichen.

Alles hat seine Zeit, und der Reiher versteht das und kann es geschehen lassen. Er gibt sich dem Leben hin, wie es ist. Wenn ihm das gelingt, kann er äußerst erfolgreich sein. Es besteht eine auffällige

Ähnlichkeit mit dem Pelikan, dessen DNA der des Reihers eng verwandt zu sein scheint. Der Pelikan allerdings muss sich viel mehr anstrengen, um seinen Verstand loslassen und seinen Instinkten die Autorität überlassen zu können. Der Reiher erreicht den Zustand der ruhigen Akzeptanz und des Geschehenlassens viel leichter. Er ist fähig zu tun, was er tun muss, und zu bekommen, was er braucht.

Diese Abgeklärtheit bedeutet auch, dass er sich dessen, was geschieht, nicht voll bewusst ist. Sehr ausgeprägt war in der Prüfung das Gefühl, alles geschehe unter der Oberfläche und man bekäme keinen Kontakt dazu. Die Prüfer hatten das Gefühl, etwas zu vermissen; irgendetwas ging vor sich, ohne dass sie wussten was. Das war ein persönliches Gefühl, das jedoch auch auf die weitere Familie oder Gruppe bezogen wurde. Alles lief im Verborgenen ab und das teilweise, weil niemand damit konfrontiert werden wollte. Wenn der Vorgang dann reif war und durch die Oberfläche stieß, geschah folglich etwas Unerwartetes, was sie völlig überraschte.

Die Prüfer nahmen eine Art Heimlichkeit wahr. Sie hatten das Gefühl, etwas tun zu können, ohne dass jemand sie dabei sehen könne. Im Gegensatz dazu stand das Gefühl, beobachtet oder gar verfolgt zu werden. Das ist ein weiteres Beispiel dafür, wie sich in den Vogelmitteln nicht nur das Gefühl des Räubers ausdrückt, sondern auch das seiner Beute.

Die Abgeklärtheit lässt nicht viel Raum für Selbstausdruck und Kreativität. Diese Unterdrückung spiegelt sich in dem Gefühl, gefangen zu sein und keine Luft zu bekommen. Die Ruhe des Mittels lässt der üblichen Verspieltheit der Vogelmittel nicht viel Raum, und man wird diese Menschen seltener bei Verrücktheiten ertappen, doch selbst hier besteht das Verlangen zu singen.

Abgeklärtheit bedeutet meistens, dass man eher im Kopf lebt, als im Körper, und das drückte sich in der Aussage aus, sie spüre nur ihren Kopf und nicht den Rest des Körpers.

Das Mittel hat eine ausgeprägte sexuelle und emotionale Dimension, vor allem eine primitive Wut, die aber ebenso stark unterdrückt wird und sich meistens nur in Träumen Ausdruck verschaffen kann. Die Träume erforschen alles, was im Wachzustand nicht ausgedrückt wird, und dazu gehören auch Tabus. Daher werden die Träume mehr im Körper verspürt und sind nicht nur geistige Übungen. Beim Erwachen fühlt man die Auswirkungen seiner nächtlichen Träume auf den Körper.

Der Reiher ist ein sehr visueller Vogel und hat starke Augensymptome. Das Sehvermögen ist klarer und weiter, kann aber auch verschwommen und verdoppelt sein. Die Augen sind trocken, rot und heiß, sie jucken und brennen. Die Tränenflüssigkeit beißt und sticht. Die Augen fühlen sich gleichzeitig trocken und feucht an. Sie sind rot und entzündet und können an Blepharitis erkranken.

Wie der Reiher optisch getrennte Details erkennen kann, so kann er akustisch auch voneinander getrennte Töne unterscheiden. Die Ohren schmerzen stark und sind entzündet, was zum Hörverlust führen kann.

Die Zähne sind von Schmerzen und seltsamen Empfindungen betroffen, als seien sie verschoben oder in sich zusammengefaltet.

Der Appetit ist gesteigert, mit besonderem Verlangen nach Fisch, Fleisch, Nüssen und Getreideprodukten sowie nach scharfen Speisen. Der Patient isst nur geringe Mengen auf einmal, und ebenso schläft er nur in kurzen Nickerchen. Es besteht ein starker Widerwille gegen Rauchen und Tabak.

Hitze und Enge oder Einschnürung sind verbreitet und können überall am Körper verspürt werden. Die Atmung ist sehr tief, die Luft wird weit in Lunge und Körper hineingesogen. Der Körper, und besonders der Rumpf, fühlt sich schwer und angeschwollen an (beim Ibis war es der Magen). Es fühlt sich an wie eine allergische Reaktion. Taubheit und Kribbeln finden sich in allen Körperteilen, insbesondere aber in den Händen. Der Harnabgang erfolgt häufig und unvollständig.

Das stets schwer beschreibbare Vibrieren, das sich bei allen Vögeln findet, wird hier vor allem im Hals und im Uterus verspürt.

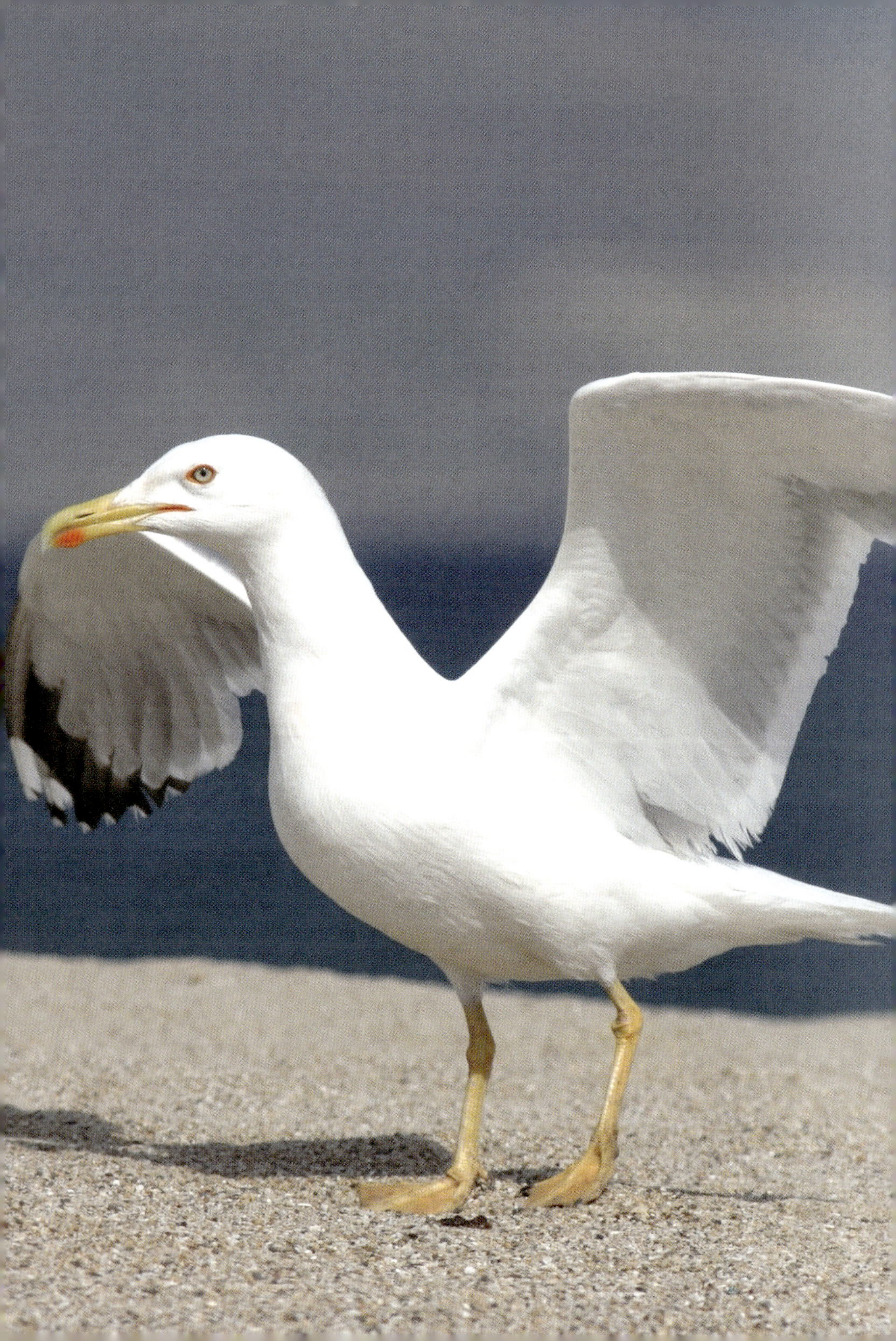

CHARADRIIFORMES – WATVÖGEL

LARUS ARGENTATUS
Silbermöwe

Die Möwe gehört zu den Vögeln, die ihren Aufschwung einer symbiotischen Beziehung zum Menschen verdanken. Sie hat sich vom Meer bis in die Großstädte hinein ausgebreitet und folgt heute den Müllautos, wie sie früher den Fischerbooten gefolgt ist. Sie ist ein lautstarkes und rabiates Lebewesen, das kräftig genug ist, um auf sich aufmerksam zu machen und in vielen Stadtzentren zu einer Plage zu werden.

Die Möwen sind ein klassisches Beispiel für eine sogenannte Ringspezies, in der benachbarte Arten sich kreuzen und Gene austauschen können, was bei nicht benachbarten Arten aber nicht mehr möglich ist. So kann die Silbermöwe, die vornehmlich in Großbritannien lebt, sich mit der Kanadamöwe kreuzen, diese wiederum mit der Ostsibirienmöwe usw., sodass sich ein offener Ring entlang des Polarkreises ergibt. Die Heringsmöwe am Ende der Kette kann sich allerdings nicht wieder mit der Silbermöwe paaren, weil beide genetisch zu unterschiedlich sind.

Silbermöwen bilden normalerweise Lebenspartnerschaften. Das Weibchen wählt das Männchen, und das sucht dann Revier und Nistplatz aus. Ein Paar trennt sich nur, wenn das Männchen nicht genügend Futter für sein brütendes Weibchen und die Jungen liefert oder nicht im Stande ist, sie zu verteidigen. Möwen nisten in oftmals übervölkerten Kolonien und sind bestrebt, so viel Raum wie möglich einzunehmen. Die Jungen brauchen vier Jahre, um erwachsen zu werden, und eine Silbermöwe kann bis zu 30 Jahren alt werden, wobei viele allerdings jung sterben. Die Küken und die unreifen Jungvögel spielen oft mit Gegenständen und miteinander.

Das Arzneimittel wurde von Wilfred Fink in Deutschland geprüft. Es war eine der ersten Prüfungen eines Vogelmittels, und so haben sich viele Themen, die sich damals in den Vordergrund schoben, mittlerweile als allgemeine Vogelthemen erwiesen. Wilfred Fink war verblüfft über den stark gesteigerten Appetit und empfahl es als Mittel für Patienten, die abnehmen wollen. Doch dieser Appetit ist nicht nur vogeltypisch – er wird normalerweise auch von einer sehr hohen Stoffwechselrate und einem leichten Körperbau begleitet, sodass diese Menschen gar nicht zunehmen können. Daher sind Vogelmittel im Allgemeinen, und Larus im Besonderen, nicht unbedingt für Patienten angezeigt, die abnehmen müssen.

Das Mittel zeichnet sich durch Lebenslust und Lebensfreude aus. Diese Menschen fühlen sich leicht und glücklich. Sie möchten die ganze Zeit vor sich hin summen oder Musik spielen. Ihnen ist, als ob sie schwebten, und sie träumen vom Fliegen. Es sind ruhige und zufriedene Menschen. Sie sehen klar und denken klar und haben den Überblick über alles, was geschieht, sind in der Lage, das große Ganze zu sehen. Dieses klare Verständnis manifestiert sich als Verlangen, alles sofort zu tun, und dieses Vorgehen scheint im Einklang mit dem Universum zu stehen.

Es treten plötzliche und extreme Stimmungsschwankungen auf. Der Patient weint plötzlich ohne ersichtlichen Grund. Er ist sehr ungeduldig und reizbar, fühlt sich isoliert und ausgeschlossen.

Er hat das Gefühl zu schweben und träumt vom Fliegen und vom Meer. Es tritt Schwindel auf, begleitet von Schwitzen und Leere im Kopf. Im Freien bessern sich die Symptome im Allgemeinen.

Die Augen sind betroffen von Schwellung, Trockenheit und dem Gefühl, sie seien zusammengeklebt. Die Sinne sind geschärft, man kann alle Töne, Bilder und Gerüche deutlich unterscheiden.

Diese Menschen haben ständig Heißhunger. Es verlangte sie nach Süßigkeiten, aber sie hätte alles essen können. Sie haben Durst, mit einem Verlangen nach klarem Wasser.

Der Hals ist entzündet und die Stimme heiser, als habe sie zu viel geschrien. Ein scharfer Schmerz im Magen strahlt in die Speiseröhre aus. Es besteht das ständige Verlangen zu urinieren, aber es gehen immer nur wenige Tropfen ab. Weiterhin finden sich Herzklopfen, Verspannungen und Schmerzen im Nacken und am ganzen Rücken. In den Extremitäten treten scharfe Schmerzen und Kälte auf. Zu den Allgemeinsymptomen gehören Frostigkeit und Trockenheit.

Silbermöwen können bis spät in die Nacht hinein wach bleiben. Andererseits fühlen sie sich morgens beim Aufwachen körperlich erschöpft, wie k.o. geschlagen. Es fällt ihnen schwer, zwischen Traum und Realität zu unterscheiden. Sie träumen hauptsächlich von Familien und Kindern, einschließlich Feiern und Zukunftsplänen für letztere. Es gibt auch Träume, in denen sie alles aus einer anderen Perspektive sehen.

Im Grunde ist das jedoch ein undifferenziertes Mittelbild; es könnte zu jedem Vogelmittel passen und hat wenige Anhaltspunkte, die es von anderen in Frage kommenden Mitteln unterscheiden könnten.

Ein Symptom, das man als sonderlich betrachten könnte, ist die Fähigkeit, Freude und Schmerz zur gleichen Zeit zu fühlen. Für das Wesen der Möwe ist dieses Symptom sowohl charakteristisch als auch vielsagend, denn sie gehört zu den besten Fliegern, ihr Flug vermittelt Schönheit und Freiheit, während sie gleichzeitig ihre Nahrung im Müll und Abfall anderer finden muss. Das Gefühl, von der Gruppe isoliert zu sein, wurde hier vor allem als Verbannung beschrieben. Das ist schon spezifischer als das generelle Isolationsgefühl der Vögel. Es ist, wenngleich in einem anderen Umfang, dem des Albatros vergleichbar, der trotz seiner Zugehörigkeit zu einer anderen Familie der Möwe sehr ähnlich sieht.

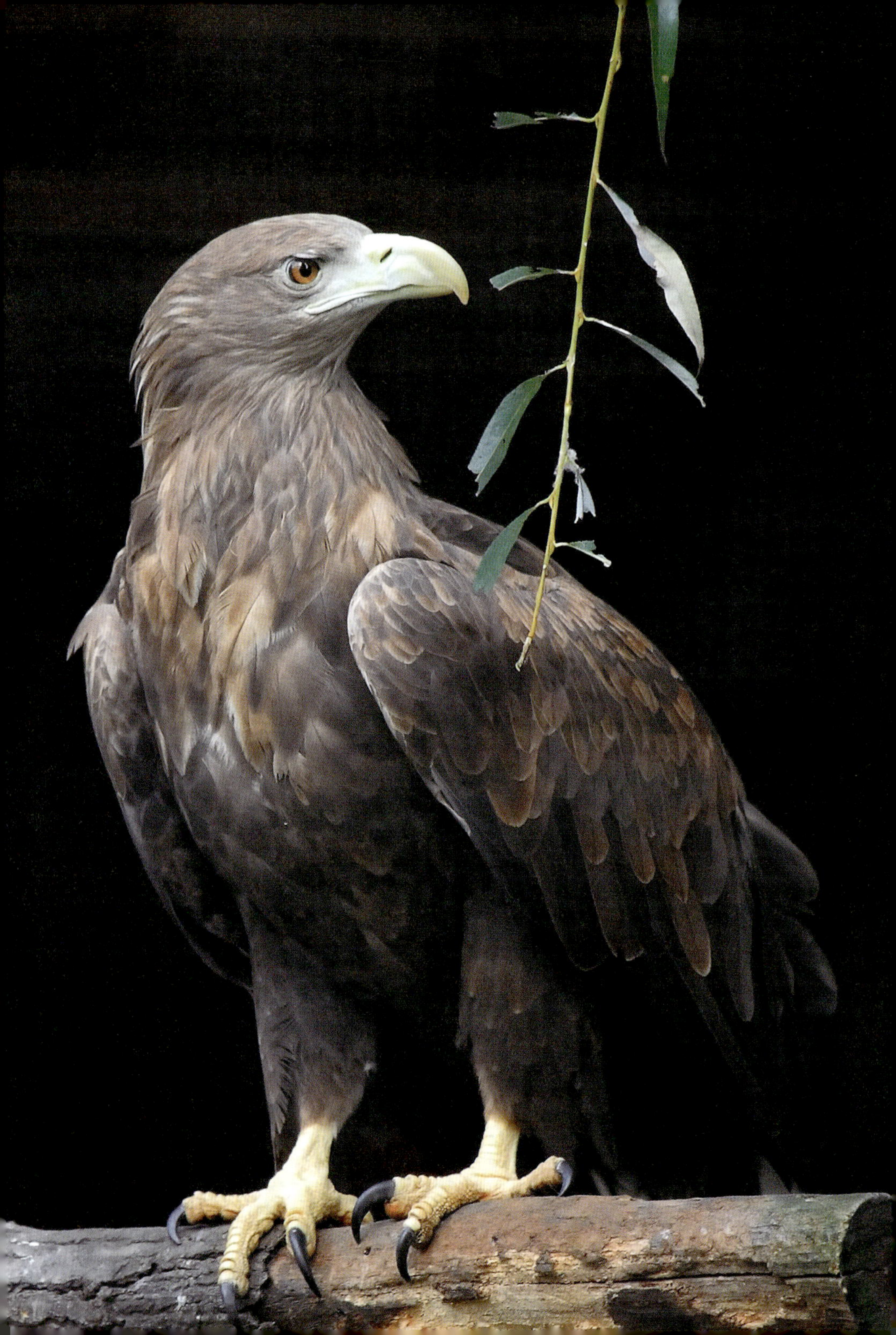

FALCONIFORMES – GREIFVÖGEL

Die Greifvögel, die tagaktiven Raubvögel, nehmen in der Welt der Vögel den Spitzenplatz ein, der vielleicht dem der Großkatzen in der Welt der Säugetiere entspricht. Sie stehen an der Spitze der Nahrungskette und sind furchterregende und skrupellose Jäger, die aber auch faul sein können und eine kostenlose Mahlzeit wohl zu schätzen wissen. Wie der Löwe der König des Dschungels ist, ist der Adler der König der Lüfte. Beide strahlen Autorität und Macht aus, und beide sind arrogant, weil sie ihre Macht kennen. Am auffälligsten ist wohl, dass beide unglaublich schön sind. Die Geschmeidigkeit und Feinheit eines Jaguars oder Panthers wird von der darunter liegenden Kraft noch verstärkt, und so kann auch ein Falke oder ein Adler einfach dasitzen und Schönheit und Kraft ausstrahlen. Bei den Raubvögeln kommt noch hinzu, dass es unglaubliche Flugkünstler sind. Diese von der Erde befreite Schönheit und Kraft zu betrachten, die mühelos und grenzenlos durch die Lüfte schweben kann, ist ein wahrhaft wunderbarer Anblick.

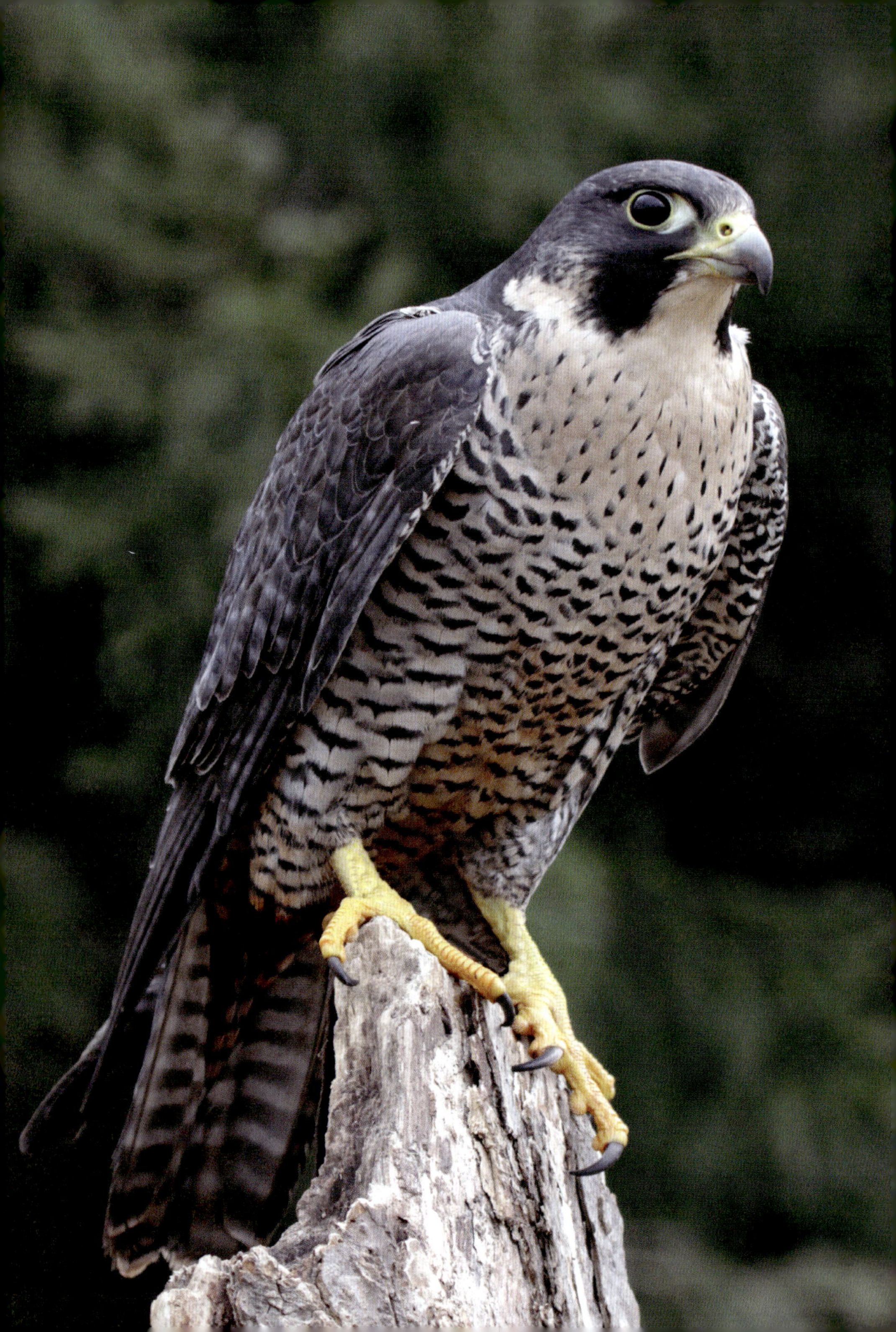

FALCO PEREGRINUS
Wanderfalke

Falco peregrinus ist für die Vogelmittel derselbe Archetyp wie *Lachesis* für die Schlangen oder *Tarentula* für die Spinnen. Es ist das Vogelmittel, das bei einer Repertorisierung mit größter Wahrscheinlichkeit an der Spitze stehen wird. Das zeigt dann meistens nur, dass ein Vogelmittel indiziert ist, nicht unbedingt *Falco* selbst. Dafür gibt es viele Gründe (die Prüfung war umfangreich, aber nicht umfangreicher als viele andere). Das Mittel erzeugte bei einer maßgeblichen Anzahl von Prüfern starke, auffällige und gut beschriebene Symptome, zu denen auch viele sonderliche Symptome gehörten. Gleichzeitig enthält es vieles, was die Welt, in der wir leben, reflektiert, die Probleme und Sorgen, die für einen großen Teil unserer Gesellschaft im Vordergrund stehen. *Falco* ist ein Mittel der Extreme, aber es sind die Extreme, die viele Menschen in unserer Gesellschaft betreffen. *Falco* ist auch das reinste Vogelmittel, da sein Mittelbild dem grundsätzlichen Mittelbild der Vögel am nächsten kommt. Es ist wahrscheinlich das am häufigsten verschriebene Vogelmittel, wenngleich es gar nicht so viele publizierte Berichte darüber gibt, wie man erwarten könnte.

Die Prüfung wurde 1997 von Misha Norland an der *School of Homœopathy* durchgeführt. Die vollständige Prüfung ist im Internet veröffentlicht.

Der Wanderfalke ist ein mittelgroßer Greifvogel, der hauptsächlich an Felsvorsprüngen lebt, dessen Nistplätze aber auch schon in Bäumen und verlassenen Nestern anderer Vögel gefunden wurden.

Zudem hat er Gefallen daran gefunden, auf den Fensterbänken einiger klippenähnlicher Wolkenkratzer in Ballungsgebieten zu nisten. Er kommt überall auf der Welt vor, außer im Regenwald, in der Wüste, an den Polen und in Neuseeland. Er ist vor allem für große Geschwindigkeiten ausgestattet und daher nicht so manövrierfähig wie andere Greifvögel. Aus diesem Grund schlägt er seine Beute oft in der Luft und weniger häufig am Boden. Wenn er unerwartet und geräuschlos auf sein nichts ahnendes Opfer herabstößt, wird seine Geschwindigkeit auf etwas zwischen 160 und 320 km/h geschätzt, es gibt aber nirgendwo genaue Angaben. Wie auch immer, der Wanderfalke ist das bei Weitem schnellste Lebewesen auf der Erde und mit großer Sicherheit das schnellste Lebewesen, das es je gegeben hat. Für diese außergewöhnliche Geschwindigkeit ist er extra mit einer speziellen Luftführung, ähnlich wie bei einem Düsentriebwerk, in den Nasenöffnungen ausgestattet, die ihm das Atmen ermöglicht, und einem dritten Augenlid, damit er trotz der hohen Geschwindigkeit noch sehen kann. Das Balz- und Paarungsverhalten beinhaltet eine erstaunliche Luftakrobatik: Das Paar kommt mitten in der Luft und mit großer Geschwindigkeit zusammen. Das gleiche Verhalten zeigt das Männchen, wenn es dem Weibchen die Beute übergibt, während letzteres die Eier bebrütet und sich um die Jungvögel kümmert.

Der Vogel, der das Stück Feder und den Tropfen Blut gespendet hat, aus denen das Mittel zubereitet wurde, wurde in Gefangenschaft ausgebrütet, im Haus seines Besitzers großgezogen und zur Jagd abgerichtet. Daher lautet der richtige Name des Mittels *Falco peregrinus disciplinatus*. Wanderfalken werden als edle Vögel bezeichnet und genießen in der Falknerei das höchste Ansehen. Ihre Schnelligkeit, Intelligenz und Tapferkeit werden selbst von viel größeren Vögeln, wie den Adlern, nicht übertroffen. Sie nehmen Beute auf, die viel größer ist als sie selbst, und wurden schon zur Zusammenarbeit abgerichtet, um

Vögel zu greifen, die ihre Größe um das Vielfache übertreffen. Es sind Vögel von echtem Charakter, die enge Beziehungen mit ihren Fängern und Trainern eingehen. Es fragt sich, ob das Mittel die Gefangenschaft dieses Einzelvogels widerspiegelt oder die Anfälligkeit der Spezies als Ganzes. Letztlich spielt das jedoch keine Rolle. Das Mittel ist so, wie es sich bei der Prüfung zeigte, und sollte immer aus derselben ursprünglichen Probe hergestellt werden. Mir scheint allerdings, die starke Empfänglichkeit der Vögel dafür, in Gefangenschaft gehalten zu werden, während sie sich schon dem geringsten Anzeichen von Domestizierung widersetzen, ist eines der wichtigsten Merkmale des Mittelbildes. Es ist die Kehrseite des Hundes, der domestiziert wurde, aber in sich immer noch ein wenig von der ungezähmten Aggression und Widerstandskraft seiner Vorfahren trägt.

Die dominante Eigenschaft von *Falco* ist das Verlangen nach Freiheit, das sich durch das Gefühl, eingeschränkt zu werden, ausdrückt. Die Einschränkung kann fast jede Form annehmen, von der geringsten Schwierigkeit bis zum schlimmsten Missbrauch – ihr Grad und ihre Gestalt sind nahezu irrelevant. Der Kern des Mittels ist nicht die Einschränkung selbst, sondern die Empfänglichkeit dafür, und anders als bei anderen Vogelmitteln hat die Art der Einschränkung (die immer der Kraft des Patienten entspricht, Einschränkungen zu überwinden) keine große Bedeutung. Der *Falco*-Patient wird von allem eingeschränkt, was ihn am Freisein hindert, und er überwindet die Einschränkung durch Freisein.

In vielen Fällen wird der Patient dem Homöopathen seine Situation anhand konkreter Beispiele erläutern, was den Anschein eines spezifischen Problems erwecken kann, während es in Wirklichkeit ein allgemeines ist. Der Zustand wird oft als eingeklemmt, eingepfercht, eingesperrt oder gefangen beschrieben.

Auch die physischen Symptome spiegeln dieses Gefühl der Gefangenschaft und Einschränkung wider. In allen Körperregionen treten Einschnürung und das Gefühl eines straffen Bandes um den jeweiligen Körperteil auf. Wie bei allen Vögeln sind die Schmerzen scharf und stechend, doch bei *Falco* werden sie vor allem als krampfartig beschrieben.

Die Einschränkung manifestiert sich in erster Linie als Mangel an Kontrolle über das eigene Leben. Ausdrücken kann sich das als Akzeptanz dessen, was ist, als Fähigkeit, sich treiben zu lassen, als scheinbarer Einklang mit dem Universum. Das kann ganz nützlich sein, verschleiert aber den darunter liegenden pathologischen Kontrollverlust. In problematischeren Fällen werden daraus Apathie und Verzweiflung. Wenn der Patient nicht über sein Leben verfügen kann, dann tut das immer jemand oder etwas anderes für ihn, und das Gefühl einer fremden oder übernatürlichen Macht im Leben ist bei *Falco* ebenso stark ausgeprägt wie bei jedem anderen Mittel. Diese Macht kann, wie bei *Thuja*, als etwas Lebendiges im Bauch somatisiert werden.

Der Mangel an Kontrolle über das eigene Leben wird als Chaos empfunden. Nur allzu leicht kann alles in dieses innere Chaos abstürzen, wo dem Patienten jegliche Kontrolle entgleitet. Deshalb findet man hier immer einen heftigen Kampf um die Kontrolle. Die Patienten sind die ganze Zeit mit Säubern, Ordnen und Organisieren beschäftigt. Sie zeigen also Eigenschaften des Krebs-Miasmas und weisen Ähnlichkeiten zu anderen kanzerösen Mitteln auf, insbesondere zu *Carcinosinum*, *Staphisagria* und *Natrium muriaticum*.

Wie die Vögel im Allgemeinen und die Raubvögel im Besonderen haben Wanderfalken ein hervorragendes Sehvermögen. Sie können winzige Objekte aus unglaublicher Entfernung erkennen. *Falco* hat daher eine besondere Affinität zu den Augen, mit messerstichartigen Schmerzen, Zucken, Fotophobie und einem abwesenden Blick. Auch das Sehvermögen ist wichtig. Die Prüfer beschrieben ihr Sehen als klarer, als habe jemand das Licht angeschaltet. Alles erschien näher, als es war. Es traten viele visuelle Deformationen, Farben, Lichter und Muster vor den Augen auf. Auch die Klarsicht im übertragenen Sinne war betroffen. Menschen, die *Falco* brauchen, sind in der Lage, das große Ganze zu sehen, den Überblick zu behalten und sich nicht in unwichtigen Details zu verlieren. Es können Legastheniker sein, und es sind eher Theoretiker, die erkennen, was nötig ist, als Praktiker, die diese Erkenntnis in die Tat umsetzen. In der Prüfung zeigte sich eine Abneigung gegen und Unfähigkeit zu logischem, analytischem Denken, während die Prüfer immer genau begriffen, was vor sich ging.

Die Fähigkeit, das große Ganze zu sehen, rührt unter anderem aus der inneren Distanz zum Gesehenen her, und Distanz war ein ganz charakteristischer Begriff aus dieser Prüfung. Das konnte sich als Gefühlskälte äußern, die an die kalte Wut des Mittels anknüpft, als Klarsicht und ein klares Urteilsvermögen, aber auch als Isolation und Zusammenhanglosigkeit.

Der *Falco*-Patient fühlt sich ganz besonders von Notwendigkeiten gefangen, die alle Vögel an die Erde ketten: Ernährung und Fortpflanzung. *Falco* hat das Gefühl, dass die Natur und die von dieser Natur verliehenen Triebe nur darauf aus seien, ihn gefangen zu halten und einzuschränken. Der Appetit ist derselbe wie bei allen Vogelmitteln. Bei *Falco* steigert er sich zu Beginn des Essens und wird nach dem ersten Bissen geradezu gierig. Es besteht jedoch auch ein Widerwillen gegen Essen. Das wurde in der Prüfung erwähnt und zeigte sich in Träumen von widerlichen Speisen und solchen, in denen der Träumer lebende Tiere und Kadaver fraß. Physisch drückt sich dieser Widerwille als Übelkeit aus, die bei diesem Mittel ganz stark verbreitet ist. Ich vermute, dass das mit der Beziehung der Raubtiere zu ihrer Beute zusammenhängt. Es ist das Thema aller Fleischfresser (und ihrer Beutetiere), besonders jedoch der Vögel und am stärksten ausgeprägt wohl bei *Falco*, einem der empfindsamsten und einfühlsamsten Mittel. Die räuberische Jagd führt den Falken und die Taube in vollkommener Vereinigung zusammen. Jeder der beiden fühlt die Gefühle des anderen genauso wie seine eigenen. Überraschenderweise weisen beide Mittel viele Aspekte auf, die sich sehr ähnlich und leicht miteinander zu verwechseln sind.

Als mächtigster Trieb kann die Sexualität auch die größte Einschränkung darstellen. Die Patienten, die *Falco* brauchen, sind sexuell oft sehr ansprechbar. Sexualität ist ihnen wichtig: Sie brauchen sie und träumen davon. Dennoch empfinden sie dieses Bedürfnis als Einschränkung und Erniedrigung. Eine Prüferin berichtete sowohl von dem Gefühl, als auch von dem Traum, aufgrund ihrer Verstrickung in die Sexualität und ihrer sexuellen Ansprüche eine Prostituierte zu sein. Dieses Gefühl wird häufig auf den Sexualpartner projiziert, der ihrer Meinung nach Ansprüche an sie stellt, die sie in einer Falle aus Verlangen und Erniedrigung festhalten. Das kann tatsächlich so sein, es kann sich aber auch nur um eine subjektive Wahrnehmung handeln.

Ekel ist ein Wort, das sich durch die ganze Prüfung von *Falco* hindurchzieht. Es bezog sich speziell auf Essen und Sex, die beiden Bedürfnisse, die den Menschen am Boden halten, doch es wurde auch von einem Ekel vor der gesellschaftlichen Realität, dem Zustand der Welt und dem Umgang der Menschen miteinander berichtet.

Partnerschaft an sich kann sich wie eine Einschränkung oder ein Gefängnis anfühlen. Das wäre dann ein weiteres Beispiel für den Kontrollverlust über das eigene Leben, wo die Kontrolle vom Partner übernommen wird. Eine Prüferin beschrieb das folgendermaßen: „Er will, dass wir eins sind, aber ich will, dass wir zwei sind." Auch Familie und Kinder schränken ein, allerdings weniger, als man erwarten würde, und wo dies die größte Einschränkung ist, ist wahrscheinlich eher der Rotschwanzbussard (*Buteo jamaicensis*) angezeigt.

Die Gesellschaft stellt für den *Falco*-Patienten die nächste Einschränkung dar. *Falco* ist gesellig, er will zu einer Gruppe gehören, doch er empfindet den gesellschaftlichen Druck als Einschränkung und will allein bleiben, um selbst entscheiden zu können, wohin er geht und was er tut. Zwischen diesen beiden Haltungen besteht ein echter Antagonismus, den diese Menschen nicht auflösen können. Es kümmert sie, was andere von ihnen halten, doch gleichzeitig empfinden sie das als furchtbar beengend und laufen ständig dagegen an.

Auf Einschränkungen reagiert *Falco* auf zweierlei Art, die beide die zentralen Eigenschaften des Mittelbildes illustrieren: Hitzige Wut und Aktivität kontrastieren mit kalter Distanz und Verinnerlichung.

Falcos Zorn ist heftig und - wie alles an ihm - wild. Wenn er bedroht, gefangen oder in die Ecke gedrängt wird, besteht seine erste Reaktion in der Flucht in Wildheit und Wildnis, wo er, wenn schon nicht sicher, wenigstens frei ist. Gelingt ihm die Flucht nicht, reagiert er gewalttätig. Beißen und Kratzen, Schreien und Fluchen sind alle Teil des Mittelbildes. Reizbarkeit ist ein Merkmal aller Vogelmittel, bei *Falco* ist sie jedoch besonders aggressiv und aufgebracht. Zum physischen Mittelbild gehören sowohl Hitze als auch starke, messerstichartige Schmerzen.

Noch eigentümlicher ist für *Falco* die kalte Wut, die unterdrückt und verinnerlicht wird. Die Wut wird oft nicht ausgedrückt, sondern wird zu Verbitterung, einem kalten und distanzierten Gefühl, einer Abschottung. Eine der Prüferinnen bezeichnete sich selbst als Eiskönigin. Diese Menschen sind von den eigenen Gefühlen und denen anderer abgeschnitten. Sie haben keine Wünsche, keine Gefühle und keinen Kontakt mehr. Sie empfinden Zorn oder möchten weinen, können das aber nicht. Das führt zu Einsamkeit und Isolation. Sie sind gefühllos, haben keinen Zugang zu ihren Emotionen, doch dieser Mangel an Gefühlen wird nicht zu Grausamkeit, wie beispielsweise bei *Anacardium*, sondern eher zu einem Gefühl der Vergeblichkeit, zu Handlungsunfähigkeit und Lähmung.

Diese Kälte spiegelt sich in den physischen Symptomen wider und bildet den wahrscheinlich wichtigsten Teil des körperlichen Mittelbildes. Kältegefühl und tatsächliche Kälte finden sich in allen Körperregionen, sie können jedoch auch mit Hitze oder Hitzewellen abwechseln. Es gibt Lähmungen aller Art und vielerlei Symptome, die in Beziehung zum Nervensystem stehen. Anästhesie und Taubheit treten vor allem in den Extremitäten auf, können jedoch überall vorkommen und sind mit den entsprechenden Empfindungen und Symptomen verbunden, wie Nadelstichen, Kribbeln, Zuckungen und Krämpfen.

Falco hat zwar eine sehr dunkle und schmerzhafte Seite, doch es ist auch ein vergnügtes und begeisterungsfähiges Mittel. Wie viele andere Eigenschaften der Vögel, treibt es auch die Kindlichkeit bis zum Äußersten. Es geht um Spiel und Spaß, um Kommunikation und Kreativität, aber es geht auch hier um Einschränkung, weil es so vieles einzuschränken hat. Einen wichtigen Platz im Mittelbild nehmen Farben und Musik und das Vergnügen daran ein. Diese Menschen kichern und lästern, sind verrückt und kümmern sich nicht darum, was andere sagen, denn das gehört einfach zum Leben. Sie lieben Geschwindigkeit und sind leichtsinnig. Sie vertrauen blind darauf, dass alles gut ausgehen wird, und können daher furchtlos Risiken eingehen. Autos nehmen einen wichtigen Platz im Mittelbild ein, und viele Symptome haben Modalitäten in Verbindung mit dem Autofahren. Ein Auto fährt schnell und bietet die Freiheit, zu jeder Zeit überhallhin zu gelangen. Es symbolisiert Unabhängigkeit. Doch das Auto ist auch ein geschlossener Raum, der Klaustrophobie verursachen kann. Im Auto ist man Risiken ausgesetzt, kann von der Welt gesehen werden, und schon der kleinste Fehler kann zu einer

Katastrophe oder zum Tod führen. So finden wir hier nicht nur Reisekrankheit und Übelkeit, sondern auch viele andere Symptome, die durchs Autofahren schlimmer oder besser werden können.

Wildheit ist einer der Begriffe, der zum Mittelbild von *Falco* gehört. Menschen, die dieses Mittel brauchen, müssen Kontakt mit einer wilden Energie haben können. Sie sind gern mit begeisterungsfähigen Leuten zusammen, deren Energie sie absorbieren. Ähnlich reagieren sie auf Unwetter. Sie nehmen die Energie eines nahenden Unwetters wahr, absorbieren sie und werden von ihr gespeist. Wie alle Vögel lieben und schätzen sie die Natur sehr. Sie sind gern im Freien und frei. Die Symptome bessern sich im Freien und verschlimmern sich in geschlossenen Räumen. Sie mögen Tiere und sehen besonders gern, welche Freude Vögel beim Fliegen haben. Zwar empfinden sie die ganze Natur als etwas Wunderbares, doch am meisten zieht es sie an die See und ins Gebirge. Am wohlsten fühlen sie sich in der Wildnis. Viele würden sagen, dass es für sie das Schönste war, bei wildem und stürmischem Wetter über Klippen zu wandern. Wichtig ist auch die Symbolik des Wassers, zu finden in körperlicher Trockenheit und der Angst vor Austrocknung und Flüssigkeitsverlust.

Schweben und Fliegen sind natürlich Empfindungen, die allen Vogelmitteln gemein sind, doch bei *Falco* zeigen sie besondere Merkmale. Hier geht es hauptsächlich ums Treibenlassen, ums Geschehenlassen. Sie können auch mit Wellen und wellenartigen Bewegungen gekoppelt sein. Alles hat bei *Falco* eine gleichmäßige Rhythmik, die bei anderen Vögeln viel weniger ausgeprägt ist. Die Ereignisse können durchaus plötzlich und schnell ablaufen, doch die Aktivitäten weisen ein ungewöhnliches Gleichmaß auf. *Falco* mag rhythmische und wiegende Bewegungen. Er tanzt gern, weil er den Rhythmus und die Wildheit mag, weniger der Aktivität wegen. Fast alle Symptome können in Wellen kommen oder kommen und gehen. Das bezieht sich sowohl auf die physischen Symptome, wie Kopfschmerzen und Übelkeit, als auch auf die Gemütssymptome. Die Symptome haben oft eine pochende oder pulsierende Qualität. Wellen haben meistens etwas mit Loslösung zu tun. Die Loslösung kommt in Wellen, oder der Kontakt mit der Welt und den Mitmenschen wird phasenweise geschlossen und gelöst.

Kreise und Spiralen sind ebenso wichtig. Sie können für das Schweben und für Richtungslosigkeit stehen, so als fahre man durch einen Kreisverkehr und könne sich für keine Ausfahrt entscheiden. Sie können ebenfalls den Kreislauf der Zeit und die grenzenlose Unendlichkeit symbolisieren.

Die Empfindung des Schwebens kann einem Drogenrausch ähneln und mit Bindungslosigkeit gekoppelt sein, die sich als Vergesslichkeit, geistige Abwesenheit und die Angst vor dem Auseinanderfallen der Umwelt ausdrückt.

Falco gehört zu den Mitteln, die von Polaritäten beherrscht werden. In dieser Beziehung können ihm nur *Lac caninum* und *Anacardium* das Wasser reichen. Eine Polarität ist die Koexistenz von gegensätzlichen Gedanken, Vorstellungen, Empfindungen oder Symptomen. Sie wird oft mit dem Kreislauf aus Schwäche, Kompensation und Dekompensation verwechselt, dem unser Umgang mit dem Leben und der Welt unterworfen ist, doch eine Polarität ist etwas ganz anderes. Polaritäten sind gleichzeitig vorhanden oder nicht vorhanden, es sind keine Reaktionen. So will der Mensch, der *Falco* braucht, gleichzeitig im Mittelpunkt stehen und nicht wahrgenommen werden. Sie will Teil der Gruppe und allein sein. Sie hat ein Verlangen nach Sex und lehnt ihn ab. Er hat Hunger, doch Essen verursacht ihm Übelkeit. Abwechselnde Symptome sind sehr oft Polaritäten, und *Falco* hat viele einander abwechselnde Symptome, sowohl physische als auch Gemütssymptome. Kennzeichnend für dieses Mittel ist ein sanfter Wechsel: Die Gefühle oder Symptome kommen und gehen in Wellen, die sanft bis zum Höhepunkt ansteigen und dann wieder nachlassen.

Wie Horus hat auch *Falco* eine besondere Beziehung zu Kindern und zur Kindheit. Er zeigt ein kindliches Verhalten, einen sorglosen Mangel an Verantwortung. Es finden sich hier eine kindliche Unschuld, Vertrauen und Verwundbarkeit, dazu Furcht und Ängste, das Gefühl, leicht verletzt werden zu können und dass etwas passieren werde. Von noch größerer Bedeutung aber ist wohl das Bedürfnis, sich um Kinder und Schwache zu kümmern. Die Prüfer fühlten sich von schutzlosen Menschen angezogen, wollten Kontakt zu ihnen finden und sie beschützen. Ein ähnliches Gefühl besteht gegenüber der Welt und insbesondere der natürlichen Umwelt. Der Wanderfalke hat eine zentrale Rolle bei der Entdeckung der Gefahren der Umweltverschmutzung und des Einsatzes von Pestiziden gespielt, und das Mittel hat Angst vor Verunreinigung und Vergiftung. Es ist empört darüber, wie die Menschen mit der Umwelt umgehen, und es möchte alles tun, um die Umwelt zu schützen.

Falco ist eines der mitfühlendsten und empfindsamsten Mittel. Es kann hellsichtig sein – weniger in Bezug auf kommende Ereignisse, als auf das, was andere sagen oder tun werden. Es weiß nicht nur, was andere fühlen, sondern fühlt es selbst. Es erträgt keine Grausamkeit und Aggression. Es nimmt den Schmerz anderer in sich auf. Diese intuitive Empathie macht ihm das Leben schwer und ist einer der Gründe dafür, dass der Zorn und die Emotionen dieser Menschen sich gegen sie selbst kehren. Ihr Mitgefühl gehört nicht nur Einzelnen, sondern der ganzen Gesellschaft. Mehrere Prüfer fühlten den Schmerz und die Armut der weniger begünstigten sozialen Schichten mit.

Die Fingernägel sind ein wichtiger Indikator für dieses Mittel: Mehrere Prüfer bemerkten, dass ihre Nägel fest und stark wurden und schneller wuchsen, und diese Eigentümlichkeit wurde durch die klinische Erfahrung eindeutig bestätigt.

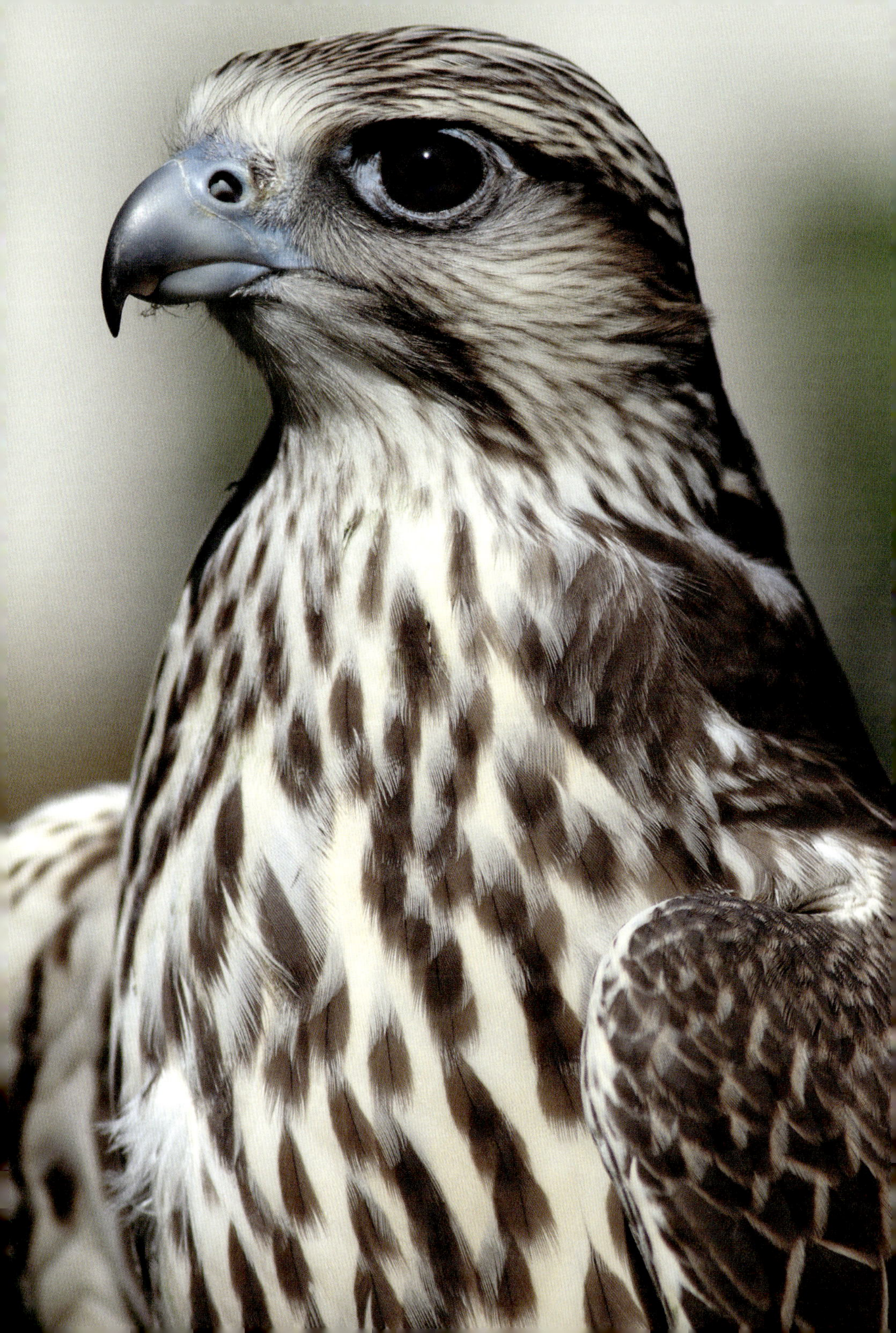

FALCO CHERRUG
Würgfalke

Der Würgfalke ist eng mit dem Wanderfalken verwandt, eng genug, um sich problemlos mit ihm paaren zu können. Shore betrachtet diese beiden Falken in seinem Buch gemeinsam und unterscheidet nicht zwischen ihnen. Obwohl sich die Mittelbilder im Kern sehr ähnlich sind und die Probleme mehr oder weniger die gleichen, lassen sich deutliche Unterschiede in der Betonung erkennen. Nach meiner eigenen Erfahrung sind sie nicht austauschbar. Patienten, deren Beschwerden von einem davon kaum beeinflusst wurden, sprachen hervorragend auf das andere an. Daher halte ich es für wichtig, zwischen beiden Mitteln zu unterscheiden.

Der Würgfalke ist ein orientalischer Falke, der von den Kreuzrittern nach Westeuropa mitgebracht wurde. Er ist größer, langsamer, wendiger und robuster als der Wanderfalke. Er ist besser darin, seine Beute auf dem Boden zu schlagen, während ihm in der Luft der Wanderfalke überlegen ist. Die Federn des Wanderfalken sind fragil, die des Würgfalken kräftiger und weniger brüchig. Aus diesem Grund sind Würgfalken und Würgfalkenhybriden in der Falknerei sehr gefragt. Das Mittel wurde als Trituration 1996 von Elisabeth Schulz geprüft.

Der Gesamtunterschied zwischen beiden Arten lässt sich dahingehend zusammenfassen, dass der Würgfalke eine eher maskuline und der Wanderfalke eine eher feminine Variante des Falken darstellt. Am deutlichsten ist das daran zu erkennen, dass der Würgfalke weniger als der Wanderfalke dazu neigt, sich in sich selbst zurückzuziehen. Zorn wird hier viel leichter ausgedrückt als unterdrückt. Der Würgfalke kümmert sich nicht so sehr um

Gefühle. Beim Wanderfalken äußern sich Verbundenheit und Empathie durch Emotionen und Gefühle; beim Würgfalken verzerren und blockieren die Emotionen die Wahrnehmung. Er ist mehr an Wissen als an Emotionen interessiert. Es zeigt sich hier eine unglaubliche Sehnsucht zu wissen, was hinter allem steckt, wie alles auf der Erde miteinander verbunden und verwoben ist. Sinnbildlich steht das vielleicht für die Fähigkeit, im hellen Tageslicht die Sterne zu sehen, und das unterscheidet sich ein wenig von der Weltsicht des Wanderfalken. Die Sehkraft des Wanderfalken kann sich zwar verschlechtern, ist im Allgemeinen aber viel besser und klarer, während sie sich beim Würgfalken meist nur verschlechtert. Gott ist wichtig für dieses Mittel, und möglicherweise soll das ersehnte Wissen den Geist Gottes enthüllen, der das Universum ausfüllt.

Würgfalken werden durch Widerstände und Herausforderungen eher stärker, als sich davon in die Knie zwingen zu lassen. Sie lassen sich von den Stürmen des Lebens tragen. Sie sind geradliniger. Wellen und Kreise fehlen zwar auch bei *Falco cherrug* nicht, haben hier aber nicht die übermächtige Bedeutung wie bei *F. peregrinus*.

Sucht ist ein bedeutsames Thema dieses Mittels. Der Wanderfalke bewältigt seine Gefühle der Gefangenschaft und Ohnmacht bevorzugt durch selbstverletzendes Verhalten wie Ritzen und Essstörungen, wie Bulimie und Anorexie. Der Würgfalke wird eher süchtig nach betäubenden und anästhesierenden Substanzen. Der Wanderfalke findet seine Betäubung in sich selbst, der Würgfalke muss sie sich von außen zuführen. Sucht ist auch ein Weg, Aggressionen zu verbergen und zu unterdrücken. Das wichtigste Suchtmittel ist wahrscheinlich Alkohol, doch auch Opiate wurden in der Prüfung erwähnt. Eine weitere Möglichkeit, Probleme zu bewältigen, bietet die Arbeitssucht. Die Sexualität ist für den Würgfalken ebenso problematisch wie für den Wanderfalken, doch auf andere Weise. Beim Würgfalken ist es eine Sucht, eine Aktivität und ein Mittel zur Zerstreuung. Der Wanderfalke empfindet sie mehr als Erniedrigung, als etwas, was ihm von anderen oder von der Natur selbst aufgezwungen wird. Ähnlich wie die Arbeitssucht können Geschwindigkeit und Gefahr zu Betäubungsmitteln werden. Das kann bis hin zum Perfektionismus gehen, zum Wunsch nach Makellosigkeit oder zu einer zwanghaften Einstellung zu Geld und Materialismus. Die markanteste Sucht ist die Sucht, gebraucht zu werden. Die Bemühung, von anderen gebraucht zu werden, lenkt ab und erhöht das Selbstwertgefühl. Das Endstadium ist bei beiden Mitteln eine ganz ähnliche Lähmung.

Würgfalken wollen viel aktiver sein als Wanderfalken. Ein eingesperrter Wanderfalke sitzt still, doch der Würgfalke läuft ruhelos auf und ab. Die Schmerzen in den Extremitäten konzentrieren sich beim Würgfalken auf den rechten Arm, den Körperteil, mit dem wir handeln. Der Würgfalke wird eher eine arrogante Haltung einnehmen, als Demütigungen zu akzeptieren wie der Wanderfalke.

Wie der Name nahelegt, sind Nacken und Hals beim Würgfalken viel anfälliger als beim Wanderfalken, der die stärkste Affinität zum Bauch zeigt. Dennoch sind auch durchbohrende Schmerzen in Magen und Leber charakteristisch. Das starke Ausdrucksverlangen des Würgfalken bezieht sich auf das Musizieren und das Singen.

Akzeptanz und Resignation sind bei beiden Mitteln wichtige Themen, zeigen jedoch bei jedem eine etwas andere Note. Die Akzeptanz ihres Schicksals ist bei den Wanderfalken eine Folge der Verzweiflung. Für den Würgfalken sind Resignation und Akzeptanz ein positiver Akt: Er akzeptiert, was ist, und schickt sich drein, um aus dieser Erfahrung etwas zu lernen. So ist er beispielsweise erst dann in der Lage, Wissen zu erwerben, wenn er akzeptiert, dass er nichts weiß.

Die Bedeutung von Kindern und der Wunsch, Kinder zu beschützen und zu umsorgen, ist bei beiden Mitteln ähnlich ausgeprägt. Beim Würgfalken trat das Thema verlassener Kinder stark zu Tage. Auch Kummer spielt hier eine andere Rolle als beim Wanderfalken. Beide vereinen sich im Thema des Waisen, einem Kind, das seine Eltern verloren hat.

Juckreiz und Ameisenlaufen sind beim Würgfalken stärker ausgeprägt, besonders an der Kopfhaut. Eine weitere Affinität hat das Mittel zu den Venen, mit besonders schmerzenden Krampfadern.

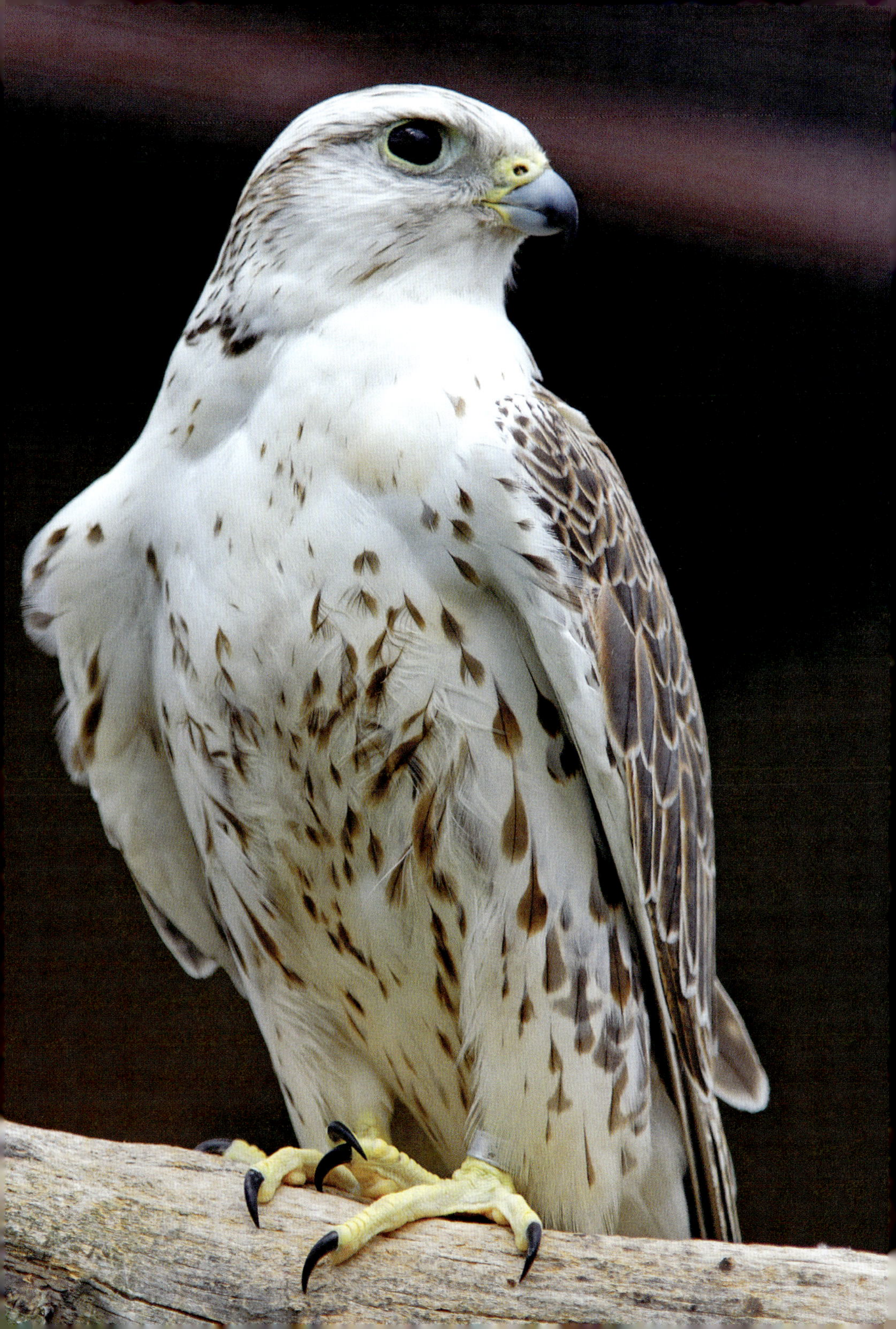

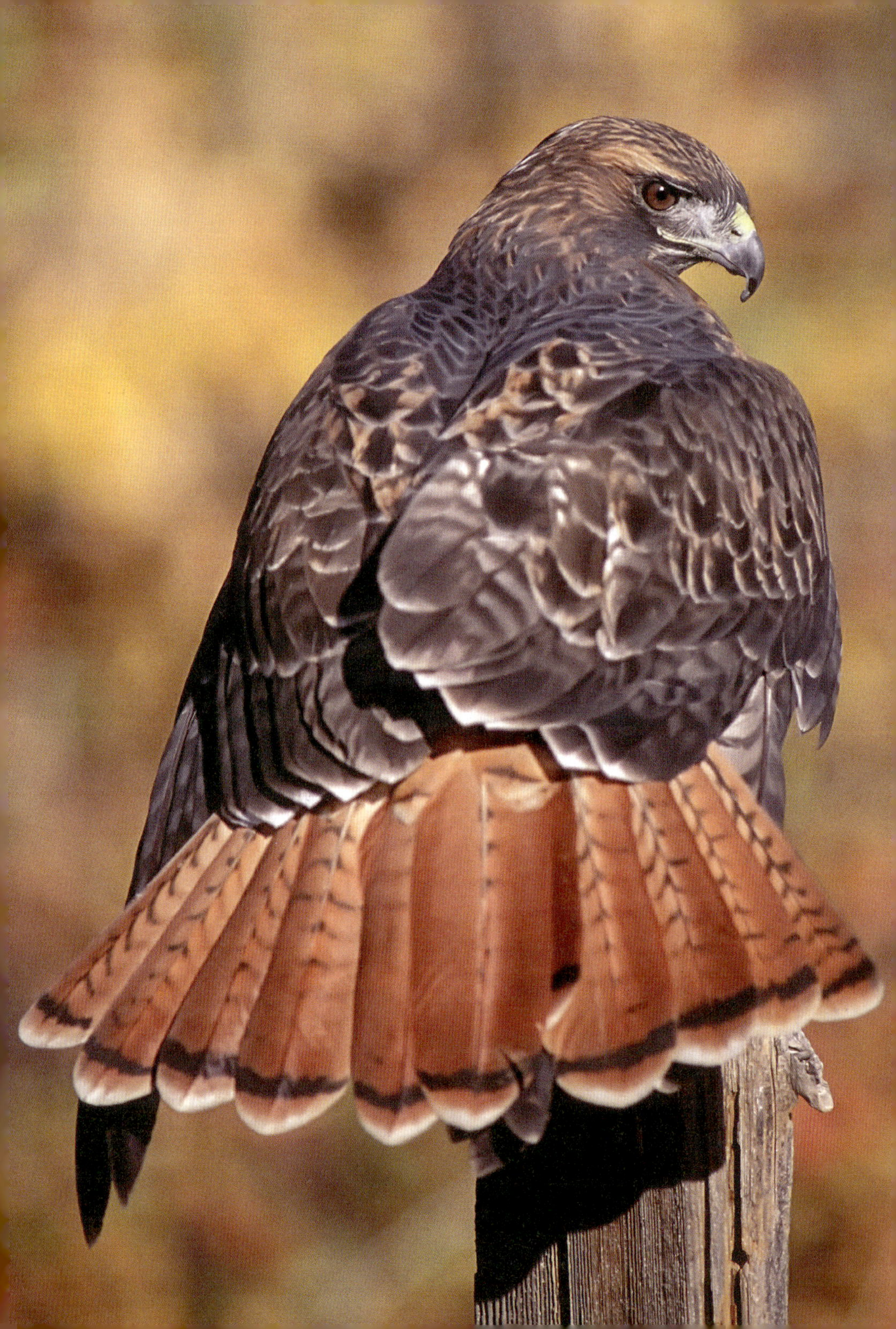

BUTEO JAMAICENSIS
Rotschwanzbussard

Der Rotschwanzbussard ist ein verbreiteter Greifvogel, der in ganz Nord- und Mittelamerika vorkommt. Er besetzt dort dieselbe Nische wie der Mäusebussard (*Buteo buteo*) in der Alten Welt. Die Populationen in Kanada und Alaska ziehen für einige Monate in den Süden, doch der Rest bleibt zumeist das ganze Jahr über am selben Ort. Der Rotschwanzbussard hat von den Veränderungen profitiert, die die europäische Kolonisierung von Amerika mit sich brachte. Die Abholzung der Wälder im Osten verschaffte ihm mehr offene Jagdflächen, und die Baumpflanzungen im Westen boten ihm die benötigten Nistplätze. Die Telegrafenmasten entlang der Highways und Eisenbahnlinien eignen sich hervorragend als Hochsitze. Rotschwanzbussarde jagen Kleinsäuger wie Wühlmäuse und Kaninchen, Vögel und Reptilien. Die Jungvögel, die die Jagd erst erlernen, entwickeln oft eine Vorliebe für das leicht zu jagende Hausgeflügel, weshalb der Vogel auch als Hühnerbussard bekannt wurde. Es ist der am häufigsten anzutreffende Vogel in der nordamerikanischen Falknerei, wo er oftmals im ersten Lebensjahr wild eingefangen wird. Der Vogel hat einen auffällig krächzenden Ruf, der mit einer Dampfpfeife verglichen werden kann. Hollywood hat diesen Ton so oft verwendet, dass er heute zum typischen Klang der Wildnis geworden ist.

Das Mittel wurde mehrere Male von Jonathan Shore geprüft. Das Mittelbild weist eine grundlegende Ähnlichkeit mit dem der Falken auf. Es enthält die Empfindung des Schwebens und Fliegens und den Wunsch nach Freiheit, und all das ist hier genauso extrem ausgeprägt wie bei den Falken. Einschränkung erzeugt Angst. Das gilt auch für den Wanderfalken, ist jedoch beim Rotschwanzbussard noch stärker.

Die Freiheit, die man in der Bewegung findet, beim Autofahren und insbesondere beim schnellen Radfahren, ist ähnlich wichtig wie Desorientierung und Verwirrung oder das Symptom, dass vertraute Straßen nicht wiedererkannt werden. Diese Verwirrung und andere Symptome verschlimmern sich im Dunkeln. In der Wildnis besteht eine gewisse Feindschaft zwischen dem Bussard und der Waldohreule; beide teilen sich oft dasselbe Revier. Der Bussard ist tagaktiv und die Eule nachtaktiv, doch in der Dämmerung dazwischen werden sie zu Konkurrenten. Revierstreitigkeiten spielen beim Rotschwanzbussard eine viel wichtigere Rolle als bei den Falken.

Auch die Schmerzen in der rechten Schulter ähneln denen der Falken, doch das Mittel hat auch ausgeprägte Schmerzen in der rechten Hüfte, die mit dem Vorwärtsschreiten, der Übernahme einer neuen Funktion oder eines neuen Platzes in der Welt assoziiert wurden.

Die Sehkraft kann geschärft sein, ist jedoch meistens verschlechtert, was von Schmerzen in den Augen und im Augenbereich begleitet wird. Die Schmerzen sind durchbohrend oder brennend. Das Mittel zeigt die Sensibilität der Vögel und besonders der Greifvögel, was so beschrieben wird, als nähme es die Stimulationen und Eindrücke der Außenwelt mit seinem ganzen Körper auf.

Die Einstellung zum Alleinsein hat eine etwas andere Note. Dem Rotschwanzbussard schenkt das Alleinsein Ruhe und Frieden, eine Erlösung von Verpflichtungen und Aktivitäten. Er hat das Verlangen, sich von den Aktivitäten und der Geschäftigkeit der Welt zu distanzieren und vor allem, darüber zu stehen und sie zu beobachten, ohne sich hineinziehen zu lassen. Er sehnt sich nach seinem

Eigenraum, in dem ihn niemand stören kann. Er möchte sich von den Menschen fernhalten, um nicht mit ihnen interagieren zu müssen. Er möchte auf Distanz zu den Menschen gehen, um nicht in deren Angelegenheiten verwickelt zu werden. Sie wollte allein bleiben und von anderen nicht gestört werden.

Sie fühlt sich wie eine Fremde unter Menschen, die ihr normalerweise sehr nahe stehen. Sie fühlt sich nicht mehr in der Lage, Gespräche zu führen. Extreme Empfindlichkeit gegen Geräusche mit geschärftem Gehör. Sie nahm die Energien der anderen intensiver wahr.

Die Beziehung zum Göttlichen ist eine andere. Beim Wanderfalken umfasst Gott ein Gefühl. Beim Würgfalken hat er mit Wissen zu tun. Dem Rotschwanzbussard schenkt er Ruhe und Frieden. Das Göttliche schenkt ihm eine Ruhe, die sich als vollkommenes Glück und Frieden manifestiert.

Buteo zeigt viel Zorn und Reizbarkeit. Beides entsteht aus dem Gefühl, ausgeschlossen zu sein, sowie aus dem Druck und den Pflichten der Gesellschaft. Sie unterdrückt ihren Zorn auf Menschen, die sie verletzt haben, weil sie sich verpflichtet fühlt, sie nicht zu verletzen. Gegenüber Menschen hingegen, für die sie sich nicht verantwortlich fühlt, kann sie sehr aggressiv werden, wobei sie flucht und schreit.

Größenwahn und Geldverschwendung finden sich hier ebenso wie bei den Falken. *Buteo* fühlt sich außerdem stark und mächtig und im Stande, Großes zu bewirken. Sie hat die Kraft einer Amazone.

Es besteht das Bedürfnis, seinen Instinkten zu folgen und sich eher instinktiv als analytisch zu verhalten. Das ist jedoch nicht derselbe Konflikt zwischen Macht und Instinkt wie beim Wanderfalken.

Wichtig ist die allen Vögeln gemeinsame nervöse Energie. Sie bringt diese Menschen auf Touren, doch sie hat oft kein Ziel und verwandelt sich dann in Angst. Besondere Angst haben sie um Familie und Kinder, aber auch um Schwangerschaft und Geburt und um sich selbst. Sie hat das Gefühl, alles könne plötzlich ausgelöscht werden.

Der deutlichste Konflikt besteht beim Rotschwanzbussard zwischen Bindung und Freiheit.

Es herrscht ein Konflikt zwischen persönlicher Freiheit und sozialen Verpflichtungen. Die Erwachsenen haben ihre Lebensfreude verloren. Wir verkaufen unsere kindliche Freiheit, um Normen und Ansprüchen zu genügen.

Man hat das Gefühl, anderen zur Last zu fallen, und Angst, sich anderen aufzudrängen. Ständig ist man damit beschäftigt, die Probleme anderer Leute zu lösen. Es ist ein Konflikt zwischen der Befriedigung des eigenen Freiheitsbedürfnisses und der Bedürfnisse anderer.

Kinder und Kinderbetreuung liegen diesen Menschen sehr am Herzen, besonders wenn es sich um kranke, behinderte, vernachlässigte, entführte, misshandelte und missbrauchte Kinder handelt. Sie träumen, Kinder oder Pflanzen vergessen zu haben, um die sie meinen, sich kümmern zu müssen. Die Verantwortung, vor allem für Kinder und Behinderte, ist das, was Menschen einschränkt, die *Buteo jamaicensis* brauchen.

Der Rotschwanzbussard ist wahrscheinlich das Mittel, das am eindrücklichsten demonstriert, dass das, was uns gefangen hält und einschränkt, dasselbe ist, was uns frei macht. Einschränkend ist die Verantwortung, während Liebe und Fürsorge den schöpferischen Selbstausdruck ermöglichen. Diese Menschen sind eine Quelle der natürlichen Liebe, der natürlichen Fürsorge für andere, für Kinder und Behinderte. Sie haben ein tiefes und mitfühlendes Verständnis für die kindliche Seele und dafür, wie es sich anfühlt, behindert zu sein. Bei ihrer Mittelprüfung konnte Elisabeth Schulz nachverfolgen, wie Verantwortung Spontaneität und Kreativität zerstören konnte, wenn sie über die Freiheit gestellt wurde. Wird die Freiheit jedoch als ursprüngliches Bedürfnis anerkannt und räumt man ihr die Priorität ein, dann wird Pflichterfüllung zu einem schöpferischen und expressiven Akt.

Die Pflicht, sich um die Familie zu kümmern, führt oftmals zu Groll gegen den Partner, der sich dafür nicht im selben Maße verantwortlich fühlt. Sie ist enttäuscht und gereizt, weil ihr Partner sich nicht um sie kümmert. Sie fühlt sich verlassen und vernachlässigt. Sie glaubt, es werde als selbstverständlich hingenommen, dass sie die ganze Arbeit allein macht, ihre Gastfreundschaft werde missbraucht.

Ernährung ist ein wichtiges Thema dieses Mittels. Es ist ständig damit beschäftigt, zu essen und Nahrung zu suchen. Es finden sich nicht nur der für Vögel typische Appetit und das Bedürfnis zu essen – auch ein möglicher Nahrungsmangel ist ebenso von Bedeutung, wie die Notwendigkeit, die Familie mit genügend Nahrung zu versorgen. Es gibt Träume, in denen Essen geteilt wird. Dieser Kampf um die Nahrungsversorgung kann zum Brennpunkt des allgemeinen Unbehagens werden. Die Patientinnen sagen oft von sich selbst, sie seien an den Herd gebunden oder an die Küchenspüle gefesselt.

Die wichtigsten Bindungen bei diesem Mittel bestehen zu Frauen: Müttern, Töchtern und Schwestern. Wie bei vielen Vogelmitteln ist der Menstruationszyklus gestört, mit vorzeitigen und schweren Monatsblutungen und mit Schmerzen in Bauch und Rücken.

Die Schmerzen sind dumpf und durchbohrend und treten in vielen Regionen auf, vor allem in den Brüsten. Ein Bild, das in der Prüfung auftauchte, war eine Frau in der Kiste eines Zauberkünstlers, die mit Schwertern durchbohrt wurde. Träume handeln davon, angegriffen oder mit Messern bedroht zu werden.

Besondere Aufmerksamkeit gilt der persönlichen Hygiene, dem Waschen und Reinigen, vor allem der Zehen- und Fingernägel.

Das Mittel weist eine Periodizität auf, in erster Linie in Form von abwechselnden Tagen: Ein Tag ist gut, der nächste schlecht.

Im Vordergrund steht die Leber, mit Schmerzen und Gelbsucht. Stark vertreten sind Halsentzündungen und Infektionen der oberen Atemwege. Diese Infektionen setzen sich dort fest. Sie breiten sich nicht in den Kopf oder ins Innere der Lunge aus, wie es bei solchen Infektionen normalerweise der Fall ist.

Es lässt sich eine Beziehung zwischen *Buteo jamaicensis*, dem Hühnerbussard, und *Gallus gallus*, dem Huhn, ausmachen, die viel Ähnlichkeit mit der Beziehung zwischen *Falco peregrinus*, dem Wanderfalken, und *Columba*, der Taube, hat. Beide Mittel können leicht miteinander verwechselt werden. Bei beiden wird die Freiheit eingeschränkt, weil sie für andere sorgen müssen, vor allem für ihre Familien. Bei *Gallus* ist es die stumpfsinnige Routine ihrer Pflichten, während bei *Buteo* die Pflichten eher Kreativität und Ausdruck einschränken. Eine weitere auffällige Unterscheidung muss zu *Sepia* vorgenommen werden. *Sepia* wird von ihren Pflichten an der Aktivität gehindert, was zur Stagnation führt. Hier handelt es sich mehr um eine physische Einschränkung, die eine physische Reaktion hervorruft. Beim Rotschwanzbussard läuft dieser Prozess eher auf einer metaphysischen Ebene ab.

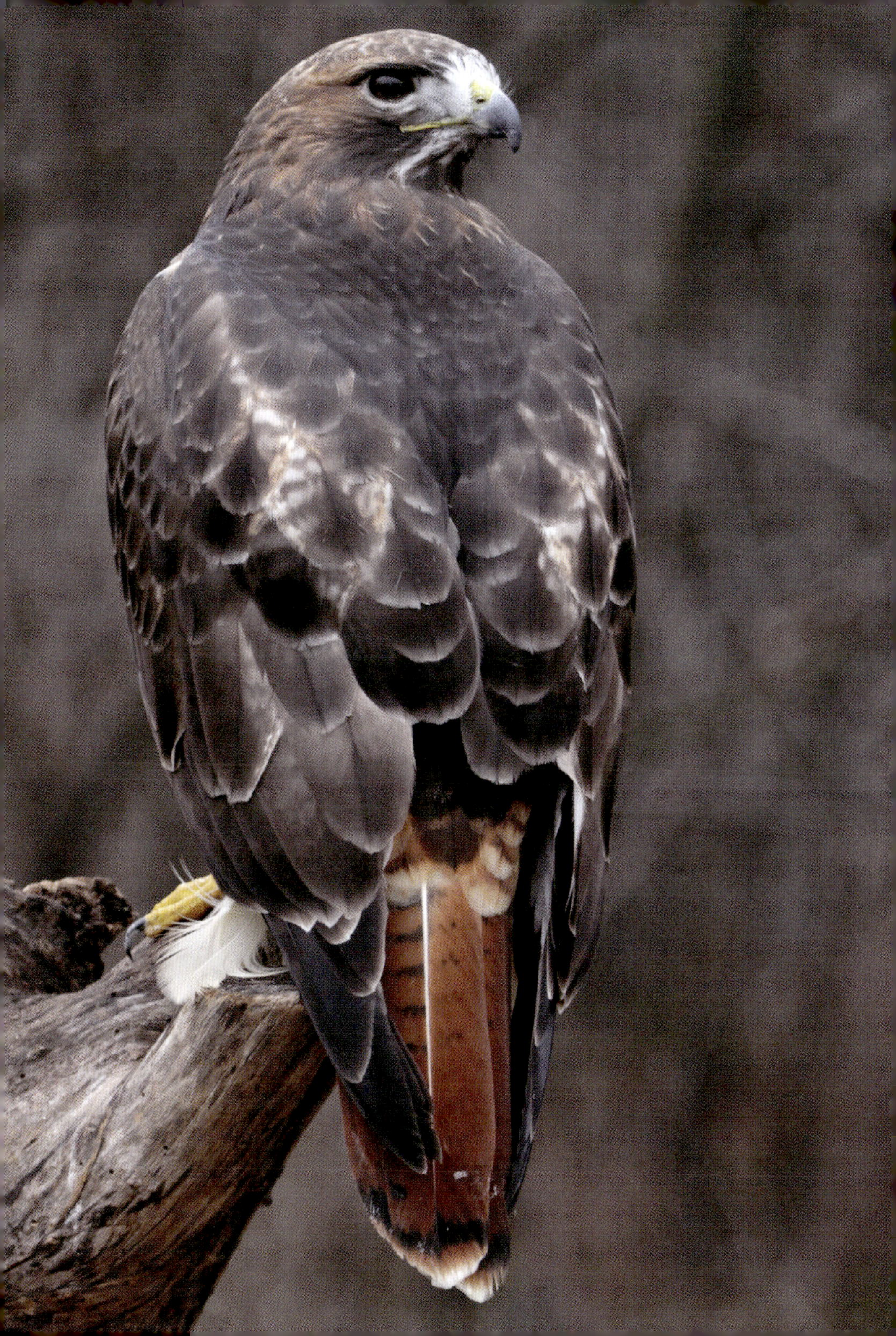

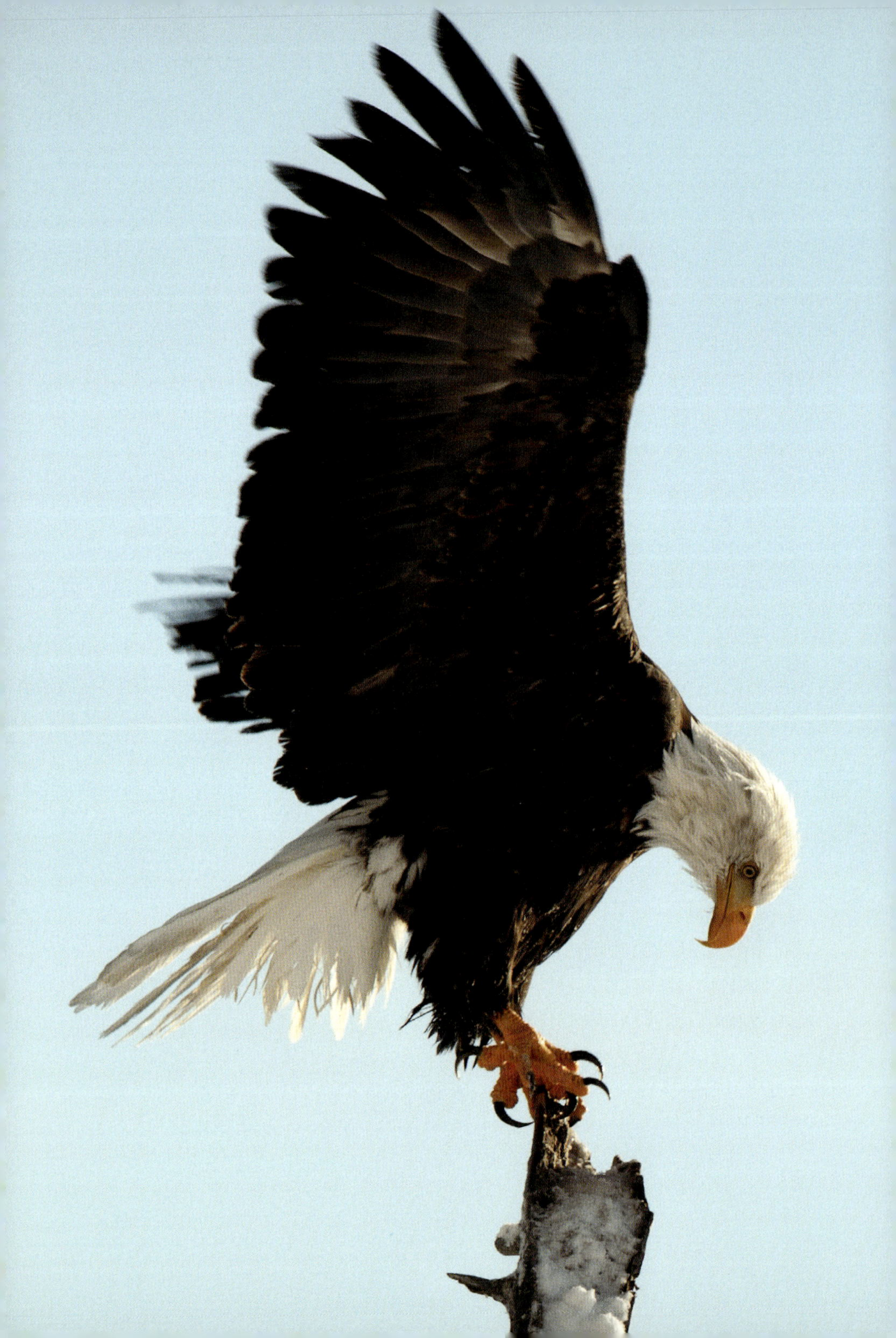

HALIAEETUS LEUCOCEPHALUS
Weißkopfseeadler

Der Weißkopfseeadler ist ein prachtvoller Greifvogel, der in ganz Nordamerika in der Nähe großer Gewässer lebt. Er ernährt sich von Fischen, auf die er herabschießt und die er mit seinen Fängen ergreift. Er ist jedoch ein opportunistischer Fresser, der auch mit Aas oder Beute vorlieb nimmt, die er kleineren Raubtieren entreißt. Wenn er hoch in den Lüften schwebt, bietet er einen wahrhaft majestätischen Anblick. Mit dem Abflug klappt es aber weniger gut; er braucht Thermik, um eine gewisse Flughöhe zu erreichen. Er baut ein enormes Nest, das er jedes Jahr erweitert. Es kann bis zu 4 Metern tief und 2,50 Metern breit werden und bis zu einer Tonne wiegen. Normalerweise ist er monogam. Während der Paarungszeit kommt es zu eindrucksvollen Balzflügen. Dabei fliegen die Partner hoch in die Luft, packen sich gegenseitig bei den Fängen und trudeln so zusammen in die Tiefe. Obwohl das Weibchen mehr als nur ein Ei legen kann, wird meistens nur das erste Küken versorgt und aufgezogen. Der Weißkopfseeadler ist sehr empfindlich gegen menschliche Aktivitäten und hält sich in der Regel fern von Siedlungsgebieten. Wird es gestört, verlässt das Paar oft sein Nest und die Jungvögel. Diese Vögel sind scheu. In Gefangenschaft können sie zwar ein hohes Alter von bis zu 50 Jahren erreichen, werden dann aber gewöhnlich nicht mehr brüten.

In der Mythologie der nordamerikanischen Indianer ist er ein Vogel von großer Macht und Weisheit, der die Kluft zwischen dieser Welt und der Welt der Geister überbrücken kann. Das Mittel wurde schon oftmals mit Erfolg Menschen verschrieben, die indianische

Vorfahren haben oder ihrem Aussehen nach zu haben scheinen. Berühmt wurde der Weißkopfseeadler als Wappenvogel der Vereinigten Staaten. Benjamin Franklin war gegen diese Entscheidung, weil er ihn für einen faulen Schnorrer hielt. Er meinte – wahrscheinlich ironisch –, da sei der Truthahn die edlere und passendere Wahl. Das Bild des Weißkopfseeadlers schmückt Münzen und Siegel. Auf dem Siegel des Präsidenten der USA hält er dreizehn Pfeile in seiner linken Klaue und einen dreizehnblättrigen Olivenzweig in der rechten. Die Verknüpfung mit Frieden und Krieg findet sich in der ursprünglichen amerikanischen Ikonografie, und das Adlersymbol fand in den kriegerischen Imperien von Rom und von Napoleon Verwendung. Außerhalb von Alaska galt diese Art eine Zeitlang als gefährdet, zahlreiche Populationen haben sich jedoch rasch erholt und werden nicht mehr als gefährdet eingestuft, stehen jedoch immer noch unter Naturschutz.

Haliaeetus leucocephalus war eines der ersten geprüften Vogelmittel. Die Prüfung wurde 1996 von Jeremy Sherr durchgeführt. Da es das erste Vogelmittel war, das in größerem Maßstab veröffentlicht wurde, nahm man an, dass viele seiner Eigenschaften, die allen Raubvögeln und den Vögeln im Allgemeinen gemeinsam sind, eigentümlich für den Adler seien oder gar für diesen speziellen Vogel, der eine Schussverletzung im rechten Fuß und Flügel hatte. Das Mittel scheint tatsächlich bei Krankheitsbildern zu helfen, deren Ätiologie eine Verletzung ist oder bei denen der Patient sich verletzt oder verwundet fühlt. Es besteht auch eine Beziehung zu Katastrophen, insbesondere zu Flugzeugabstürzen. Ob das eine Anfälligkeit der ganzen Art ist oder sich nur auf diesen besonderen Vogel bezieht, ist nicht bekannt. Davon abgesehen, ergab die Prüfung ein klares und charakteristisches Symptombild.

Die Empfindungen der Leichtigkeit, des Fliegens und Schwebens sind hier ebenso stark oder vielleicht noch stärker ausgeprägt als bei den anderen Vogelmitteln. Die anderen Aspekte der Vogelmittel, die diesen Empfindungen entsprechen, sind ebenfalls stark vertreten. Sie fühlt sich erhoben, eins mit dem Universum. Es findet sich viel Energie, vor allem die für Vögel typische nervöse Energie. Das Mittel weist auch die übliche Sanges- und Tanzlust auf, aber wahrscheinlich weniger Kindlichkeit und kindliches Verhalten, als man erwarten könnte. Der Weißkopfseeadler ist eines der freudloseren Vogelmittel, das weniger Verspieltheit zeigt, obwohl auch die vorhanden ist.

Die Eigentümlichkeit, die am Weißkopfseeadler sofort auffällt, ist die Zahl Zwei. Alles kommt paarweise und wird doppelt getan. Eine weitere Manifestation dieses Phänomens sind Zwillinge, und es treten Träume von Zwillingen auf.

Die Gerade war bei der Prüfung ebenfalls von großer Bedeutung. Es waren jedoch nicht einfach Geraden, sondern Parallelen. Mehrmals tauchten Eisenbahngleise auf und auch die Grenze zwischen den USA und Kanada, der 49. Breitengrad, sowie zwischen den USA und Mexiko. Eine Parallele besteht definitionsgemäß aus zwei Geraden, die sich niemals berühren. Zentral für das Mittel ist die Idee der Parallelwelten, zweier Welten, die nebeneinander existieren, sich aber nie begegnen. Sudhir Baldota erzählte von einem Patienten, der Mark Twain zitierte: „Osten ist Osten, und Westen ist Westen. Die beiden werden nie zueinander finden.“ Es geht um zwei verschiedene Bereiche, die voneinander getrennt sind, und das Besondere an einem Menschen, der *Haliaeetus leucocephalus* braucht, ist seine Fähigkeit, auf beiden Seiten des Zauns zu stehen. Der Patient hat das Gefühl, ein Übersetzer zwischen zwei Welten zu sein, die nie zueinander finden. Seine Freiheit ist die Freiheit, sich zwischen parallelen Welten bewegen zu können und nicht in einer davon stecken zu bleiben wie der Rest der Bevölkerung. Eine davon ist die Welt der Realität, des täglichen Lebens. Die andere ist weniger klar definiert. Es ist eine spirituelle Welt; das kann die Traumwelt sein oder ein Ort der Meditation. Jedenfalls scheint es nicht die Welt der Verstorbenen zu sein, da es wenig Hinweise auf Geister oder Gespenster oder Kontakt zu Toten gab.

Es muss betont werden, dass sich das sehr von der Polarität unterscheidet, die bei *Falco peregrinus* so ausgeprägt ist. Beim Wanderfalken existieren zwei verschiedene und unvereinbare Dinge am selben Ort und zur selben Zeit, und der Patient muss eine Lösung dafür finden, wie sie koexistieren können. Beim Adler können diese beiden Dinge nie zugleich zur selben Zeit am selben Ort sein. Sie können sich nie begegnen, aber der Patient braucht die Freiheit, zwischen ihnen hin und her zu wandern.

Meditation war für die Prüfer etwas Beeindruckendes. Sie entführte sie in eine andere Wirklichkeit, und die Rückkehr zur Realität war ebenso beeindruckend. Kribbeln in den Händen, wie bei der Rückkehr aus einer Meditation in die Realität, der Rückkehr von irgendwo da draußen.

Die Prüfer fanden, dass sie besser in der Lage waren, zwei verschiedene und einander entgegengesetzte Meinungen zu haben, zu akzeptieren oder sie sich einfach anzuhören. Es ging weniger darum, ob sie richtig oder falsch seien – es gab sie einfach. Eine Prüferin sagte, sie habe sich weniger über entgegengesetzte Meinungen geärgert.

Sexualität ist ein Beispiel dafür, wie diese Parallelität sich manifestieren kann. Eine Prüferin ging mit einem katholischen Priester aus. Eine andere bezeichnete sich selbst als sexuelle Nonne. Dahinter stand die Idee, dass Sexualität und Spiritualität zwei unvereinbare Welten seien, zwischen denen der Adler-Patient hin und her wandern und einen Dialog eröffnen kann. Wenn er es nicht schafft, zu übersetzen und diesen Dialog zu eröffnen, kann es keine Vollkommenheit geben. Dann wird das Thema zu einer der endlosen Erfahrungen, die nie kulminieren und nie abgeschlossen werden können, und das endet in endloser Frustration. Man träumt von permanenter sexueller Erregung, die nie befriedigt wird. Auch die Einstellung zum Partner spiegelt dieses Thema wider. Es besteht das Verlangen nach einem Kameraden, einem Parallelmenschen. Auch das zeigt wieder den Unterschied zwischen *Falco* und *Haliaeetus*. Bei *Falco* gibt es sowohl die Einheit der Gemeinschaft als auch die Zweiheit der Individualität, und die müssen miteinander koexistieren, was aber nicht möglich ist, da beide unvereinbar sind. Der Patient sucht die ganze Zeit nach einer Lösung für dieses Paradoxon. Beim Adler begegnen sich beide nie. Es sind getrennte Welten, und Partnerschaft beruht auf einem freien Kontakt und einer problemlosen Kommunikation zwischen zwei Menschen, deren innere Welten nie zueinander finden.

Zeit ist ein weiteres Beispiel dafür. Vergangenheit und Zukunft gehen ihre eigenen Wege und können sich nie begegnen. Die Gegenwart ist der Raum dazwischen, der sie voneinander trennt. Wenn alles gut läuft, besteht eine Kommunikation zwischen beiden. Vergangenheit und Zukunft fallen in der Gegenwart zusammen, und alles existiert im Augenblick. Jeder Augenblick ist eine Ewigkeit, die Vergangenheit und Zukunft enthält.

Im pathologischen Zustand, in dem wir unsere Patienten antreffen, finden wir natürlich keine Freiheit in Bewegung, Kontakt oder Kommunikation, wie sie zwischen den Parallelwelten bestehen sollte. Auch diese Situation wurde in der Prüfung mit aller Deutlichkeit herausgearbeitet. Wenn die beiden Welten nicht in Verbindung miteinander stehen, kann sich der Zwischenraum zwischen ihnen nicht halten. Bei *Falco* entsteht daraus Chaos. Wie Yeats sagte: „Die Welt zerfällt, die Mitte hält nicht mehr“ – alles gerät außer Kontrolle. Beim Adler beginnt der Raum zwischen den Parallelen zu zerbrechen. Der Zusammenbruch zeigt sich als Riss oder Spalte, die länger und tiefer wird. Die Sprache, mit der in der Prüfung dieses

Zerbrechen beschrieben wurde, ist ebenfalls sehr aussagekräftig. Es wird als ein Riss an den Toren der Hölle, als ein Abgrund beschrieben. Das ganze Universum ist geborsten und nicht länger eins.

Dieses Zerbersten und Splittern manifestiert sich physisch als Risse in Haut und Lippen. Der Rücken fühlt sich wie gespalten und auseinandergerissen an. Sie hat das Gefühl, als sei sie gespalten und ihre linke Seite zerfetzt.

Zu sehen ist das auch am Gemütszustand in dem Gefühl, als spalte sich eine andere Persönlichkeit ab. Es zeigen sich fragmentierte Persönlichkeiten. Der Falke verspürt in sich etwas, was die Kontrolle über ihn übernehmen will. Beim Adler ist das jemand im Inneren, der zu entfliehen versucht, und der ein Teil von ihm ist oder sein sollte.

Das Zerbrechen äußert sich auch als Destruktivität. Sie möchte sich selbst zerstören und schadet sich aktiv selbst. Das kann sich besonders zerstörerisch auf die Partnerschaft auswirken. Ich hatte meinen Plan, und er hat seine Rolle darin nicht ausgefüllt, und er hatte seinen Plan, und ich habe meine Rolle darin nicht ausgefüllt. Wir reißen die Beziehung auseinander. Zwischen uns ist ein Riss.

Die Prüfung enthält Beschreibungen vom Unterschied zwischen dem verbundenen und dem zerrissenen Zustand. Einer davon betraf die Organisation. Alles muss sauber und organisiert sein. Wenn ich es schaffen würde, meine Angelegenheiten zu organisieren und zu ordnen, wäre alles perfekt. Ein anderer betraf die Konzentration. Sein Leben zu organisieren ist, als würde man die Augen fokussieren, und diese Konzentration bringt alles in die Gegenwart. Unkonzentriert zu sein ist, wie in einen Abgrund zu stürzen.

Das Gegenteil zu Organisation und Konzentration ist Desorientierung. Man weiß nicht mehr, wohin man geht. Das ist an Unentschlossenheit gekoppelt. Man läuft in den Brennpunkt hinein und wieder heraus. Bei diesen Menschen müssen immer mehrere Dinge gleichzeitig laufen, sonst langweilen sie sich.

Die Affinität zu den Augen ist hier so wichtig wie bei allen Vögeln. Die Augen sind hochsensibel und lichtempfindlich. Sie weisen Absonderungen und Verkrustungen auf, Schmerzen, Wundheit und Druck. Die Schmerzen sitzen besonders im rechten Auge. Die Patienten sehen Farben vor den Augen, vor allem Regenbögen, bevor sie tatsächlich erscheinen.

Sehkraft und Gedanken sind klar. Die Träume sind äußerst lebhaft. Der Adler hat die Fähigkeit, das größere Ganze zu sehen. Da er sich zwischen parallelen Welten hin und her bewegen kann, sieht er alles aus einer klareren Perspektive. Sie kann ihren Weg erkennen, alles führt irgendwohin. Diese Menschen haben Zugang zur Objektivität. Sie ist eine Beobachterin, eine Zeugin. In ihren Träumen ist sie häufiger Beobachterin als Handelnde. Ein wichtiges Bild bei diesem Mittel ist der Spiegel. Er ermöglicht klares Sehen, aber auch Distanz und Abstand zu allem, was er zeigt.

Diese Distanz und Unbeteiligtheit ist in vielen Dingen die Bewältigungsstrategie des Adlers. Das gesamte Konzept von Gut und Böse, Richtig und Falsch, wird als bedeutungsloses Spiel begriffen. Wer dieses Spiel mitspielt, unterstützt es noch, selbst wenn er gut ist. Kämpfen verleiht dem Kampf Macht und Bedeutung. Die einzig wirksame Art, damit umzugehen, besteht darin, das Spiel nicht mitzuspielen, sondern den Mitspielern den Spiegel vorzuhalten, damit sie erkennen, was sie tun.

Es ist sehr wichtig, sich von der Realität zu distanzieren und in die Stille einzugehen. Spielend zu meditieren, sich voll auf die Meditation einzulassen, macht sie ruhig, vermindert den Reaktionszwang und schärft das Urteilsvermögen. Alles kommt zum Stillstand. Die innere Stimme schweigt, und das Lied wiederholt sich nicht mehr. Dann hat sie keine Sorgen mehr. Wenn sie diesen Zustand nicht erreicht, fühlt sie sich getrieben, und das macht sie ängstlich.

Die Empfindsamkeit der Vögel ist bei *Haliaeetus leucocephalus* bis zum Äußersten getrieben. Die Vögel an sich sind schon ungeheuer empfindlich gegen jeden Übergriff, insbesondere durch Menschen, deshalb halten sie sich gern an unzugänglichen Orten auf. Alle Sinne sind so überempfindlich, dass man sich an die Spinnenmittel erinnert fühlt. Sie sind berührungsempfindlich. Plötzlicher Lärm fährt wie ein schmerzhafter Schock durch den Körper. Die Kopfhaut am Scheitel ist empfindlich. Sie sind empfindlich gegen Gerüche und Gestank oder bilden sich unangenehme Gerüche ein. Die Zunge ist weiß belegt, und die Zungenspitze fühlt sich verbrannt an. Im Mund haben sie einen metallischen, fauligen oder widerlichen Geschmack. Sie hat das Gefühl, ihr Körpergeruch sei stärker geworden. Vom Vogel selbst heißt es, er strahle einen schwachen, kupfersüßen Geruch nach altem Blut aus. Die Schweißbildung ist gesteigert, und die Achsellymphknoten sind geschwollen.

Die Patienten haben etwas, was man als animalische Wahrnehmung ihrer Umgebung und der sie umgebenden Menschen und Lebewesen bezeichnen könnte. Das Mittel weist auch eine starke Hellsichtigkeit auf, die aus seiner Beziehung zu anderen Welten herrühren könnte. Ein Prüfer sagte: „Wenn ich die Menschen ansah, konnte ich gewöhnlich ihre Gefühle lesen."

Diese Sensibilität führt zu einem übermächtigen Bedürfnis nach Einsamkeit. Sie will nicht reden oder kommunizieren. Wenn sie mit jemandem sprechen muss und vor allem, wenn sie etwas erklären muss, wird sie sehr reizbar.

Die Kompensation dieser Sensibilität ist Taubheit. Sie fühlt sich wie betäubt. Alles ist fern, wie in Watte eingehüllt. Diese Taubheit konzentriert sich nicht so sehr auf das Nervensystem wie bei anderen Vogelmitteln. Der Körper fühlt sich angespannt an, Haut und Muskeln fühlen sich an wie straffgezogen. Es ist ein Kribbeln zu spüren, aber die Taubheit ist ein angespanntes Gefühl. Im Kontrast dazu kann sich die Haut auch weicher und sinnlicher anfühlen.

Der Weißkopfseeadler hat auch eine dunklere und grausamere Seite. Das ist nicht nur die Wehrhaftigkeit von *Falco*, sondern ein Verständnis für die Sinnlichkeit des Raubtierdaseins. Vielleicht hat das damit zu tun, dass seine Beute aus dem Reich des Meeres kommt und nicht von der Erde (*Buteo*) oder aus der Luft (*Falco*).

Sein Zorn ist tiefer und anhaltender, und er ist nachtragend. Seinen Humor könnte man am besten als Galgenhumor beschreiben. Es besteht ein Verlangen zu töten, das aber nicht unmittelbar und reaktiv auftritt. Die Prüfer erzählten von einer verstörenden Sinnlichkeit im Akt des Tötens, beim Niederwerfen und Zerreißen weicher, wehrloser Kreaturen. Sie betrachtete Kaninchen und fragte sich, wie sie wohl roh schmecken. Manche wurden vom Geruch des Todes angezogen. Er hielt an, um sich ein totes Lamm am Straßenrand anzusehen, und der Aasgestank roch gut. Die Gefühllosigkeit dieser Menschen kann grausame Züge annehmen, wie sie für die Vogelmittel unüblich sind.

Ein Bedrohungsgefühl und Träume von gefährlichen Situationen allerdings sind für einen Vogel nichts Ungewöhnliches. *Haliaeetus* hat starke Ängste: Vor dem Tod, vor Krebs und vor Vergewaltigung.

Die üblichen Gefühle der Raubtiere, eingeschränkt zu werden, zurückgehalten zu werden wie ein wildes Pferd, das Verlangen nach Geschwindigkeit und die zum Autofahren gehörigen Modalitäten sind alle vorhanden. Wie alle Vögel fühlt er sich wie ein Tier im Käfig und möchte fliehen, möchte wegfliegen. Physisch äußert sich das als flache Atmung und Engegefühl in der Brust.

Es findet sich auch die übliche Liebe zur Natur und zum Aufenthalt im Freien, speziell eine Vorliebe für Wind und Sonne und das Verlangen, nackt zu sein. Die Patienten verlangt es besonders danach, nachts draußen zu sein. Eine Variante der Wildnis ist das Gebirge. Sie hat Heimweh nach den Bergen und ein starkes Verlangen nach Hochgebirgsluft. Im Freien haben sie zudem das Gefühl, weit weg von allen anderen zu sein, was bei *Haliaeetus leucocephalus* besonders betont ist.

Dass sie glauben, hässlich zu sein, ist nichts Außergewöhnliches, doch dass sie glauben, größer zu sein, als sie sind, an Gewicht zuzunehmen, obwohl dies nicht der Fall ist, ist schon charakteristischer. Mehrere Prüfer hatten den Eindruck, kürzere Beine zu haben.

Ein weiteres Thema bei der Prüfung war Mütterlichkeit und das Verlangen, bemuttert zu werden, was in gewissen Fällen jedoch mangelhaft war oder ganz fehlte. Wie bei allen Vögeln ist der Appetit gesteigert, ein Hunger, der nicht gesättigt werden kann. Es bestand ein besonders starkes Verlangen nach Fisch. Essen erdet diese Menschen. Sie brauchen es, um den Kontakt zur irdischen Welt aufrecht zu erhalten. Das steht im Gegensatz zu *Buteo*, bei dem die Nahrungsaufnahme überwiegend als Einschränkung und Gefängnis empfunden wird.

Zu den charakteristischen Körpersymptomen gehören Juckreiz, Steifheit, die durch den Körper wandert, und Nackensteife. Eine Art der Kopfschmerzen zieht sich wie ein Band vom Nacken über den Scheitel hin zur Stirn. Typisch ist eine Periodizität von jedem zweiten Monat. Wie bei *Falco* sind die Nägel hart und kräftig, und es besteht eine Abneigung gegen Tabak.

CATHARTIDAE – NEUWELTGEIER

Die Neuweltgeier wurden immer den Falconiformes zugeordnet, den tagaktiven Greifvögeln. Obgleich sie den Altweltgeiern sehr ähnlich sehen, weisen neuere Publikationen aus der DNA-Forschung darauf hin, dass sie möglicherweise den Schreitvögeln (Störchen) näher stehen, und in einigen neueren Klassifikationen findet man sie unter den Schreitvögeln, wo sie den Platz der Reiher und Ibisse einnehmen, die wiederum den Ruderfüßern zugeordnet werden. Zweifellos weisen sie viele Eigenschaften der Raubvögel auf, unterscheiden sich jedoch ein wenig von ihnen. Sie bilden die Gruppe der Vögel, die am meisten mit Transformation und Veränderung zu tun hat.

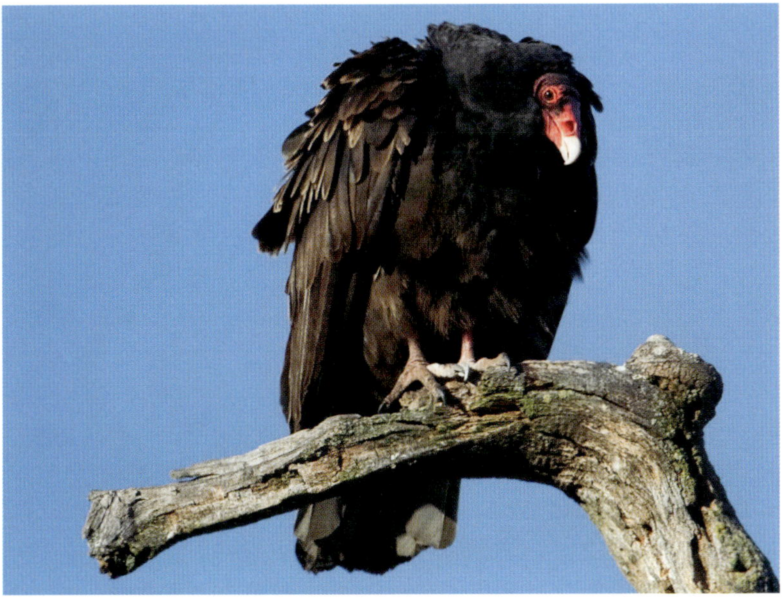

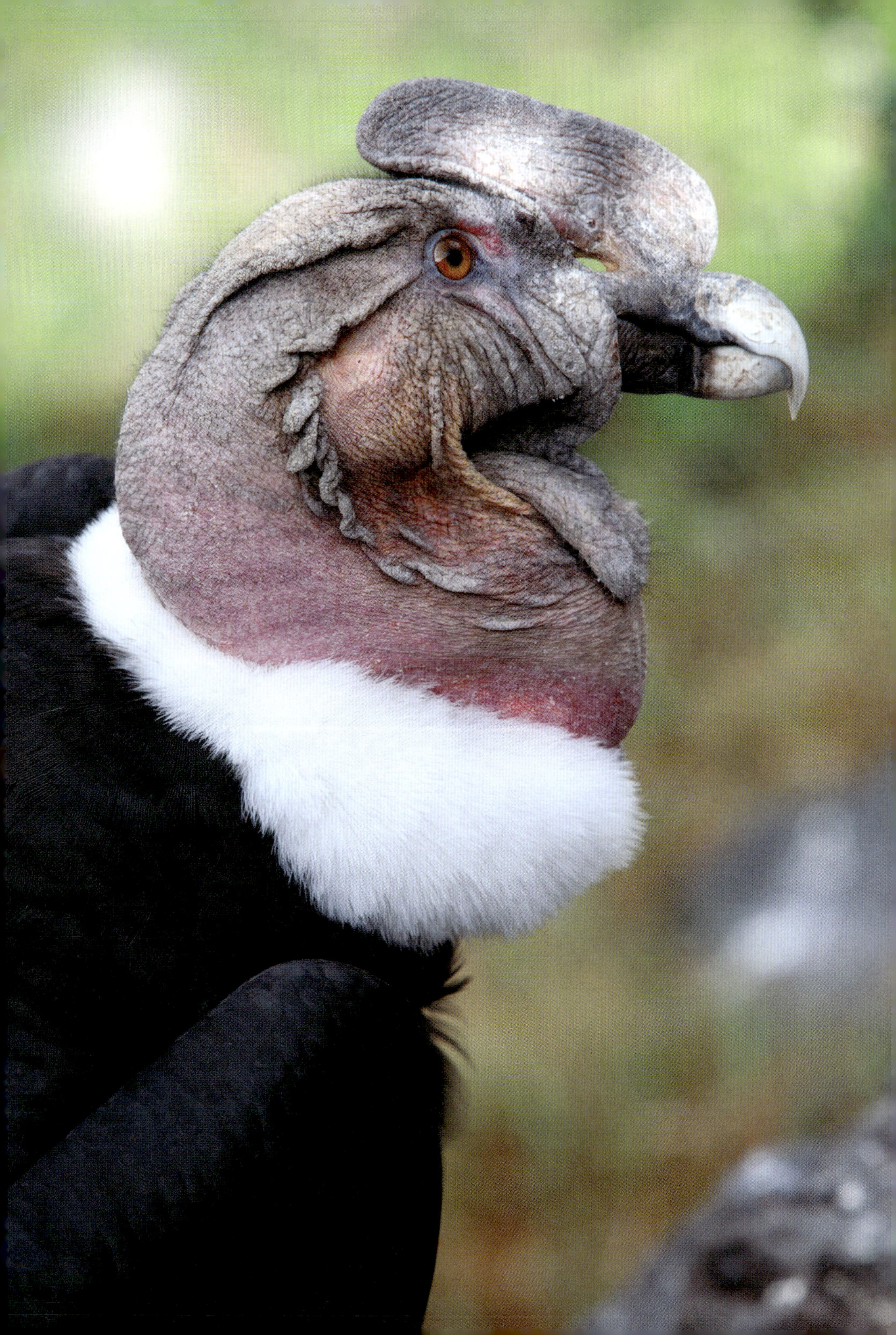

VULTUR GRYPHUS
Anden Kondor

Der Kondor ist ein großer Geier, der auf einem langen Streifen im Westen von Südamerika, zwischen den hohen Anden und dem Pazifik, lebt. Er ist ganz schwarz mit weiß gefiederter Halskrause und dem bei Geiern üblichen nackten Hals. Er hat eine Flügelspannweite von bis zu 3,50 m und kann mehr als 13 kg schwer werden. Er ist ein langlebiger Vogel, der häufig älter als 50 Jahre wird. Am liebsten nistet er in Höhen von mehr als 3 km. Das Nest besteht oft nur aus ein paar Stöcken, die auf einem Felsvorsprung um die Eier herum platziert werden. Die Jungvögel bleiben über sechs Monate lang im Nest und zwei Jahre lang bei ihren Eltern, oftmals noch länger. Sie erreichen die Geschlechtsreife erst frühestens mit acht Jahren.

Der Kondor ist der Vogel, bei dem der Unterschied zwischen seinem Wesen in der Luft und seiner Erscheinung auf dem Boden am größten ist. In der Luft ist er ein wahrhaft majestätisches Geschöpf. Er steigt mühelos auf der Gebirgsthermik auf und kann so stundenlang ohne einen Flügelschlag dahingleiten. Seine Majestät macht ihn weithin zu einem Symbol des Königtums und der Macht, und er ist der Wappenvogel fast aller Länder innerhalb seines natürlichen Lebensbereichs. Für die Indios ist er ein wichtiges Symbol für Macht und Heilkraft. Seine großen hohlen Knochen finden Verwendung in der Magie und als Musikinstrumente. Er spielt in vielerlei Hinsicht in Südamerika die gleiche Rolle wie der Weißkopfseeadler in Nordamerika. Am Boden sieht er viel weniger schön aus und mehr wie ein Geier, da er ein Aasfresser ist. Er ist schwer und unbeholfen und hat nach einer ausgedehnten Mahlzeit oft keine Kraft mehr aufzusteigen. Seine Fänge sind nicht für das Töten und Zerreißen der Beute ausgerüstet, wie bei anderen Greifvögeln, sondern an das Laufen angepasst. So marschiert er manches Mal mehrere hundert Meter bergauf bis zu einer Höhe, von der aus er starten kann. In der Luft ist er eher ein „Einzelflieger", und selbst in einer Gruppe fliegt jeder Kondor für sich – auf der Erde hingegen sind es ausgesprochen gesellige Tiere, die sich bereitwillig ein großes Stück Aas teilen.

Es gab zwei Prüfungen der Trituration: Eine von Elisabeth Schulz und Uli Rimmler, und eine von Doug Brown. Obwohl die Trituration geprüft wurde, sind die physischen Symptome interessanterweise genauso klar oder sogar klarer als die seelischen.

Der Geier hat die Aufgabe, die Welt von toter und verwesender Materie zu befreien. Diese Aufgabe übernehmen Bakterien, Pilze und viele Insekten, doch der Kondor ist diesbezüglich das größte Tier und steht am Gipfel dieses Prozesses. Daher ist der Tod ein wichtiges Thema bei diesem Mittel. Es hat Todesgedanken und beschäftigt sich überhaupt sehr stark mit dem Tod.

Die Beseitigung toten Materials ist für die Welt äußerst wichtig; geschähe das nicht, würden wir in toter Materie ertrinken, und die Krankheiten hätten ein viel leichteres Spiel. Das Mittel hat das Verlangen, alles aufzuräumen und sauber zu halten. Es ist ein Läuterungsprozess. Die Parsen legen auch heute noch ihre Leichname in Dachmen – runden Türmen, die auch als „Türme des Schweigens" bezeichnet werden – ab, wo sie Vögeln wie Geiern oder Raben zum Fraß überlassen werden, um die heiligen Elemente Erde, Wasser und Feuer nicht zu verunreinigen.

Der Gegensatz zwischen dem Schmerz und der Hässlichkeit des Todes und der Freiheit, die Begrenzungen des körperlichen Lebens hinter sich gelassen zu haben, kennzeichnet den Unterschied zwischen dem Kondor am Boden und dem Kondor in der Luft.

Wichtig ist es, die Vergangenheit zu bereinigen, um Platz für die Gegenwart zu schaffen. Das Alte muss sterben, damit das Neue leben kann. Doch für diejenigen, die das Ende ihres Lebens erreicht haben, ist es ebenso wichtig, sterben zu können, damit sie zur nächsten Etappe ihres Weges übergehen können.

Die Idee der Transformation ist zentral für dieses Mittel und es wird häufig gebraucht, wenn ein Widerstand gegen das aktive Fortschreiten besteht: Die besondere Fähigkeit, die nötig ist, um loslassen oder sich fallen lassen zu können. Wenn man komplett loslässt, ist man sicher. Kein böses Wesen kann so schnell fliegen, wie man fällt, wenn man komplett loslässt. Wenn man angespannt ist und Angst hat, fällt man langsamer, und so kriegen sie einen.

Der Kondorzustand ist eine Grauzone, eine Zone zwischen der Welt der Lebenden und der Welt der Toten. Es ist ein Bereich, in dem man nur allzu leicht stecken bleiben kann. Um ihn verlassen zu können, sind oftmals Hilfe und Intervention von außen erforderlich.

In der Prüfung gab es einen eindrucksvollen Traum von einem Ort, an dem Lebende und Tote gemeinsam umherwandelten. Die Toten liefen wie verlorene Seelen durch die Straßen. Sie schienen sich irgendwie an die Lebenden zu klammern. Möglicherweise ist dies ein Mittel für Menschen, die in vergangenen Leben feststecken, welche nicht zu ihnen zu gehören scheinen. Es könnte ihnen helfen, Dinge loszulassen, die sie nicht brauchen. Es ist ein Mittel, das nicht so empfänglich für andere Menschen ist wie die anderen Vögel, dafür aber besonders empfänglich für die Toten.

Man trauert dem Vergangenen nach, und auch hier sind die Menschen, die das Mittel brauchen, nicht fähig loszulassen. Der Titel „Hebamme des Todes“ wird mit diesem Mittel assoziiert. Es kann bei Menschen angezeigt sein, die in der Gesellschaft eine solche Rolle spielen, zum Beispiel bei Pflegern im Hospiz. Ähnlich *Arsenicum* ist es ein Mittel für Sterbende, denen das Loslassen schwer fällt.

Die Symbolik dieses Mittels ist besonders blutrünstig. Es geht um chirurgische Eingriffe, insbesondere Abtreibungen und Geburt, Schlächterei und Krieg. Eine wichtige Rolle spielen Ausschabungen, wie bei einer Abtreibung, aber auch wie bei der Bearbeitung eines Kadavers. Es hat mit Blut zu tun, was sich als unangenehmer, metallischer Geschmack im Mund bemerkbar macht.

Katastrophen – Naturkatastrophen und von Menschenhand gemachte –, einschließlich Kriege und Terroranschläge, ganz besonders aber Flugzeugabstürze scheinen von einiger Bedeutung zu sein. Zentral ist das Vorgefühl, dass etwas Schreckliches passieren werde.

Bedeutungsvoll ist der Mond. Ohne dass die Teilnehmer davon wussten, fand während einer der Prüfungen eine dramatische Mondfinsternis statt. Sie ist ein Symbol für den lunaren Zyklus des Schrumpfens und erneuten Wachstums, nur eben in weniger als einer Stunde. Das lunare Prinzip, dass die Verfinsterung ihren Höhepunkt erreichen muss, bevor das Licht wieder zunehmen kann, ist von deutlicher Relevanz für das Mittel. Die Orientierungslosigkeit ist besonders stark in der Dunkelheit, bessert sich aber, wenn das Licht wiedererscheint.

Der Kondor ist ein Mittel mit einer ausgeprägten Sexualität. Er hat ein Verlangen nach Flirts, will sich aber nicht binden. Sex ist mechanisch und gefühllos. Auch Transvestitismus und Geschlechtsumwandlung gehören zu diesem Mittel, es ist nur nicht ganz klar, in welcher Weise. Die Genitalien sind betroffen, mit ziehenden Schmerzen im Intimbereich und Hodenschmerzen. Die Genitalien fühlen sich kalt an.

Weitere Themen sind Demütigung und Demut. Man fühlt sich ausgestoßen, niemand will etwas mit einem zu tun haben. Sie ist zu hässlich, als dass jemand sie lieben könne. Hochmut kommt vor dem Fall, aber Hochmut engt ein, während der Fall eine Befreiung ist, die es ihr erlaubt fortzuschreiten.

Es ist ein kreatives Mittel, aber nur dann, wenn der Patient Einschränkungen und Regeln loslassen kann. Eine bedeutsame Rolle spielt luzides Träumen.

Der Patient hat Hunger und das eigentümliche Gefühl, dass das Essen nicht reiche, dass ihm das Geld ausgehen werde.

Die Liebe zu Natur und Wildnis wird, wie bei den anderen Raubvögeln, als Heimweh beschrieben. Das Mittel zeigt die übliche Besserung bei Aufenthalt im Freien und liebt Geschwindigkeit und den Wind im Gesicht. Die Angst vor Einengung verschlimmert sich an engen Orten und inmitten zu vieler Menschen.

Eine der auffälligsten körperlichen Affinitäten war eine empfindliche Haut. Das Mittel hat einen ausgeprägten Juckreiz und das Gefühl, Parasiten auf der Haut zu haben, ein ganz feines Stechen.

Schwieriges Atmen, besonders im unteren Lungenbereich. Infektionen der oberen Atemwege. Niesen, das einen erschreckt. Ziehen im Rücken und Schmerzen im Bereich der Schulterblätter. Stechende Schmerzen im rechten Eierstock.

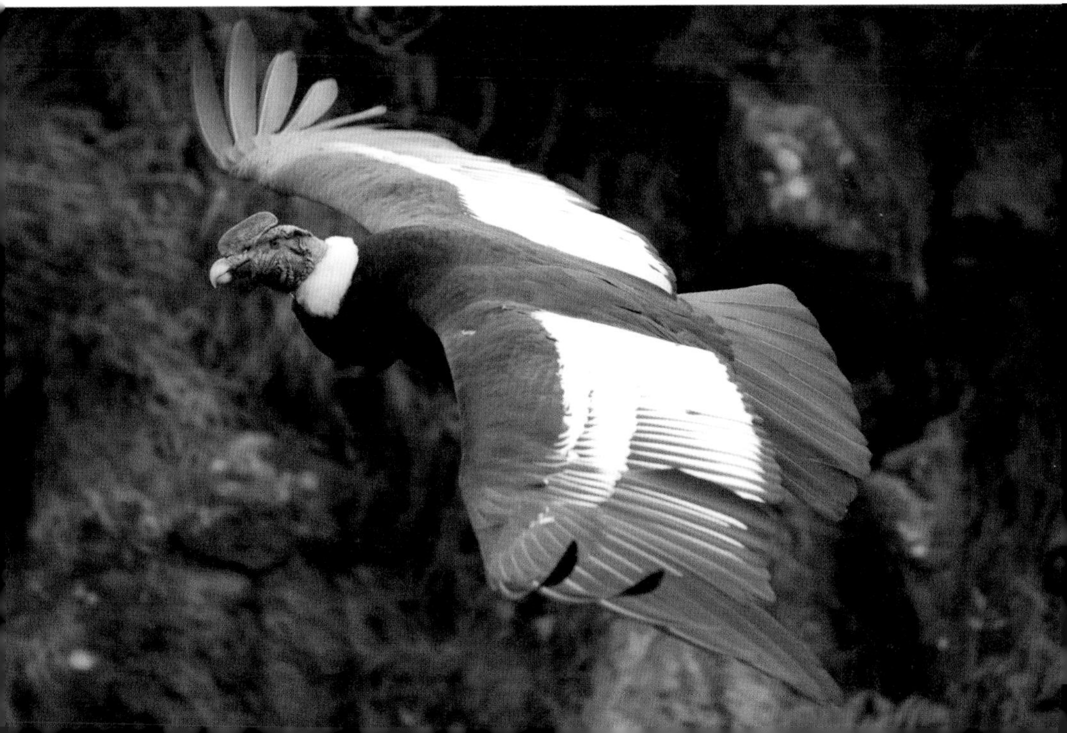

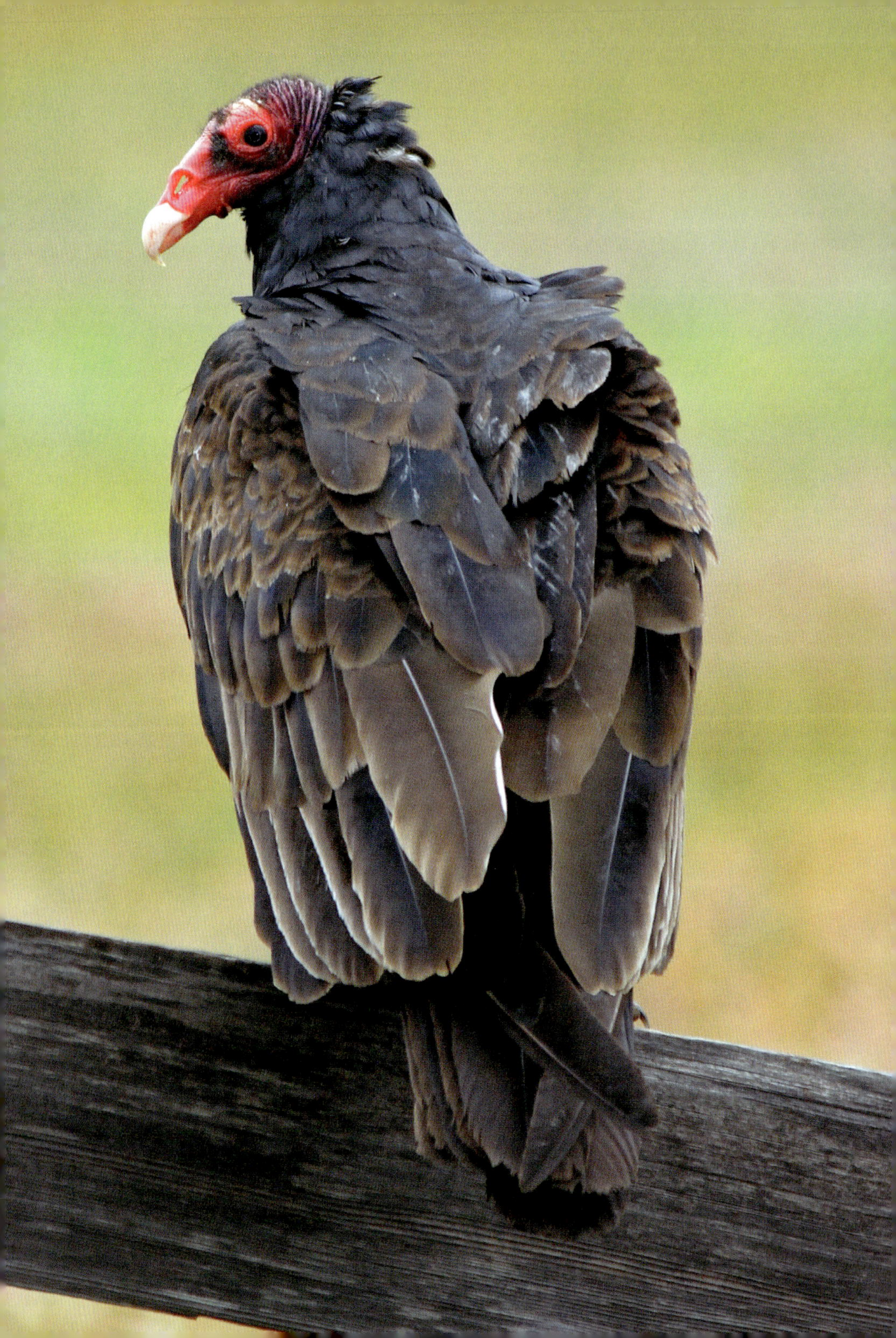

CATHARTES AURA
Truthahngeier

Der Truthahngeier ist ein Aasfresser, der in ganz Amerika vorkommt, aber nur im äußersten Süden von Kanada. Bis in den hohen Norden der Südstaaten ist er sesshaft; die Populationen im Rest der USA und im Südwesten Kanadas sind Zugvögel. Die Vögel schlafen in großen Kolonien, verbringen den Tag jedoch allein und kommen nur zusammen, wenn ein großes Stück Aas gefunden wird.

Der Geier musste einige Anpassungsleistungen vollziehen, um vom Aas leben zu können. Es besteht nämlich die Gefahr, dass die Bakterien, die in faulendem Fleisch vorkommen, Infektionen verursachen. So frisst er kein verfaultes Aas und bevorzugt möglichst frisch getötete Tiere. Allerdings ist er sehr vorsichtig, und wenn er einen neuen Kadaver findet, lässt er ihn oft liegen und kommt später zurück, um sicherzugehen, dass er wirklich tot ist. Der Kopf des Vogels ist kahl, was den Bakterien weniger Verstecke bietet. Er hat auch keinen Stimmkopf, das Lautbildungsorgan der Vögel. Auch das mindert den Platz, an dem sich Bakterien ansiedeln können, bedeutet aber auch, dass der Geier keine Stimme hat und nur fauchen kann. Das Verdauungssystem des Geiers zerstört Krankheitserreger viel effizienter als bei anderen Lebewesen. Es kann sogar Milzbrandsporen unschädlich machen. Die Exkremente des Geiers haben starke antiseptische Eigenschaften. Er entleert sie auf seine Beine, um sich Kühlung zu verschaffen, da sie genauso schnell verdunsten, wie sie Bakterien töten. Manchmal desinfiziert er damit sogar das Aas, bevor er es frisst.

Truthahngeier nutzen Erbrechen als Abwehrmechanismus. Wenn sie gestört werden, speien sie die Nahrung aus ihrem Kehlsack aus. Das erleichtert sie, sodass sie leichter wegfliegen können, wirkt aber auch so abstoßend, dass es den Angreifer vertreibt.

Das Mittel wurde 1999 von Todd Rowe geprüft.

Verbreitet sind, wie üblich, Empfindungen des Fliegens und Schwebens, aber es gibt auch viele Empfindungen und Träume vom Fallen.

Frustration ist ein Leitthema des Mittels. Sie kann aus dem Gefühl herrühren, zu wenig Zeit für eine Tätigkeit zu haben oder stumpfsinnige und unwichtige Arbeiten ausführen zu müssen. Die Frustration kann mit Entfremdung einhergehen, dem Gefühl, nicht Teil des laufenden Prozesses zu sein. Sie kann auch aus einem unlösbaren Dilemma entstehen. Sie träumte, dass sie sich in einem Laden befand und ihre Geldbörse in einem anderen. Würde sie sie holen gehen, könnte der Laden ausgeraubt werden – wenn nicht, könnte ihre Geldbörse gestohlen werden. Die Prüfer vergaßen nicht nur alles Mögliche, was nicht sonderlich charakteristisch ist, sondern mussten vor allem jedes Mal zurückgehen, um es zu holen. Die Frustration führt in der Regel zu Reizbarkeit und Zorn.

Der zoologische Name *Cathartes* stammt vom Wort *catharsis* ab, und das ist ein zentraler Teil des Mittelbildes. Die Prüfer sprachen zwar davon, nicht funktionierende Beziehungen aufgeben zu müssen, doch das Loslassen ist hier nicht so simpel wie beim Kondor, sondern geht mit einer sich aufbauenden Frustration einher, die dann freigesetzt wird.

Viele Prüfer kamen auf ihre Vergangenheit, insbesondere die Verletzungen aus ihrer Kindheit, zurück oder stellten fest, dass solche Erinnerungen Symptome verstärkten oder hervorbrachten. Die Prüfung ermöglichte es ihnen, diese unterdrückten Gefühle zur Sprache zu bringen und sich davon zu befreien.

Die Prüfer wurden verstärkt auf Unordnung und Schmutz aufmerksam. Sie hatten Empfindungen, Wahnideen oder Träume von

Käfern und Insekten im Bett oder auf dem Körper. Sie fühlten sich schmutzig und träumten von Blut und Infektionen. Es war wichtig, zu putzen und reinen Tisch zu machen, und das hatte oft etwas von einer Katharsis an sich. Man muss alte und unerwünschte Dinge aufarbeiten und sie loswerden. Es ist ein emsiges Mittel. Besser durch Aktivität und Sport, vor allem Laufen.

Es gab Träume von Demütigungen, insbesondere sexueller Erniedrigung und Vergewaltigung. Träume von mechanischem Sex ohne Leidenschaft. Sie fühlte sich ignoriert und behandelt, als sei sie unsichtbar. Erwachen mit sexueller Erregung oder mitten im Orgasmus.

Das Mittel hat ein Gefühl der Schwäche und Impotenz, das gern kompensiert wird, aber auch zu Frustration, Zorn und einem Gefühl der Demütigung führt. Die Kompensation zeigte sich am deutlichsten in einem gehäuften Gebrauch von Superlativen. Alles, einschließlich der Symptome, vor allem aber Häuser und Bauwerke waren riesig, enorm oder wahnsinnig teuer, und wenn es ums Geld ging, dann nur um immense Summen.

Die Schwäche und Frustration wurzelt oft in einer Lebenswende, die nicht akzeptiert wurde. Während der Kondor sich mit der großen Transformation des Todes beschäftigt, beschränkt sich Cathartes auf die kleineren Transformationen innerhalb einer Lebenszeit, in erster Linie mit Menopause und Midlife-Crisis, aber auch mit Pubertät, Hochzeit und allen möglichen Trennungen.

Das Mittel ist nicht so empfänglich für Menschen oder Atmosphären wie die anderen Vogelmittel. Es reagiert aber empfindlich auf laute Geräusche und Alkohol. Die Haut ist sensibel, und besonders alte Narben reagierten überempfindlich mit Kribbeln, Gefühllosigkeit und Schmerzen. Das könnte eine physische Manifestation des erneuten Auftauchens und Aufsuchens der Vergangenheit sein.

Abneigung gegen die Stadt und Menschenmengen. Irritiert von Menschen und vom Chaos. Stimmen klingen wie Bienengesumm. Besser an der Luft und in der Natur.

In Träumen und Vorstellungen tauchten oft alle möglichen Tiere auf. Besonders auffällig waren Schlangen und Hunde. Hunde traten zumeist in der Rolle als Beschützer von etwas oder jemandem auf. Beides aber sind die beiden wichtigsten tierischen Psychopompoi, welche die Seelen in das Reich der Toten geleiten. Tiere, und insbesondere die Hunde, scheinen etwas zu bewachen oder irgendwo Wache zu halten und möglicherweise die nötige Veränderung oder Transformation zu verhindern.

Regelbrüche treten bei diesem Mittel oft auf. Das kann entweder zu dem Gefühl führen, mit etwas davongekommen zu sein, oder zu Schuldgefühlen und der Angst, geschnappt zu werden.

Schwierigkeiten mit Botschaften und Kommunikation. Probleme mit Freunden aufgrund eines Mangels an Kommunikation.

Alles schien doppelt und vierfach zu geschehen, und auch Menschen traten oft zu zweit oder zu viert auf.

Es gibt mehrere verschiedene Arten von Verwirrung, die oft mit Worten und Kommunikation zu tun haben. Hingegen schienen die Verwirrung in Bezug auf den Ort und die Desorientierung, die bei vielen Vogelmitteln auftritt, nicht sonderlich wichtig zu sein. Es besteht eine Verwirrung in Bezug auf das Geschlecht. Menschen sahen aus wie Männer und erwiesen sich als Frauen, und es gab Träume von hermaphroditischen Frauen.

Vielen Prüfern wurden das Haareschneiden und das Rasieren der Beine wichtig, und es traten Träume auf von Haaren und vom Rasieren.

Beim Truthahngeier sind Autounfälle verbreiteter; Flugzeugabstürze sind typischer für Adler und Kondor. Die Patienten haben Angst, dass Familienmitglieder verletzt werden könnten, vor allem bei Autounfällen.

Besonders betont waren menstruelle und prämenstruelle Symptome. Es bestand das Gefühl, dass die Gebärmutter während der Regelblutung herausfalle. Empfindliche Brüste, Angst und Weinerlichkeit, Auftreibung, krampfartige Schmerzen und Reizbarkeit wurden alle mit den Menses in Verbindung gebracht.

Es ist ein septisches Mittel, das bei Sepsis oder Eiterungen *Pyrogenium* und *Tarentula cubensis* ähneln kann. Bei Zysten und Infektionen, die keine Krise erreichen, kann es auch an *Silicea* erinnern. Auch hier findet sich wieder das Gefühl, frustriert und schwach zu sein und einen Impuls zu benötigen, der einen ins nächste Stadium befördert.

Besonders ausgeprägt ist Akne mit großen, vereiterten Pickeln. Es kommen auch Talgzysten und ähnliche Ausschläge vor. Bläschen an den Fingerspitzen, die sich abschälen, Nagelbettentzündungen und Nägelkauen. Die Patienten träumen von wunden Stellen und offenen Wunden, die nicht heilen.

Halsentzündungen waren sogar noch deutlicher ausgeprägt als bei anderen Vogelmitteln, und auch sie hatten eine septische Qualität. Der innere Hals ist entzündet und kratzt. Halsschmerzen, die sich bei jeder Berührung des Halses verschlimmern. Eitertaschen an den Rachenmandeln. Geschwollene Halsdrüsen, sie kann nur schwer schlucken. Die Halsdrüsen sind so stark geschwollen, dass sie kaum atmen kann. Auch andere Drüsen waren geschwollen und entzündet. Niesen. Husten, schlimmer nachts. Einer der Prüfer berichtete von Somnambulismus, es fehlen jedoch weitere Details.

Weitere physische Symptome: Blutungen, Nasen- und Zahnfleischbluten; Zahnschmerzen; durchbohrende Schmerzen, Schmerzen wie Messerstiche und schießende Schmerzen; pochende, hämmernde Kopfschmerzen und quälende Rückenschmerzen.

Die Verdauung ist von Sodbrennen und Verdauungsstörungen, besonders nach dem Essen, sowie Durchfall betroffen.

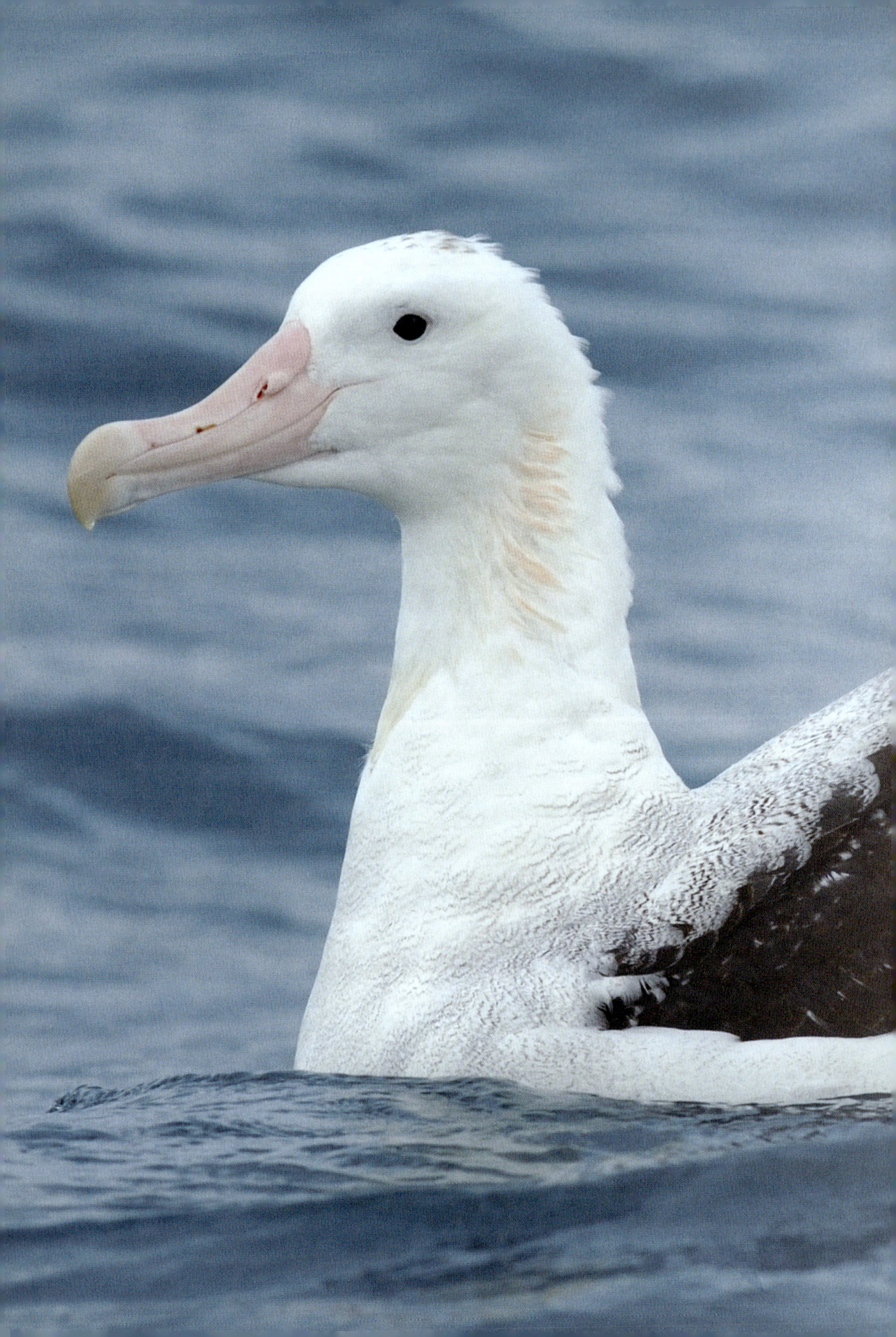

PROCELLARIFORMES – RÖHRENNASEN

DIOMEDEA EXULANS
Wanderalbatros

Der Wanderalbatros ist ein großer Seevogel, der am gesamten südlichen Ozean lebt. Von allen noch lebenden Vögeln hat er die größte Flügelspannweite: Bis zu 3,60 m. Die meiste Zeit verbringt er damit, dicht über der Wasseroberfläche dahinzusegeln, wobei er die von den Wellen erzeugten, kleinen Aufwinde nutzt und so nur selten mit den Flügeln schlagen muss. Er frisst Fische und Kopffüßer, die er – zumeist nachts – direkt unter der Oberfläche fängt. Wie andere Sturmvögel hat er Drüsen dicht über den Nasengängen, in denen sich das Salz sammelt, sodass er es ausscheiden und auch ohne regelmäßige Frischwasserzufuhr den Salzgehalt seines Organismus regulieren kann. Albatrosse brüten jedes zweite Jahr. Sie finden sich dann in Kolonien auf den isolierten Inselgruppen des südlichen Pazifik zusammen. Die Jungvögel brauchen sieben Jahre, um heranzuwachsen, und verlassen ihren Geburtsort nach und nach für immer längere Zeiträume.

Das Mittel wurde im Jahr 2000 von Jan Scholten auf einem Segeltörn im Wattenmeer geprüft. Es ist keine umfangreiche Prüfung, aber sie ist recht aufschlussreich.

Freiheit wird oft als eine Frage der Existenz oder Abwesenheit von Grenzen aufgefasst, und die stehen in Zusammenhang mit innerem Frieden, Ruhe und Gelassenheit, welche als zeitlos und unendlich beschrieben werden. Grenzen bieten aber auch Schutz, und der Albatros hat das Gefühl, dass seine Grenzen überschritten werden und andere in sein Territorium eindringen. Das Eindringen hatte eine sexuelle Dimension und geschah ebenso oft durch Verführung wie durch Gewalt.

Der Albatros ist einer der Vögel, bei denen die Widersprüche und Konflikte zwischen Freiheit und Einschränkung auf ziemlich direkte Weise zutage traten.

Der Hauptkonflikt besteht zwischen der Sicherheit der Gruppe und der Freiheit fern vom sozialen Gruppenzwang. Die Gruppe bietet Gesellschaft und Spaß, die Möglichkeit, zu spielen und zu lachen. Man braucht die Geborgenheit der Gruppe, doch in der Gruppe muss man seine Individualität aufgeben. In der Gruppe hat man das Gefühl, die eigene Persönlichkeit nicht ausdrücken zu können. Keiner bemerkt einen, man wird unsichtbar. Es ist, als sei man ein Niemand in einer Großfamilie.

Wenn man die Gruppe verlässt, ist man schutzlos, sich selbst überlassen und wird zum ewigen Wanderer. Das wird als unwiderrufliche und dauerhafte Entscheidung empfunden.

Ein bedeutsames Thema in der Prüfung war der Vater oder eine Vaterfigur. Die Einschränkung der Gruppenzugehörigkeit kann als Einschränkung durch die patriarchale Gesellschaft und das vom Patriarchat auferlegte Gesetz angesehen werden. Es ist besser, sich der Einsamkeit und den Gefahren des einsamen Umherwanderns zu stellen, als sich dem Willen der Väter auszuliefern. Die Kehrseite ist das Bild des verlorenen Kindes, das in der Prüfung ebenso stark war.

Es ist eines der Vogelmittel, bei denen Geschlechtsfragen und die Konflikte zwischen den Geschlechtern besonders betont sind. Das Mittelbild enthält eine Androgynie, bei der Frauen und Männer, weibliche und männliche Rollen, nicht deutlich getrennt sind. Physisch drückte sich das als Spaltung zwischen der linken und der rechten Körperhälfte aus. Die Körperhälften scheinen jedoch nicht nur getrennt zu sein, sondern auch im Ungleichgewicht, sie passen nicht recht zusammen und sind zueinander verdreht.

Das Verbundenheitsgefühl der Vögel wurde als Offenheit und Liebe, als Verliebtsein erlebt. Es wurde körperlich in der Brust verspürt, doch es gab auch ein Druckgefühl auf der Brust und Atemprobleme.

Der Albatros hat Vorahnungen, eine im Bauch verspürte Befürchtung, dass etwas passieren werde.

Es ist ein Mittel, das plötzlichen Veränderungen unterworfen ist. Die Gefühle wechseln plötzlich, wie das Wetter. Alles läuft glatt und zur Zufriedenheit, bis plötzlich etwas eindringt, das alles verändert. In der Regel findet alles auf einer höheren Ebene statt, doch kleine Geschehnisse können einen zu Boden werfen. Andere dringen plötzlich in die Gruppe ein.

Der allen Vögeln eigene Schwindel unterscheidet sich hier durch ein Gefühl des Schwankens. Die Kopfschmerzen sitzen im Hinterkopf und am Scheitel, ganz besonders jedoch in der Stirn, wo sie auch als glühend empfunden werden. Wie andere Vögel, insbesondere aber die Seevögel, hat *Diomedea* ein Kloßgefühl im Hals.

Besonders Kopf und Gliedmaßen sind von einem Schweregefühl betroffen. Weitere Symptome sind Kribbeln in den Gliedmaßen und Schmerzen im Handgelenk sowie die Neigung, Gegenstände fallen zu lassen.

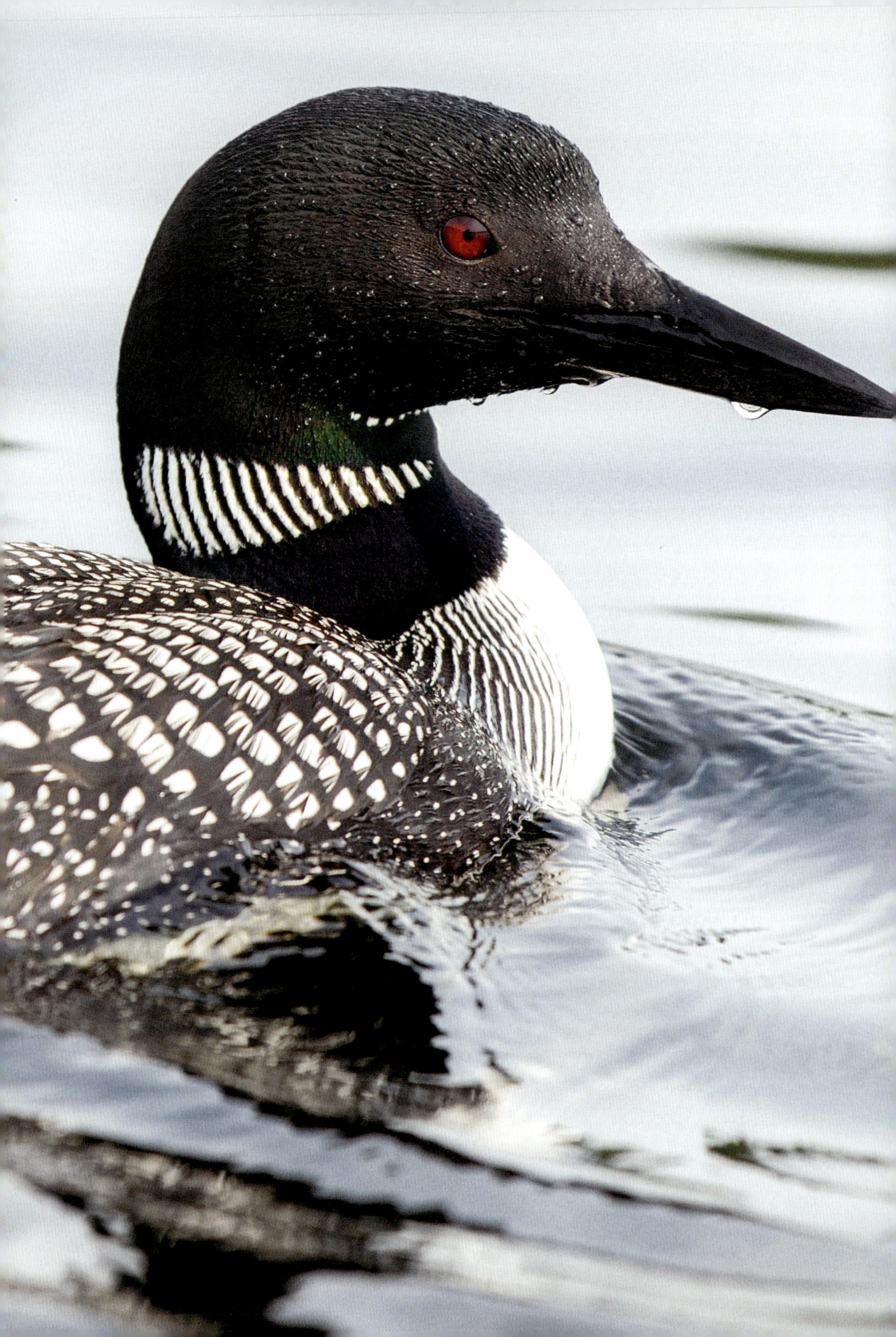

GAVIFORMES – SEETAUCHER

GAVIA IMMER
Eistaucher

Der Eistaucher ist ein mittelgroßer Wasservogel, der für seinen eindringlichen Schrei bekannt ist. Er brütet an den Seen der amerikanischen Nordstaaten sowie in Alaska, Kanada und Grönland. Es gibt auch eine kleine Brutkolonie in Island. Die Vögel überwintern in den küstennahen Lebensräumen der Südstaaten, tauchen dann jedoch auch in anderen Regionen auf, zum Beispiel an den Küsten Großbritanniens und Westeuropas. Es sind ausgezeichnete Taucher, die bis in große Tiefen vordringen können. In manchen nordamerikanischen Schöpfungsmythen bot die Schildkröte im Urmeer ihren Panzer an, um darauf Erde zu sammeln und eine Insel zu bauen, und der Eistaucher war das einzige Wesen, das tief genug tauchen konnte, um Erde vom Meeresgrund zu holen. Seine großen, mit Schwimmhäuten versehenen Füße jedoch, die weit auseinander am Körper ansetzen und ihn zu einem solch guten Schwimmer machen, erschweren ihm die Fortbewegung auf dem Land so sehr, dass er festen Boden fast ausschließlich nur dann betritt, wenn er sich um seine Eier im Nest kümmern muss. Sein Nest baut er am Wasserrand auf der Erde, und zu seiner Sicherheit bevorzugt er als Nistplätze kleine Inseln. Eistaucher zeigen ein Territorialverhalten: Ein Paar nimmt einen kleinen See oder den Teil eines größeren Sees für sich in Besitz. Sie mögen klare Seen, die ihnen unter Wasser eine gute Sicht ermöglichen. Es sind ausgezeichnete Flieger, die enorme Entfernungen zurücklegen können, aber große Schwierigkeiten beim Start haben. Vom Boden aus geht das gar nicht; meistens müssen sie dazu über die Wasseroberfläche in den Wind hinein rennen.

Die Jungvögel sind Nestflüchter. Sie können schwimmen, sobald sie geschlüpft sind, verbringen aber erst eine gewisse Zeit auf dem Rücken ihrer Eltern.

Der Eistaucher singt im Winter nicht, daher ist sein Gesang in Europa unbekannt, doch in Nordamerika ist es einer der markantesten und eindringlichsten Klänge der Wildnis. Am häufigsten ist er kurz nach Sonnenuntergang zu vernehmen, wenn sich eine totale Stille über den See legt. Es überrascht nicht, dass der Eistaucher in den Legenden der Indianer Nordamerikas eine wichtige Rolle spielt.

Das Mittel wurde 2006 von Jason-Aeric Huenecke an der *Northwestern Academy of Homœopathy* geprüft. Die verwendete Feder war zuerst einem Heiler von einem Eistaucher selbst zum Geschenk gemacht worden und war von dort aus über einen anderen Heiler zum Prüfungsleiter gelangt.

Es gibt hier, wie bei vielen Seevogelmitteln, einen tiefen Kummer. Kummer und Traurigkeit enthalten ein Verlustgefühl, als habe einem jemand etwas genommen. Kummer wird in der Brust mit Druck, Einschnürung und Schwere verspürt. Es besteht das Bedürfnis, tief durchzuatmen, um die Lunge zu öffnen.

Die Patienten weinen, weinen, als sei jemand gestorben, aber es kann auch sein, dass sie nicht weinen können, dass sie ihre Tränen und Gefühle zurückhalten. Sie fühlt sich gefangen von ihren aufgestauten Emotionen und ihrer Unfähigkeit, sie auszudrücken.

Das bedeutsamste Thema von *Gavia immer* ist die Stille. Ruhe und Stille sind bei Vogelmitteln grundsätzlich von einer gewissen Bedeutung, und dieses Thema taucht in der einen oder anderen Weise bei allen auf. Beim Eistaucher aber ist es das Zentrum des Mittelbildes. Der Zustand, den die Prüfer beschrieben, hatte große Ähnlichkeit mit dem Ort in der Natur, an dem der Eistaucher daheim ist: An einem stillen, ungestörten Gewässer, kein Wind, keine Bewegung. Ein nächtlicher See in der Dunkelheit, friedlich und still.

Diese Stille ist extrem, eine vollkommene Stille. Es ist ein Ort des Nichts, der Leere. Ein tranceähnlicher Zustand, der aber auch ein gewisses Maß an Zwang enthält: Man ist zur Stille gezwungen – wenn man sich bewegt, durchbricht man die Trance. So machtvoll sind die Stille und der Zwang zur Stille, dass sie wie eine andere Welt wirken. Es ist, als sei da eine unsichtbare Kraft, die Aufmerksamkeit verlangt, eine Kraft, die einen von der Welt wegzieht. Da wird es schwer, sich um irdische Belange zu kümmern. Es gibt eine andere Welt, in der sich der Mensch, der den Eistaucher braucht, aufhalten kann: Eine Welt der absoluten Stille, der Leere und des Nichtseins. Anschaulich macht das ein Traum vom Scheintod, in dem sich nichts bewegt außer dem Träumer. Die Prüfer hatten das Gefühl, gleichzeitig auf zwei Ebenen zu leben, zugleich hier und dort zu sein. Das ist nicht dasselbe wie beim Adler, der sich frei zwischen zwei Parallelwelten bewegen kann – hier ist man an zwei Orten zur gleichen Zeit. Einer der beiden Orte, der Ort der absoluten Stille, ist ein Nicht-Ort oder ein Ort des Nichts. Der Patient hat das Empfinden, ähnlich einem Geist oder Vampir in zwei Dimensionen zu existieren. Ein Wesen, das hier und nicht hier ist, lebendig und nicht lebendig.

Das kann zu einer Persönlichkeitsspaltung führen. Beschrieben wird das als Gefühl, sich selbst gleichzeitig an beiden Polen einer Achse zu erleben, ohne beide Teile miteinander verbinden zu können. Es ist eine vertikale Spaltung in zwei Hälften.

Das Mittel ist sehr empfindlich gegen Lärm, der die Stille natürlich am ehesten stören kann. Man schreckt leicht hoch, die Beschwerden verschlimmern sich durch Lärm, und das kann sehr wütend machen. Vogelmittel nehmen im Allgemeinen die Anwesenheit von Vögeln stark wahr und lieben sie und ihren Gesang, doch beim Eistaucher scheint das besonders ausgeprägt zu sein. Vogelsang ist das einzige Geräusch, das die Stille nicht stört oder die Trance durchbricht. Musik, insbesondere sanfte klassische Musik, spielt eine große Rolle und hilft, in den Zustand der Stille zu gelangen.

Eistaucher genießen die Natur und fühlen sich besser in der Natur und im Freien, besonders in der Sonne. Sie haben ein Bedürfnis nach frischer Luft.

Obwohl das Mittel energiegeladen sein kann (emsig, mit einem Verlangen zu putzen) und Beschäftigung in der Regel bessert, verfügt es oft nicht über genügend Energie dafür. Der Geist ist konzentriert, doch der Körper schleppt sich dahin. Der Tag saugt ihr das Leben aus. Sie fühlt sich emotional ausgelaugt und möchte sich nur noch zurückziehen und Musik hören.

Der Eistaucher gilt als Vogel, der das Wetter vorhersagen kann. Die Prüfer reagierten stark auf das Wetter. Sie wussten, wie das Wetter sich entwickeln wird. Sie fürchteten den Wind. Der Wind löste ein unheilvolles Gefühl aus, so, als sei er etwas Gefährliches. Sie träumten von drohenden Unwettern. Kopfschmerzen und andere Symptome verschlimmern sich durch Wetterwechsel.

Das Gefühl der Spaltung findet sich auch in der Einstellung zum Gesehenwerden wieder. Zwischen dem Wunsch, gesehen zu werden, und dem Wunsch, unsichtbar zu sein, besteht eine Spannung. Wird man von einem Angreifer beobachtet und bietet eine Zielscheibe, oder wird man von einem Bewunderer betrachtet?

Der Zustand der Stille hat etwas Zeitloses an sich. Das Mittel hat eine geschärfte Zeitwahrnehmung oder kann sich nur schwer auf die Zeit konzentrieren. Es glaubt, nicht genug Zeit zu haben, und fühlt sich gehetzt. Es braucht ewig, um etwas fertigzustellen, alles geht peinlich langsam. Menschen, die so langsam sind oder sich langsam bewegen, gehen ihm auf die Nerven.

Sie lässt sich leicht ablenken, es fällt ihr schwer, mit den Gedanken bei ihrer Tätigkeit zu bleiben. Diese Leute haben besondere Probleme, etwas Neues anzufangen, loszulegen und etwas in die Wege zu leiten.

Diese Unfähigkeit, in Gang zu kommen, findet sich auch in einer Unfähigkeit zu reagieren wieder. Sie muss aktiv werden, kann es aber nicht. Das lähmt sie, und der Ärger schnürt ihr die Luft ab. Sie fühlt sich wie in einer Falle. Es ist, als sei jemand gemein zu ihr gewesen und habe sie dann ausgebremst, sodass sie nicht reagieren kann.

Die Reaktion ist überraschend heftig. Es besteht eine ungeheure Wut. Sie ist zänkisch. Ein heftiger Impuls, jemandem den Kopf abzureißen. Ein Impuls zuzustechen. Sticht gewalttätig mit einer Gabel oder einem Stift auf etwas ein.

Das Gefühl, in der Falle zu sitzen, wird – wie bei anderen Vögeln auch – zum Gefühl, in Besitz genommen zu werden, von einer inneren Kraft beherrscht zu werden.

Es ist ein Mittel mit einer ausgeprägt weiblichen Seite. In der Prüfung lag der Schwerpunkt auf der weiblichen Ahnenlinie mit Müttern, Schwestern und Töchtern. Zwischen Müttern und Töchtern oder zwischen Schwestern besteht häufig ein Mangel an Verbundenheit. Sie glaubt, ihre Tochter stehe ihr im Weg.

Es gab einen besonderen Traum, der den Gedanken nahelegt, dass das Mittel eine Rolle bei der Behandlung von Unfruchtbarkeit spielen könnte: „Eine fette Alte stochert mit einem Stock in meinem rechten Eierstock herum auf der Suche nach dem letzten Ei." Der rechte Eierstock ist bei Vögeln in der Regel rudimentär ausgebildet und kommt nur dann ins Spiel, wenn es ein Problem mit dem linken gibt.

Das Mittel hat eine dunkle Seite, die mit einem Untergangsgefühl beginnt, das dann in Hilflosigkeit und Verzweiflung umschlägt. Im schlimmsten Fall führt das zum Suizidwunsch. Man fühlt sich generell ausgeschlossen und hat kein Selbstvertrauen.

Die Sensibilität ist nicht so sehr auf andere Menschen ausgerichtet wie auf einen selbst. Das Mittel hat eine starke Körperwahrnehmung. Es spürt, wie seine Arme die Körperseiten berühren. Schweißbildung, wo Körperteile sich berühren. Schmerzen durch irgendetwas Enges um den Rumpf.

Es folgen die eigentümlichen Symptome des Mittels. Ein Gefühl der Ausdehnung, wie Popcorn, das erst klein und hart ist und dann groß und weich. Eine angenehme Energie, die in Wellen pulsiert. Sie fühlt sich lebendiger und gefestigt. Gefühl, dass der Hals von einer Schnur nach hinten gezogen werde. Es gibt viele vibrierende, pochende und pulsierende Empfindungen und ebenso viele Neuropathien, einschließlich Gefühllosigkeit, Kribbeln, Zucken und Stromstöße. Dazu kommen stechende Empfindungen, ein Stechen, als werde man von Kiefernnadeln gepiekt.

Rückenschmerzen sind ein Leitsymptom mit krampfartigen und stromstoßartigen Schmerzen. Bewegung verschlimmert, kann nicht laufen. Die Schmerzen strahlen in die Gliedmaßen aus. Es treten auch beißende Empfindungen am unteren Rücken auf.

Eine besondere Affinität hat das Mittel zum Herzen, mit starkem Herzklopfen und eigentümlichen Empfindungen. Sanftes Pulsieren. Gefühl, als sei das Herz an einem Lasso befestigt und werde in einer Trommel herumgewirbelt, wo es gegen die Seiten schlägt. Das Herz hämmert hart gegen eine Wand.

Viele Symptome betreffen die Beine, besonders solche, die das Laufen erschweren. Die Schuhe fühlen sich zu eng an. Besonders empfindlich sind die Fußsohlen. Schmerzen, Schwäche und Empfindungen in den Sprunggelenken und Angst, Tiere könnten sie ins Sprunggelenk beißen.

Das Schlafbedürfnis kann überwältigend werden und sogar auf eine Narkolepsie hinauslaufen. Anfälle von Tiefschlaf. Schläft mit um die Schultern verschränkten Armen.

Der Appetit ist gesteigert, sie isst alles, es ist nur Nahrung. Isst so viel, dass sie krank davon wird. Reizbarkeit durch Hunger. Essen ist lästig, es verdrießt sie, essen zu müssen. Auch das sexuelle Verlangen und die Potenz sind gesteigert.

Wie fast jedes Vogelmittel träumt es davon, dass ihm die Zähne ausfallen oder weich werden. Es hat auch Zahnschmerzen, als fehle es an Zahnschmelz. Wie viele Vogelmittel hat es einen metallischen Geschmack im Mund.

Der Schwindel ist ziemlich stark und oft mit Übelkeit verbunden, die ebenfalls stark ist und das Gefühl vermittelt, erbrechen zu müssen. Der Schwindel kommt und geht und verschlimmert sich durch vieles, besonders aber durch Bewegung und Essen.

Es treten Hitzeempfindungen auf und das Gefühl, als strahle der ganze Körper Hitze aus, vor allem aber der Kopf. Viele Körperregionen sind gerötet: Gesicht, Augen und die Haut allgemein. Auch Trockenheit kann überall auftreten. Besonders betroffen sind Mund und innerer Hals. Die Ohren weisen eine ganze Reihe von Empfindungen auf, in erster Linie Ohrgeräusche und – angesichts der Tauchgewohnheiten dieses Vogels – das Gefühl von Wasser in den Ohren, Platzgeräusche und Schmerzen, als tauche man tief unter Wasser.

Drüsenschwellungen, wunde Schmerzen und Kloßgefühl im Hals. Schluckbeschwerden, aber Verlangen zu schlucken. Schleimbildung und das Bedürfnis, sich zu räuspern. Es tritt ein tiefer, schmerzhafter und ergiebiger Husten auf.

Die Patienten haben das Gefühl eines Klumpens im Bauch oder eines hohlen Knotens im Magen.

Die Menstruationssymptome sind stark, aber nicht sonderlich charakteristisch. Der Eistaucher gehört zu den Vogelmitteln mit besonders auffälligen krampfartigen Schmerzen, und die sind auch während den Menses stark vertreten, doch ebenfalls an anderen Stellen und zu anderen Zeiten.

Es bestehen Harndrang, unterbrochener Harnfluss und Schmerzen in Nieren und Harnröhre.

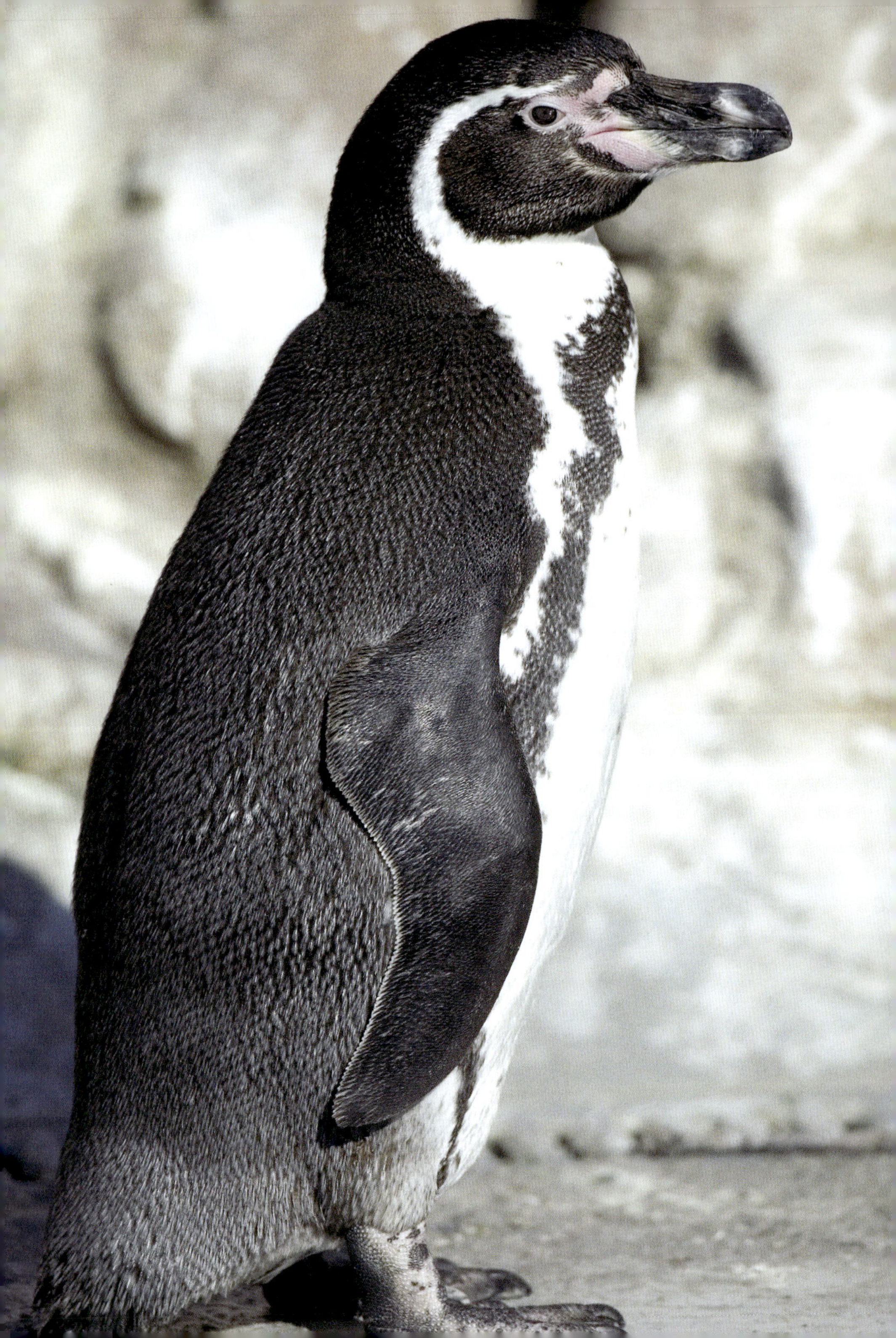

SPHENICIFORMES – PINGUINE

SPHENISCUS HUMBOLDTI
Humboldt-Pinguin

Der Humboldt-Pinguin ist ein mittelgroßer Pinguin, der an der Westküste Südamerikas lebt, wo er seine Nahrung im kalten Humboldtstrom sucht. Er gräbt seine Bruthöhlen in den Guano auf Inseln und an Felsenküsten. Durch den Raubbau von Guano, und in jüngerer Zeit eher durch Überfischung, gilt diese Art als gefährdet.

Der Pinguin ist äußerst gut ans Schwimmen und an die Kälte angepasst. Er hat eine so gute Wärmedämmung, dass er eher an Überhitzung leiden würde als an Unterkühlung. Er ist ein außerordentlich gewandter und schneller Schwimmer. Seine Flügel sind vollständig ans Schwimmen angepasst, er kann nicht fliegen. Das scheint allerdings bei unserem Arzneimittel kein Problem darzustellen. Der Pinguin findet seine Freiheit im Wasser wie andere Vögel in der Luft.

Das Mittel wurde in München von Peter Mohr geprüft, ein kurzer Bericht findet sich in Shores Vögeln.

Die Prüfer beschrieben die Prüfung als belastend und unangenehm. Der Pinguin ist das schmutzige und oftmals abstoßende Vogelmittel – zumindest empfindet er sich selbst so. Das ist etwas viel Extremeres als das Gefühl, hässlich und ungeliebt zu sein, welches sich bei vielen Vögeln findet.

Reinlichkeit und Unsauberkeit sind stark ausgeprägte Themen bei diesem Mittel, wobei die Unsauberkeit dominiert. Das Augenmerk liegt auf dem Anus, auf Fäulnis und Fäzes. Das ist sicherlich keine Überraschung bei einem Mittel, das von einem Vogel stammt, welcher sein Leben in Höhlen verbringt, die er in riesige Kothaufen gräbt.

Ein weiteres wichtiges Thema ist die Gruppe, und auch dieses Thema wird als belastend und unangenehm empfunden. Der Pinguin fühlt sich zutiefst isoliert und sehnt sich nach Gesellschaft. Er glaubt, dass ein Gruppenleben möglich und positiv sein müsse, wird darin jedoch auf vielfältige Weise enttäuscht.

Wie bei allen Vogelmitteln besteht auch hier ein Konflikt zwischen dem Individuum und der Gruppe, doch beim Pinguin scheint sich dies zur Unmöglichkeit auszuwachsen. Er hat das Gefühl: „Ich bin ich, und du bist du, und wir sollten alles nehmen, wie es kommt, und es akzeptieren." Das funktioniert jedoch nicht. Jeder kümmert sich um seine eigenen Angelegenheiten, und damit gibt es keine Gruppe.

Der Pinguin fühlt sich von der Gesellschaft eingeschränkt. Es gibt soziale Regeln, und er glaubt, alles richtig machen zu müssen. Er muss sich an die Regeln halten, aber das genügt nicht. Es ist nicht genug für alle da, und nicht jeder erhält seinen Anteil. Es bilden sich kleine Gruppen und Cliquen, die jeden ausschließen, der nicht zu ihnen gehört.

Es ist viel Misstrauen vorhanden, das sich bis zur Paranoia auswachsen kann. Diese Paranoia hindert die Gruppe am Zusammenleben. Wo Respekt herrschen sollte, herrscht nur Betrug. Sie hat das Gefühl, jemand habe ihr ins Herz gestochen.

Man ist von den Menschen enttäuscht, und das verwandelt sich in eine plötzliche, grundlose Wut.

Diese Menschen handeln schnell und heftig. Im Kontrast dazu steht das Gefühl, dass alles ewig lange dauere. In ähnlicher Weise wie Aktivität und Frustration wechseln Energie und Ermüdung einander ab. Irgendwann müssen sie ihre Energie wiederfinden und dazu ihre tiefsten Quellen anzapfen.

Es besteht eine starke Spannung zwischen Kopf und Körper. Im Kopf verspürt sie eine furchtbare Müdigkeit, doch wenn sie im Körper bleiben kann, dann verfügt sie über körperliche Energie.

Kälte tritt in allen Körperteilen auf: Im Kopf, in der Nase und vor allem in den Extremitäten. Kälte mit Schweißbildung.

Die Extremitäten sind schwer und zittern, und auch die Brust weist ein Schweregefühl auf mit dem Verlangen, tief einzuatmen.

Das Bild des Pinguins, das Danny DeVito im Film „Batmans Rückkehr" gezeichnet hat, gibt ihm womöglich ein Image zurück, das dem Mittelbild viel näher kommt als alle Dokumentarfilme und Kinderprogramme. Die stinkende, schmutzige, missgestaltete Kreatur, die, ausgestoßen von der Gesellschaft, an der Oberfläche, in den Kloaken mitten im Kot lebt und versucht, mit anderen Außenseitern eine alternative Gesellschaft zu bilden, ist ein ziemlich treffendes Bild des Pinguins als Arzneimittel.

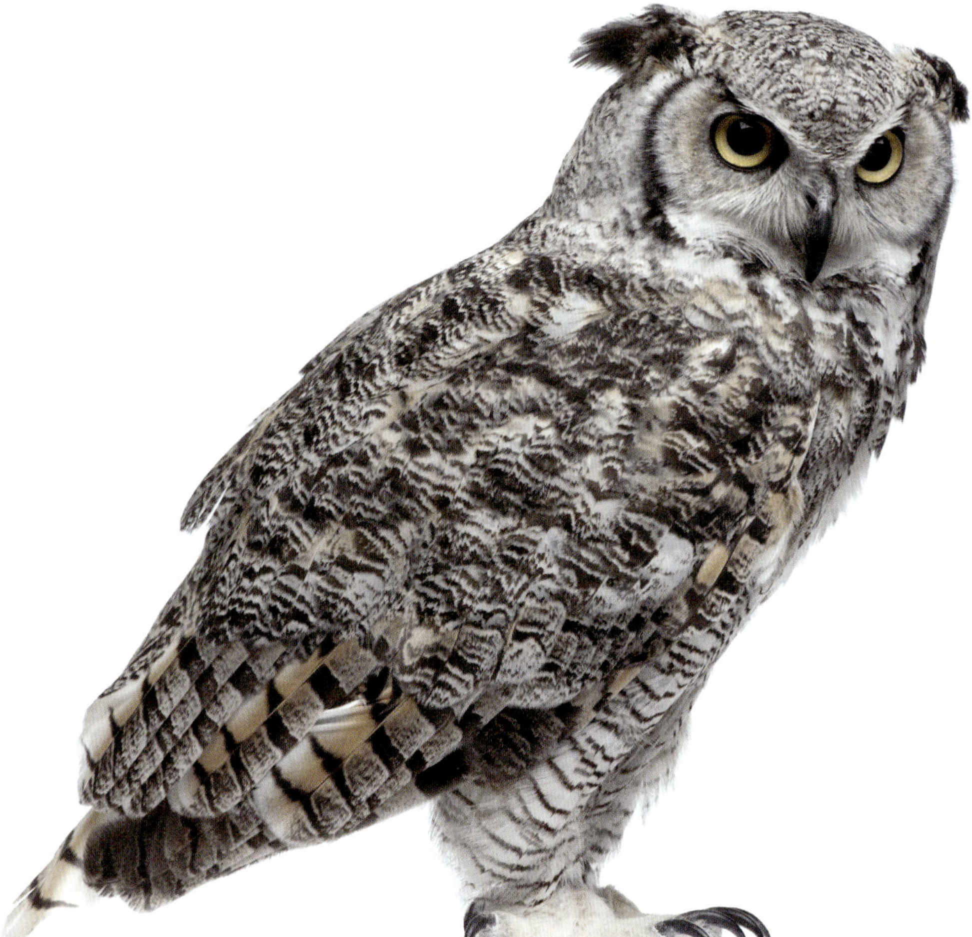

STRIGIFORMES – EULEN

Eulen, die Nachtraubvögel, sind eine beachtenswerte Vogelfamilie. Sie haben ihre Sinnesorgane angepasst, um besonders erfolgreich in der Dunkelheit jagen zu können. Ihre Augen sind unverhältnismäßig groß, sodass sie auch noch bei sehr niedriger Lichtstärke sehen können. So groß sind ihre Augen, dass sie sich in den Augenhöhlen nicht bewegen lassen, weshalb die Eule mehr als andere Tiere ihren Kopf drehen muss, um sich umzuschauen. Auch ihr Gehör ist außergewöhnlich scharf. Ihr Gesicht ist so geformt, dass es die Töne sammelt und sie zu den nach vorn gerichteten Ohren leitet. Die Ohren selbst sind leicht asymmetrisch, was den Stereoeffekt verstärkt und es der Eule ermöglicht, ihre Beute allein über das Gehör zu orten. Das Gefieder der Eule ist weich, nicht nur in Körpernähe, sondern auch am Rand der Schwungfedern, was ihren Flug nahezu geräuschlos macht. Ihre Färbung macht sie bei Restlicht weitgehend unsichtbar. Eulen sind die ultimativen Nachtjäger.

Ihre Beziehung zur Nacht hat ihr in den meisten Kulturen eine Assoziation mit Tod und Unterwelt eingebracht. Ihr geräuschloser Flug und ihr gespenstischer Schrei bringt sie mit Geistern in Verbindung und hat sie fast auf der ganzen Welt zum Todesboten gemacht. Auf der anderen Seite ist sie das Attribut von Pallas Athene und damit ein Symbol der Weisheit und des Wissens. Es ist ein Wissen von oben, aus dem Himmelreich, und deshalb gilt es als weise. Im Kontrast dazu war das Wissen der Orakel das Wissen der Unterwelt und daher ebenso trügerisch wie erleuchtend.

Es gibt zwei Eulenfamilien: Die Strigidae, die eigentlichen Eulen, und die Tytonidae, die Schleiereulen. Wir haben aus jeder Familie ein Arzneimittel. Bei beiden ist die Thematik der Perspektive und der Konzentration von Bedeutung und ebenso die Thematik von Wissen, Weisheit und Anstand.

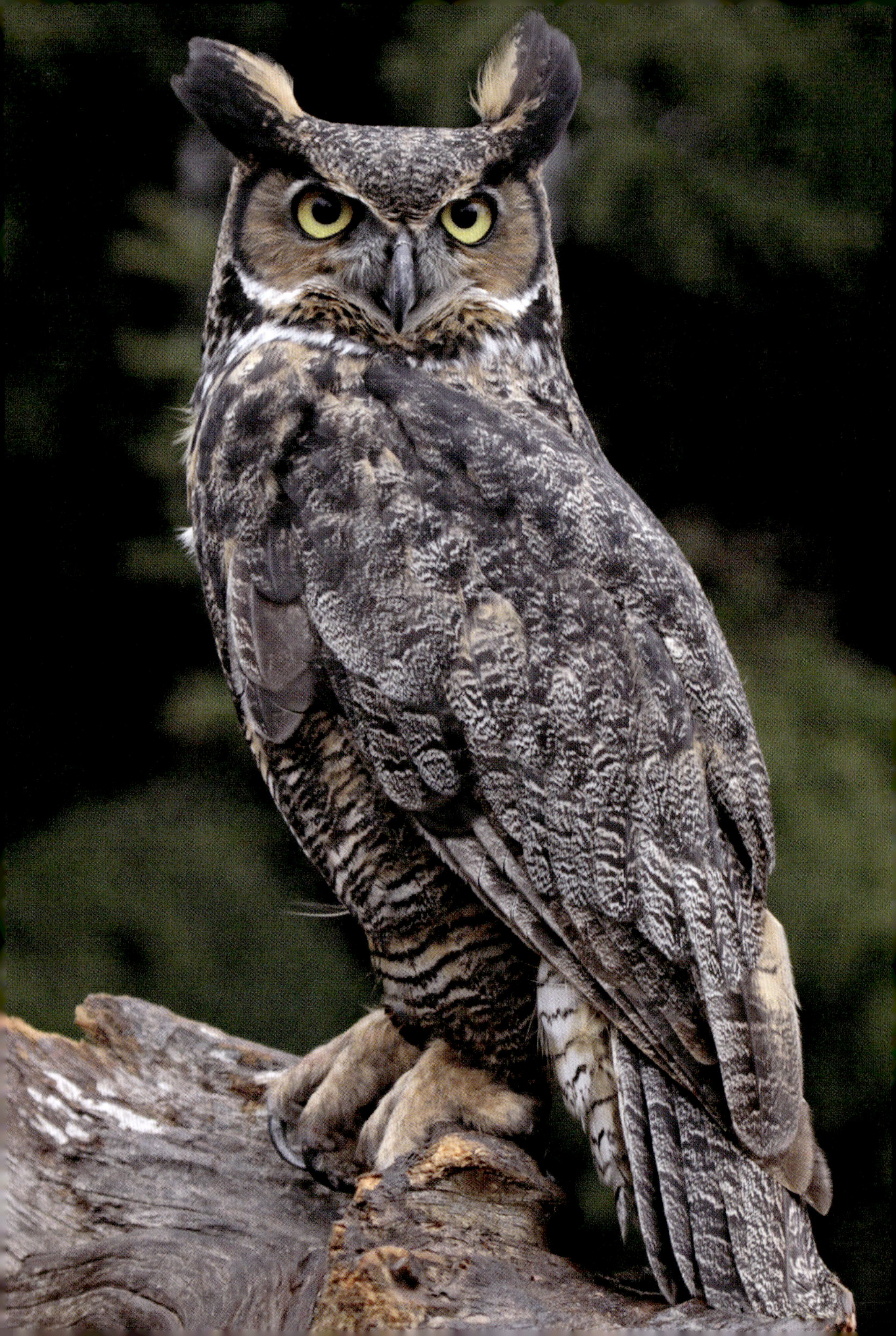

BUBO VIRGINIANUS
Virginia-Uhu

Der Virginia-Uhu ist ein großes Mitglied der Familie der eigentlichen Eulen. Es ist ein Neuweltvogel, der mit Ausnahme der Polarregionen in ganz Nordamerika und in weiten Teilen Südamerikas vorkommt. Er hat äußerst kräftige Fänge, mit denen er Tiere von der Größe mittelgroßer Hunde oder Kanadareiher schlagen kann. Er ist gut an kalte Klimazonen angepasst und gehört zu den Vögeln, die sich am zeitigsten paaren und Nester bauen. Virginia-Uhus sind in der Regel Einzelgänger und leben in vielen verschiedenen Lebensräumen, sogar in urbanen, obgleich sie den Kontakt mit Menschen meiden. Um ihre Nester zu schützen, können sie sehr aggressiv werden. Die alleinstehenden Jungvögel ziehen umher, bis sie einen Partner und ein Revier gefunden haben, dann aber lassen sie sich dauerhaft nieder.

Jonathan Shore prüfte die Trituration im Jahr 2000 in Kalifornien.

Die Prüfung förderte vielerlei visuelle Merkwürdigkeiten zutage. Die wichtigste davon schien eine fehlende Tiefenwahrnehmung zu sein. Die Augen ließen sich jeweils nur auf eine bestimmte Stelle fokussieren. Jedes Auge war vom anderen unabhängig, und jedes konzentrierte sich auf etwas anderes. Im anderen Extremfall war es unmöglich, sich auf etwas Bestimmtes zu konzentrieren. Das führte zum Verlust der dreidimensionalen Orientierung, sodass sie beim Autofahren vorsichtig sein musste. Ein Prüfer gab die Versuche, etwas zu sehen, auf und nahm es hin, nichts sehen zu können. Sie kann nicht lesen, weil ihr die Buchstaben vor den Augen verschwimmen. Viele machten Schreibfehler. In der Nacht ist die Wahrnehmung anders und klarer.

Die wichtigsten Themen jedoch scheinen Wissen und Weisheit zu sein. Sie hat das Gefühl, von einer inneren Weisheit geführt zu werden, die ihr alles Wissen und alle Antworten gibt, die sie braucht. Das vermittelt ihr ein Gefühl persönlicher Macht und Stärke. Sie hält sich selbst für eine Lehrerin, einen zuverlässigen Führer für andere. Es besteht ein starkes Bedürfnis, die Wahrheit zu erfahren, zu wissen, was geschehen ist. Ihre innere Weisheit lieferte ihr die sinnvollen Einsichten, die dieses Wissen ermöglichten. Oberflächlichkeit und sinnlose Gespräche interessierten sie nicht im Geringsten.

Besonderes Gewicht legt *Bubo* auf Fairness. Jeder sollte seinen Anteil bekommen und respektiert werden. Es ist das spezielle Vogelthema des persönlichen Anstands, das Rücksicht auf die Individualität und die Bedürfnisse aller nimmt und nicht bloße Gerechtigkeit und Respekt vor dem Gesetz einfordert.

Es findet sich die übliche Ruhe der Vögel, kombiniert mit Wachsamkeit. Sie sitzt ruhig da und beobachtet, nimmt einfach alles in sich auf. Sie genießt die Ruhe und Stille, ganz besonders in der Dunkelheit. Sie hat den Eindruck, ihr Leben eher zu beobachten als zu leben, während sie die Welt vorüberziehen sieht. In ihren Träumen fühlt sie sich wie eine Beobachterin. Sie ist die Stille im Auge des Wirbelsturms. Die Ruhe wird ebenfalls mit Weisheit assoziiert. Ihre Weisheit ermöglicht es ihr, sich zu distanzieren und zu beobachten. Sie möchte nicht reden, nur weit weg in die Wildnis gehen.

Weitgehend betroffen sind die Ohren. Es treten starke Ohrenschmerzen mit Halsentzündung auf. Die Ohren sind abwechselnd verstopft und frei. Das Hörvermögen kommt und geht, und es trat eine klebrige Absonderung aus den Ohren auf. Das Gehör war besonders empfindlich. Geräusche, wie das Ticken einer Uhr, waren so laut, dass sie unerträglich wurden. Sie glaubt, eine Stimme zu hören, die ihren Namen ruft. Die Ohrenschmerzen gehen mit Anspannung der Kiefer und Zahnschmerzen einher. Es gibt die eigentümliche Empfindung, die Zähne seien zu groß für das Gesicht. Migräne.

Die biologische Uhr ist verändert: Sie ist nachts aktiver und vor allem hungriger. Beim Sonnenuntergang bekommt sie Heißhunger, besonders auf Fleisch und Huhn. Sie möchte mehr essen und denkt mehr ans Essen. Essen ist eher eine sinnliche Erfahrung. Der Schlaf war im Allgemeinen gut, und die Prüfer wachten ausgeschlafener auf.

Schultern und Arme machten sich mit Schmerzen im rechten Schultergelenk und Bursitis bemerkbar. Sie konnte sich die Kleidung nicht über den Kopf hinweg ausziehen. Kribbeln und Kreislaufprobleme in den Armen. Schweißbildung, insbesondere an Händen und Armen.

Der Nacken ist steif und schmerzt. Es fühlt sich an, als verschwinde ihr Hals, als verschmelze er mit dem Kopf. Die Nackenschmerzen verschlimmern sich bei der Regelblutung.

Sie träumte, man gebe ihr sexuell aufreizende Lederkleidung. Sie fühlte sich sexy und schön.

Die Empfindung des Schwebens bei den Vogelmitteln äußert sich hier als Schaukeln auf einer Schaukel, die nirgendwo befestigt ist.

Träume von springenden Hunden. Man träumt vom Wasser und vom Ertrinken. Es besteht großer Durst, aber kein Verlangen, im Wasser zu sein, eine Abneigung gegen das Schwimmen, während die meisten Vogelmittel gern im Wasser sind. Trockene und rissige Lippen. Vermehrter Harnabgang.

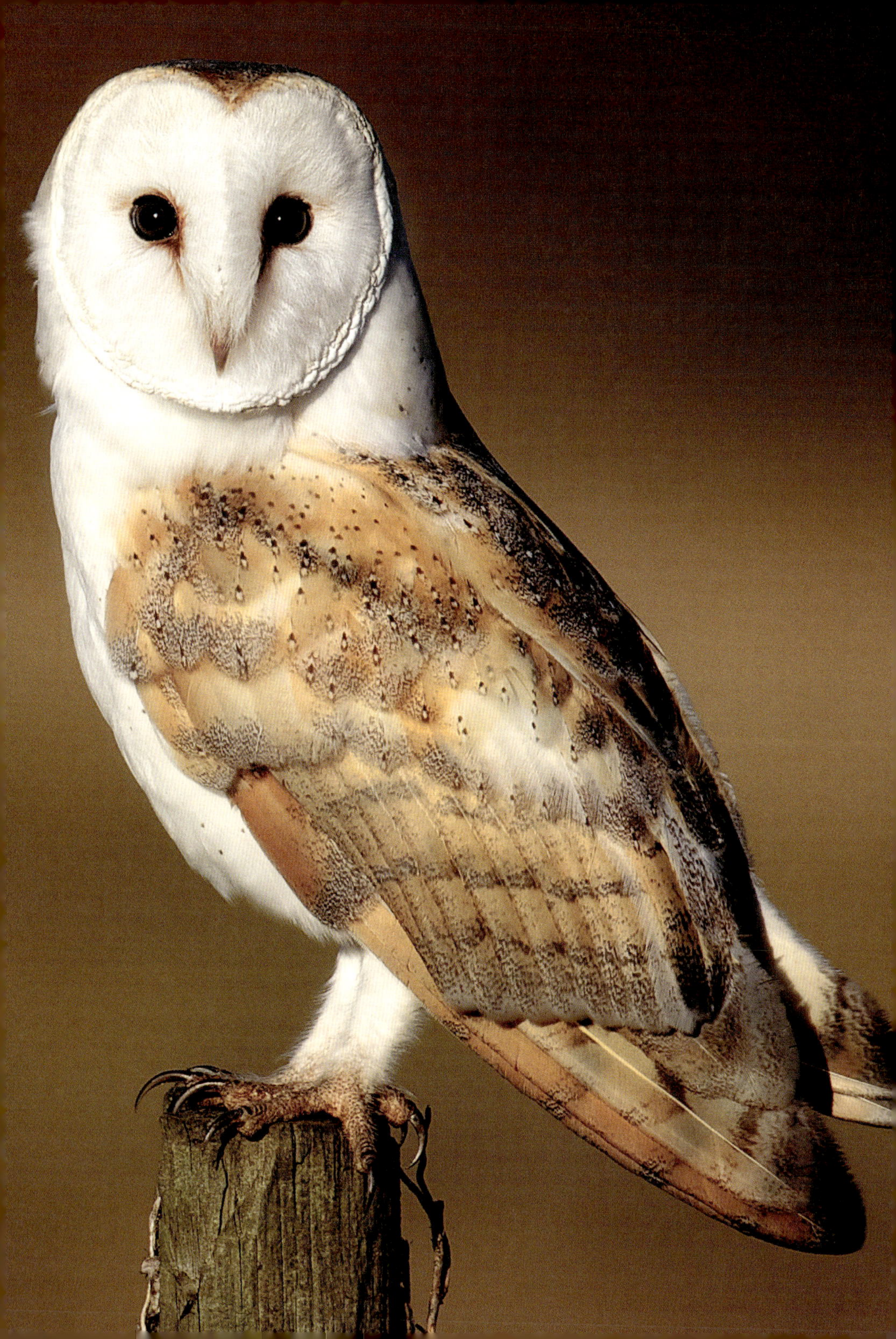

TYTO ALBA
Schleiereule

Die Schleiereule kommt fast in der ganzen Welt vor, außer in extremen Klimazonen. Sie fliegt oft abends und am frühen Morgen sowie nachts. Da sie oft entlang von Straßen und dazu niedrig fliegt, werden viele Schleiereulen von Autos getötet. Am stärksten gefährdet ist die Art jedoch durch das Verschwinden geeigneter Nistplätze, die oft in baufälligen landwirtschaftlichen Gebäuden liegen. Ihre weiße Färbung und ihr lautloser Flug im düsteren Zwielicht, dazu ihr durchdringendes Kreischen, lassen sie noch geisterhafter und jenseitiger erscheinen als andere Eulen, sodass sie oft mit dem Tod und dem Bösen assoziiert wird. Es sind exzellente Jäger, die vor allem auf Nagetiere und Schädlinge Jagd machen und daher von großem Nutzen für die Bauern sind. Die Schleiereule ist nicht so gut an die Kälte angepasst wie der Virginia-Uhu; Großbritannien liegt am nördlichsten Rand ihres Verbreitungsgebietes. Sie kann schnell fliegen, aber nicht weit, und viele Schleiereulen bleiben in der Nähe ihres Geburtsortes. Es sind keine besonders reinlichen Vögel; der Bereich unter dem Nest versinkt oft im Abfall und riecht abstoßend. Wenn sie sich bedroht fühlen, stecken die Jungvögel den Kopf in diese Abfälle und sehen sehr schmuddelig aus. An einem ihrer Fänge haben sie einen Kamm, mit dem sie ihr Gefieder putzen und säubern, sodass es eine herrlich schneeweiße Farbe mit aprikosenfarbener Tönung annimmt. Wenn sie fliegen, ist ihr markantes, herzförmiges Gesicht strikt geradeaus gerichtet.

Das Mittel wurde 2003 bzw. 2004 von Elizabeth Stone in Wales und von Jörg Wichmann in Deutschland geprüft. Die Prüfungen lieferten verblüffend übereinstimmende Mittelbilder.

Bei diesem Mittel finden wir eine starke Beschäftigung mit dem Tod. Es denkt viel über den Tod und das Sterben nach und spricht auch viel darüber. Ständig begegnen ihm tote Tiere und Vögel. Alles scheint in Schwärze versunken, und sie fühlt sich freudlos und beiseite geschoben. Sie hat Angst vor dem Tod, besonders davor, im Schlaf zu sterben. Es kommen viele Träume von toten Menschen und Tieren vor. Dieser beherrschende Gedanke wurde auch metaphorisch als ein Gefühl für Abschlüsse erlebt und die Fähigkeit, einen Schlussstrich unter alte Verhältnisse zu ziehen. Die Patienten sind ohne ersichtliche Ursache traurig und deprimiert. Sie brechen ohne Anlass leicht in Tränen aus, und Weinen bessert.

Es ist ein furchtsames Mittel. Sie ist empfindlich, fühlt sich ungeschützt und wie Gelee. Ihr ist, als werde etwas Schlimmes geschehen, woran sie die Schuld trägt. Sie macht sich ohne ersichtlichen Grund Sorgen. Insbesondere fürchtet sie, etwas direkt anzublicken, weil sie dann etwas Furchtbares zu sehen bekommt. Sie hat den Eindruck, jemand wolle ihr Angst einjagen. Sie hat Angst, Schatten anzuschauen, und hat das Gefühl, als sei jemand hinter ihr. Sie fürchtet sich davor, in den Spiegel zu schauen, weil sie Angst hat, nicht der Mensch zu sein, den sie darin sieht. Sie fühlt sich wie der Vogel Strauß, der den Kopf in den Sand steckt, und genau das tun die jungen Schleiereulen. Der Virginia-Uhu ist mit seiner Konzentrationsfähigkeit und Tiefenwahrnehmung beschäftigt, er kann immer nur einen Schärfebereich auf einmal anvisieren. Der feine Unterschied bei der Schleiereule liegt darin, dass sie nur geradeaus blicken kann und nicht sieht, was an der Peripherie vorgeht, und das macht ihr Angst. Ihr ist, als nehme sie am Rand ihres Blickfeldes etwas wahr, was beim direkten Hinsehen verschwindet. Wolken und Bewegungen am Rand des Blickfeldes und seltsame Beobachtungen am Rand des Bewusstseins. Sie ist geistig abwesend und nimmt ihre Umgebung nicht wahr.

Sie zweifelt an ihren Urteilen und reagiert mechanisch auf Situationen und Gefühle. Sie fühlt sich behindert und glaubt, dass andere zu viel von ihr verlangen. Darauf und auf ihre Ängste reagiert sie mit Reizbarkeit, die sich bis hin zu Zorn und Empörung aufschaukelt. Dann wird sie bösartig, wütend und streitsüchtig und fühlt sich leicht angegriffen. Sie hat das Verlangen, etwas zu zertrümmern und andere Menschen zu schlagen.

Tyto alba ist eines der individualistischeren Vogelmittel mit einer ausgeprägten Abneigung gegen Gesellschaft. Diese Menschen können keine Nähe ertragen. Wie bei *Bubo* besteht eine Abneigung zu sprechen und das Verlangen, allein und in seinem eigenen Reich zu bleiben. Sie empfand sich als alleinstehend und war völlig in ihrer Mitte, hatte keinerlei Lust auf Gruppenaktivitäten. In der Gruppe fühlte sie sich in die Enge getrieben. Sie hält alle anderen für dumm und mag sie nicht. Gefühl einer Membran zwischen sich und den Menschen sowie der Welt.

Sehr wichtig ist die Wahrheit. Die Prüfer sprachen ihre Meinungen klar und deutlich aus. Eine Prüferin sagte, es war, als habe sie ein Wahrheitsserum genommen. Unfähig, etwas Unehrliches zu sagen, selbst wenn die Wahrheit schmerzhaft oder irritierend ist. Die Prüfer träumten sogar davon, freimütig ihre Meinung zu sagen.

Wie *Bubo* ist *Tyto* ein Nachtmensch, der in der Nacht auflebt und gern lange wach bleibt. Energiegeladen und emsig abends und nachts. Würde am liebsten den ganzen Tag über schlafen und nachts wach sein. Erwacht um 4 Uhr, wird um 16 Uhr müde.

Es gibt den Traum im Traum, es ist schwierig aufzuwachen, und dann träumt sie immer noch. Sie konnte sich einfach nicht aus dem

Traum befreien. Das fühlt sich an wie eine Falle, und es gab auch andere Träume davon, in der Falle zu sitzen.

Weitere Themen betrafen Struktur und Systematik – das Bedürfnis, ordentlicher und effizienter zu werden. Charakteristisch sind jedoch Vergesslichkeit und geistige Abwesenheit. Man vergisst alltägliche Dinge und Personennamen. Fehler beim Schreiben, Buchstabieren und Sprechen. Sich verlaufen und die falsche Richtung einschlagen. Das äußert sich auch als physische Unbeholfenheit; man stößt überall an und verletzt sich leicht. Die Prüfer nahmen verstärkt Unfälle wahr, die in ihrer Nähe passierten.

Wie bei vielen Vogelmitteln ändert sich alles sehr schnell. Innerhalb kurzer Zeit treten rasche Stimmungswechsel auf. Manchmal war sie ungewöhnlich ruhig, alles bewegte sich langsam, leicht und friedlich, doch zu anderen Zeiten fühlte sie sich wieder gehetzt und angespannt.

Auch hier findet sich die übliche Verbundenheit der Vögel mit der Natur und mit Vögeln. Verschärftes Gewahrsein von Vögeln, als würden sie mit ihr kommunizieren. Am stärksten werden Natur, Vögel und Himmel nachts im Mondlicht wahrgenommen. Der Mond spielt eine wichtige Rolle mit Verschlimmerungen bei Vollmond und Neumond. Weitere Verschlimmerungen treten zur Zeit der Tagundnachtgleichen und der Sonnenwenden auf. Wie üblich bessert der Aufenthalt im Freien, an der frischen Luft und in der Natur, während die Beschwerden sich im Haus verschlimmern.

Das Mittel hat viele Kopfschmerzsymptome, die entweder drückend oder durchbohrend sind. Es treten auch Schwere und Steifheit auf, die sich bis in den Nacken und die Schultern erstrecken.

Wie zu erwarten war, gab es viele Augensymptome und Sehstörungen. Dazu gehörten Fotophobie, Brennen, drückende Schmerzen und vor allem Juckreiz. Die Augen jucken, als seien sie voller Sand oder Körner, und tränen ohne Ursache. Überraschenderweise fanden sich aber längst nicht so viele Ohrenbeschwerden wie bei *Bubo virginianus*. Es traten Ohrenschmerzen und platzende Geräusche auf, doch das deutlichste Symptom war wiederum Juckreiz, der übrigens überall am Körper auftreten kann.

Der Mund ist trocken, und die Zunge kann geschwollen, belegt und schmerzhaft sein mit Zungengeschwüren. Auch der innere Hals ist entzündet und geschwollen.

Ungewöhnlich war, dass die Prüfer von vermindertem Appetit berichteten und von starkem Brennen und Übelkeit im Magen. Es besteht ein häufiger und plötzlicher Harndrang mit reichlichem Harnabgang.

Man hat das Gefühl, schwanger zu sein, und ein gesteigertes sexuelles Verlangen. Auch die weiblichen Geschlechtsorgane jucken. Sehr viele Symptome bildeten sich in und um die Brüste und Brustwarzen herum aus. Schmerzen, Wundheit, Empfindlichkeit und Juckreiz.

In den Gliedmaßen treten scharfe und reißende Schmerzen auf, es dominieren jedoch die nervlich bedingten Symptome und die Neuropathien. Schmerzen wie Stromstöße oder Nadelstiche, Kribbeln, krampfartige und schießende Schmerzen und ein weiteres Mal Juckreiz.

Die Haut ist trocken mit kleinen Ausschlägen, Pilzinfektionen und Juckreiz, Ameisenlaufen und dem Gefühl von Insektenstichen.

Extreme Müdigkeit. Einschlafschwierigkeiten. Kann sich nicht entspannen. Bleibt viel zu lange auf und ist nachts hellwach. Nächtliche Lebhaftigkeit und nachtaktives Verhalten. Schwierigkeiten, am Morgen aufzuwachen. Wacht zeitig und ausgeschlafen auf. Wacht plötzlich auf. Wie bei *Bubo* spielten Träume von Hunden eine Rolle.

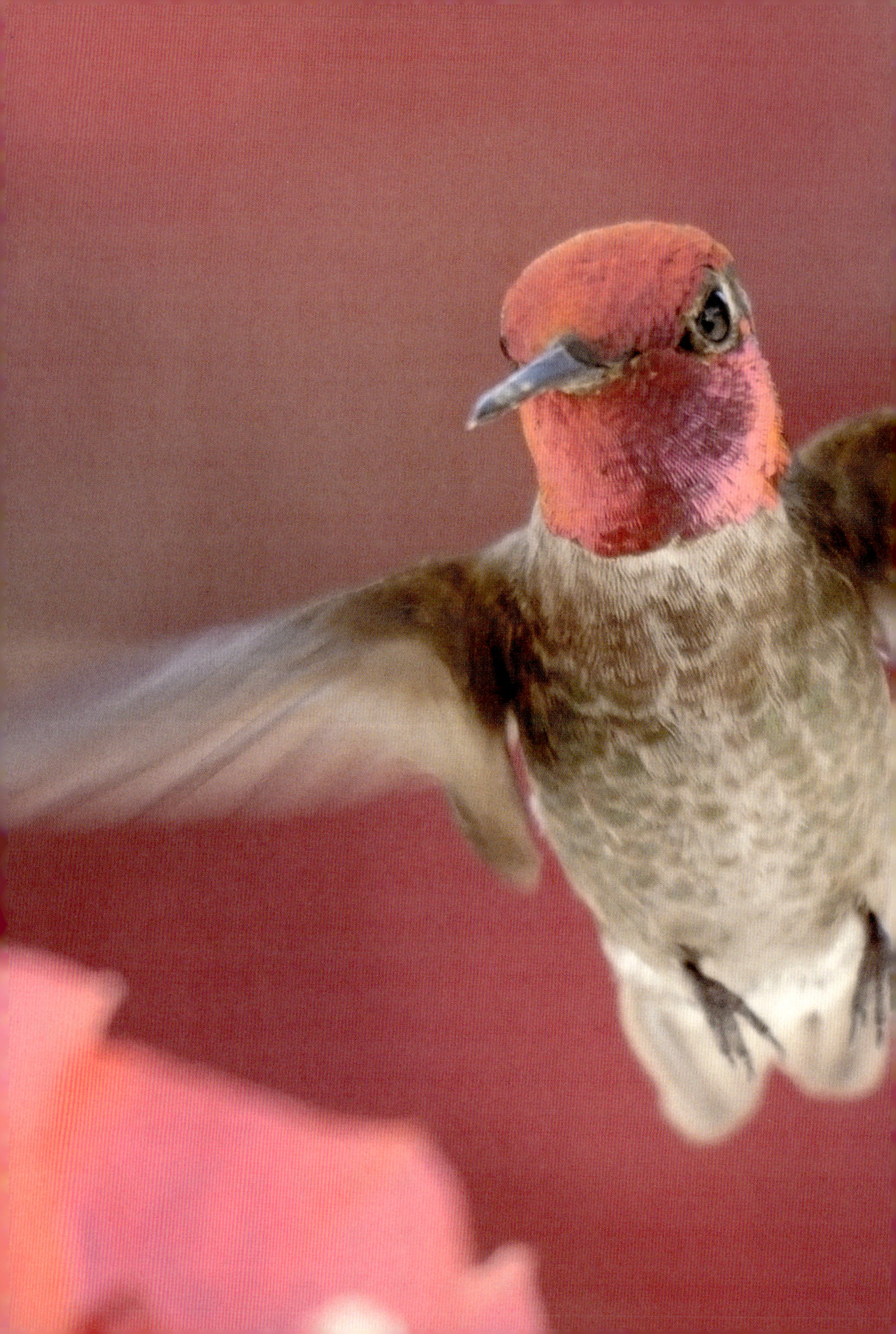

APODIFORMES – SEGLERVÖGEL

Die Seglervögel sind die Gruppe der Mauersegler und Kolibris, die am meisten in der Luft zu Hause zu sein scheinen. Einige Seglerarten verbringen neun Monate des Jahres in der Luft und kommen nur zur Fortpflanzung auf die Erde.

Die beiden Mittel, die wir aus dieser Ordnung haben, zeigen einige Ähnlichkeiten. Beide scheinen nur über begrenzte Energiereserven und eine eingeschränkte emotionale Belastbarkeit zu verfügen. Das führt zu raschen Veränderungen des Allgemeinzustands. Eine energiegeladene Verfassung wandelt sich rasch in Erschöpfung und Langmut, und Fürsorge in Reizbarkeit und Zorn.

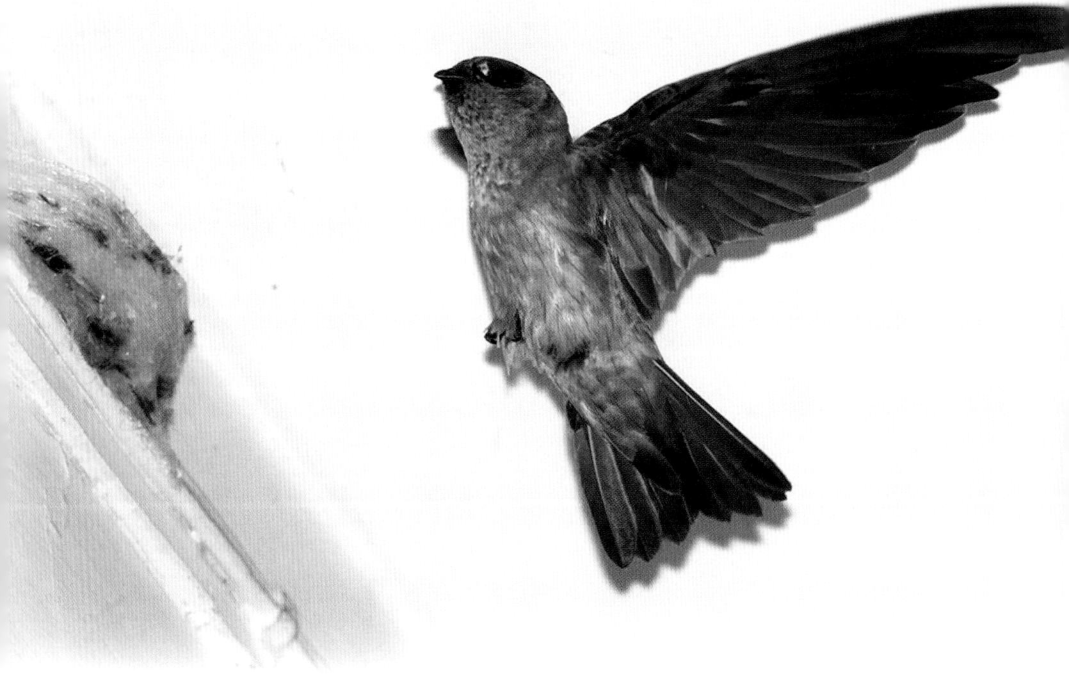

AERODRAMUS FUCIPHAGUS, NIDUS EDULIS
Weißnestsalangane, Schwalbennest

Die Weißnestsalanganen sind in Gestalt und Verhalten typische Segler, weisen jedoch etliche ungewöhnliche und charakteristische Merkmale auf. Sie nutzen eine Art Echolotung zur Navigation durch die dunklen Höhlen, in denen sie leben. Des Weiteren können sie ihre Körpertemperatur an die Umgebungsbedingungen anpassen und in eine Art Winterstarre fallen. Ihre Nester bauen sie aus ihrem Speichel. Einige Arten kleben mit ihrem Speichel andere Materialien, zum Beispiel Zweige, zusammen, doch die Nester der Weißnest- und der Schwarznestsalangane bestehen ausschließlich aus Speichel. Sie werden besonders als Zutaten einer chinesischen Delikatesse, der Schwalbennestersuppe, geschätzt, doch das Sammeln dieser Nester hat die schwindende Anzahl dieser Vögel unter beträchtlichen Druck gesetzt.

Das Mittel wurde 1974 von Engel geprüft, der von der steigenden Anzahl an Kindesmisshandlungen erschüttert war und nach einem Mittel suchte, um dem entgegenzuwirken. Trotz der großen Anzahl an Prüfern blieb das Mittelbild nur vage.

Es hat wechselnde Stimmungen. Euphorie, Aktivität und Begeisterung wechseln mit Reizbarkeit, Apathie und Gleichgültigkeit ab. Gewissenhaftigkeit im Wechsel mit Ungeduld und Zorn, besonders gegenüber Kindern. Diese Stimmungswechsel finden plötzlich, rasch und grundlos statt. Gutmütigkeit und Toleranz können in Intoleranz und Reizbarkeit umschlagen.

Diese Wechsel scheinen aus einem plötzlichen Energieverlust zu kommen. Der natürliche Zustand dieses Mittels ist eine energiegeladene Begeisterung, doch es hat nicht die nötigen Energiereserven, um diesen Zustand aufrecht zu erhalten, und versinkt dann entweder in Reizbarkeit und Zorn oder in Erschöpfung, in der es sich aus allen Kontakten zurückzieht. Die meiste Zeit des Tages ist es hellwach, dann wird es plötzlich müde. Ihr ist, als schlafe sie innerlich ein. Arbeitet im Schneckentempo.

Diese Menschen versuchen, die Kontrolle über alles zu behalten, doch dann kommen sie an einen Punkt, da sie die Welt oder sich selbst nicht mehr kontrollieren können. Sie empfinden sich als willensschwach. Ihre Reaktionen sind unkontrollierbar. Wenn sie merken, dass sie die Kontrolle verlieren könnten, werden sie zornig und verhalten sich unfair. Um das zu verbergen, meiden sie Kontakte oder reduzieren sie auf ein Minimum. Auch das bezieht sich wiederum besonders auf ihr Verhältnis zu Kindern.

Die normale Distanziertheit der Vogelmittel ist bei den Salanganen um ein Vielfaches verstärkt. Sie sind unnahbar und selbstgefällig, alles geht an ihnen vorbei. Sie sind apathisch und gleichgültig, in einem Zustand der Besinnungslosigkeit, der aus Müdigkeit und Erschöpfung entsteht, und sie erlegen sich selbst einen Schutzabstand von der Welt auf. Wenn das nicht reicht, suchen sie weiteren Abstand, Rückzug und Vergessen in Schlaf, Alkohol oder anderen künstlichen Hilfsmitteln. Sie hegen den Wunsch, sich „in Vergessenheit zu lächeln" und weinen leicht.

Es gelingt ihnen auch nicht, eine enge Beziehung zur Zeit aufzubauen. Sie wissen nie genau, wie spät es ist, und merken nicht, wie schnell oder langsam die Zeit vergeht. Sie stecken in der Vergangenheit fest, als geschähe sie jetzt. Auch die Traumwelt des Schlafes und die Welt der wachen Realität sind bei ihnen nicht vollständig voneinander getrennt. Sie träumen von Kindern und Familien.

Es treten Hitzewellen auf, das Gesicht ist heiß und gerötet. Brennen und Trockenheit im Gesicht. Die Augen sind wund und angespannt. Auch das übliche Kribbeln und Taubheitsgefühl konzentriert sich vor allem auf das Gesicht.

Der Appetit ist im Allgemeinen gesteigert, ohne spezifisches Verlangen. Sie kann jedoch immer nur kleine Mengen essen. Der Magen weist ein Schweregefühl und Übelkeit auf.

Weitere Symptome sind steife und schmerzende Gelenke und Steifheit in Hals und Rücken.

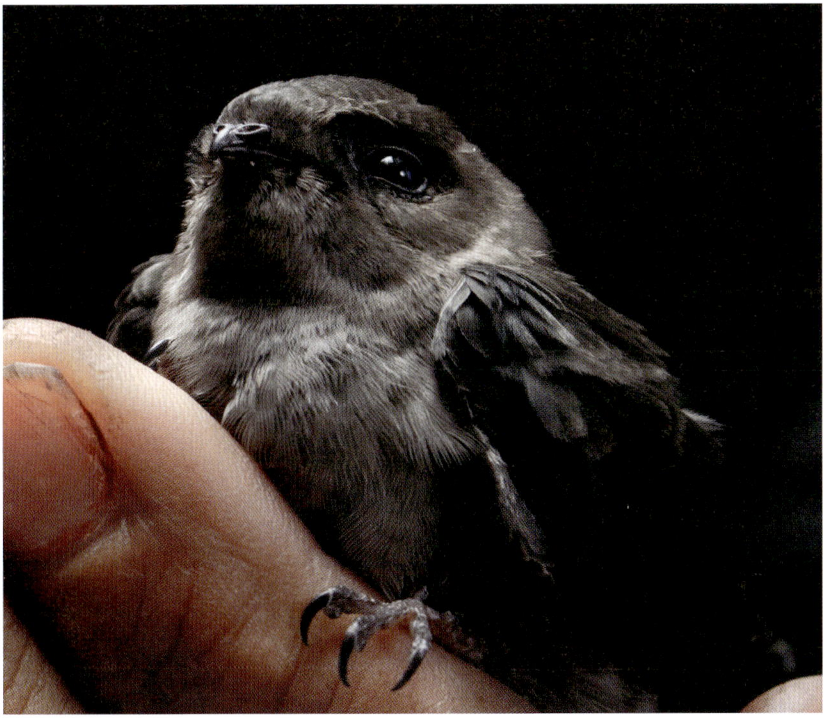

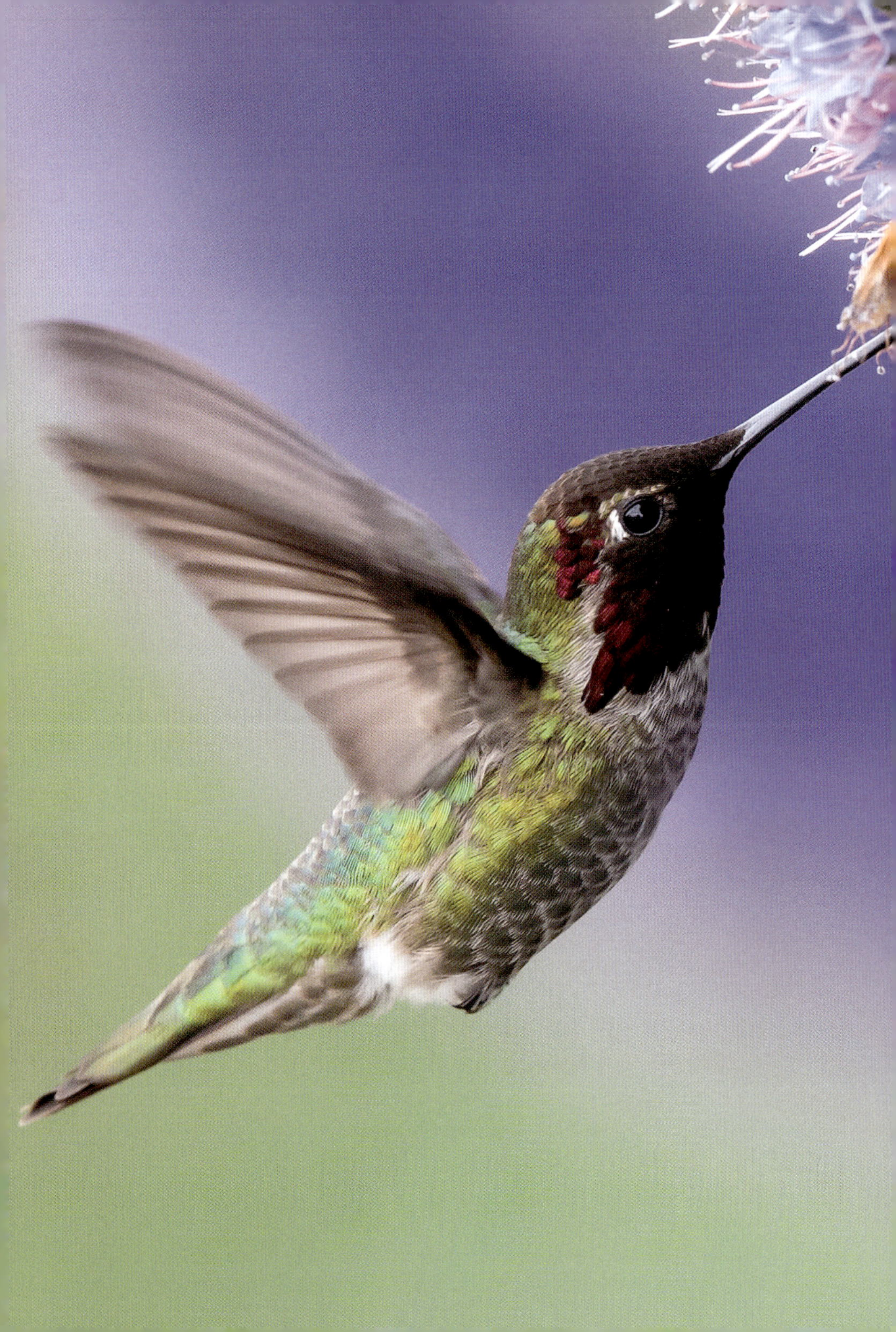

CALYPTE ANNA
Anna Kolibri

Kolibris kommen nur in der Neuen Welt vor. Es sind kleine Vögel mit einer extrem hohen Stoffwechselrate. Um die aufrecht zu erhalten, brauchen sie große Mengen schnell verfügbarer Energie. Nur der fast reine Zucker des Blütennektars kann dieses Bedürfnis in ausreichendem Maße befriedigen. Zudem trinken Kolibris nur Nektar mit einem hohen Zuckergehalt von mindestens zehn Prozent. Dabei stehen sie nicht nur in der Luft, sondern sind auch die einzigen Vögel, die rückwärts fliegen können. Kolibris spielen eine wichtige Rolle bei der Blütenbestäubung. Ihre Rolle im Ökosystem ähnelt viel mehr der der Insekten als der Vögel im Allgemeinen. Um sich Nährstoffe und Aminosäuren zuzuführen, fressen sie Insekten und Spinnen.

Der Annakolibri lebt an der amerikanischen Pazifikküste, von Kalifornien bis British Columbia. Die Urbanisierung und unsere Liebe zu schönen Blumen kommen ihnen gelegen, weshalb sie ihren Lebensraum erweitert haben. Mit seinen zehn Zentimetern Körperlänge sieht der Vogel ziemlich stämmig aus, aber er wiegt gewöhnlich weniger als fünf Gramm, das Gewicht einer kleinen Münze. Trotz der hohen Stoffwechselrate kann er ein beträchtliches Alter erreichen – dokumentiert ist ein Lebensalter von 12 Jahren. Er hat ein wunderschön grün und bronzefarben schillerndes Federkleid, und beim Männchen sind Kehle und Oberkopf rot gefärbt. Ungewöhnlich für Kolibris ist, dass die Männchen singen, und zwar mit einer etwas quietschenden Stimme. Wenn sie sich einmal mit einem Partner und in einem Revier niederlassen, sind sie weitgehend sesshaft.

Das Mittel wurde von Cynthia Shepard in British Columbia geprüft.

Das Mittel ist instabil, weil es keine Reserven hat. Es kann Hitze auftreten, oft begleitet von klammem Schweiß, besonders Füße und Hände sind heiß und feucht. Das Gesicht ist heiß und gerötet. In der Regel kann die Wärme nicht aufrecht erhalten werden, sie hält nicht an, und es ist ein eher frostiges Mittel. Die Prüfer froren so sehr, dass sie sich nur durch ein warmes Bad wieder aufwärmen konnten. Die den Vogelmitteln gemeinsame Liebe zur Natur und zum Aufenthalt im Freien kann hier durch die Kälteempfindlichkeit maskiert werden. Beschwerden verschlimmern sich durch Sonnenlicht, und es besteht eine Fotophobie.

Die Instabilität und die fehlende Ausdauer zeigten sich in den Energiezyklen der Prüfer. Sie brauchten morgens eine gewisse Anlaufzeit, um in die Gänge zu kommen und sich warm zu arbeiten. Dieser Zustand hielt nicht lange an, sodass sie nachmittags ein Schläfchen machen mussten, um ihre Energien zu erneuern. Im Großen und Ganzen belebte sie ein Nickerchen genauso, wie ein kleiner Imbiss ihren Hunger stillte. Vor den Mahlzeiten hat sie großen Hunger, doch es genügt ihr, nur wenig zu essen.

Es gibt eine allgemeine Modalität durch Vorwärts- und Rückwärtsbewegungen. Der Schwindel verschlimmert sich durch Bewegung innerhalb dieser Ebene, und hier tritt ebenfalls ein Gleichgewichtsverlust auf. Rücken- und Nackenschmerzen verschlimmern sich, wenn man nach oben oder nach unten blickt oder sich nach vorn beugt.

Die Symptome sind in der Regel sehr stark, aber auch kurzlebig. In der Prüfung traten alte Symptome häufiger auf, waren aber von kürzerer Dauer. Sie braucht sofort etwas zu essen, ist aber schnell satt. Wenn sie aufgeregt sind, sind diese Menschen sehr aktiv und ständig in Bewegung. Ein Prüfer beschrieb diesen Zustand als ein

Gefühl „wie auf Speed". Insbesondere reden sie schnell und oft unverständlich. Sie fühlen sich gehetzt und zerstreut. Schreiben fällt schwer, weil die Hand nicht mit den Gedanken mithalten kann. Die Verfassung wechselt rasch von Aktivität und Tüchtigkeit zu Erschöpfung und Inaktivität.

Ein starker Widerspruch besteht zwischen dem Bedürfnis nach Gesellschaft und dem nach Einsamkeit. Der Patient möchte Menschen um sich haben, fühlt sich dann aber von ihnen eingeengt. Er träumt viel von Zusammenkünften mit Freunden und Verwandten, doch in der Realität irritieren und bedrücken ihn solche Zusammenkünfte. Die Prüfer fühlten sich von der Anwesenheit anderer beengt und unterdrückt und ärgerten sich über die fehlende Privatsphäre. Sie träumten auch von einem Mangel an Privatsphäre und legten ein auffälliges Revierverhalten an den Tag.

Das Mittel zeigt Zorn, Wut und Reizbarkeit. Jede Unterbrechung bringt sie aus dem Konzept, und sie verliert den Faden. Besonders wütend macht es sie, wenn sie im Schlaf gestört wird. Sie ärgert sich und ist aufgebracht über ihre familiären Pflichten. Sie erträgt das Verhalten der Menschen in ihrer Nähe nicht. Es besteht eine starke Anteilnahme an den Belangen von Kindern, Tieren und Wehrlosen, doch sich wirklich um sie zu kümmern, fällt diesen Menschen sehr schwer.

Misstrauen und Verfolgungswahn traten in der Prüfung ebenso zu Tage wie eine besessene Heimlichtuerei. Sie hat wahnsinnige Angst, angegriffen zu werden, und diese Angst wurde als lähmend beschrieben. Auch in den Träumen treten sowohl Furcht als auch die damit einhergehende Lähmung auf.

Es besteht das Gefühl, naiv, jung und unerfahren zu sein und die Welt nicht richtig zu begreifen. Man ist unfähig, Informationen vollständig abzuspeichern. Sie ist sich unsicher, ob sie es richtig gemacht hat, und muss das gemeinsam mit jemand anderem überprüfen. Die

Prüfer fühlten sich von ihrer Unfähigkeit, etwas fertigzustellen, in die Enge getrieben, bedrückt und vor allem frustriert. Im Gegensatz dazu steht die Fähigkeit der Vögel, das große Ganze zu sehen, die Welt aus der Vogelperspektive zu betrachten.

Sie ist sexuell stark erregt. Selbst wenn sie Streit mit ihrem Mann hat und sich über ihn ärgert, ist sie sexuell erregt, und das verwirrt sie. Sie hat das Gefühl, von dieser Erregung verzehrt zu werden, denn die beherrscht ihr Leben und wirkt sich störend auf alle anderen Angelegenheiten aus.

Empfindungen treten in vielen verschiedenen Körperteilen auf und werden als „flimmernd“ beschrieben: Blitze, Funken, Prickeln, Stromstöße, kurze Energieaufwallungen. Es fühlt sich an, als habe man prickelnden Staub im Ohr. Dieses prickelnde Flimmern findet sich auch in den Träumen wieder.

Es kommt zu Zuckungen der Augenlider und der Muskeln allgemein. Im Gesicht kann ein nervöser Tic auftreten. Kribbeln, vor allem in den Gliedmaßen und im Gesicht. Generalisiertes Kribbeln. Kribbeln der Gesäßbacken beim Stuhldrang.

Calypte ist eines der vielen Vogelmittel, die grippeähnliche Symptome aufweisen. Besonders betont sind die tief sitzenden Gliederschmerzen. Der Hals ist entzündet, besser durch Schlucken von Speisen oder Getränken. Die Achsellymphknoten sind geschwollen.

Steifheit und Enge sind verbreitete Symptome, die besonders in Nacken, Rücken, Brust, Kiefer und Extremitäten auftreten. Die Empfindungen wurden von den Prüfern oft als Straffheit beschrieben, wobei sie Wendungen wie „verschnürt“, „verknotet“ oder „straff wie eine Trommel“ verwendeten. Auch die Haut wurde als zu straff empfunden, was von Jucken und Krabbeln begleitet werden konnte. Alles fühlt sich steif an, besser durch Bewegung. Ähnlich wie der allgemeine Energiezustand ist die Steifheit nach dem Aufwachen am schlimmsten und lässt in Bewegung allmählich nach.

Hüften, Knie und Sprunggelenke sind steif und schmerzhaft. Die Ellbogen sind steif und lassen sich nur schwer beugen. Alles ist gut, solange sie gestreckt sind, doch im gebeugten Zustand fühlen sie sich stark beengt an.

Besonders schwach und steif sind die Sprunggelenke. Sie fühlen sich zu klein an, um sie zu tragen, und Gehen bereitet Schmerzen. Die Hände sind schwer, geschwollen und taub. Sie zittern, und es fühlt sich an, als seien sie schwer zu beherrschen. Es kommt zu einem Verlust der feinmotorischen Fähigkeiten. Beim Schneiden hat sie keine rechte Gewalt über das Messer. Schreiben fällt schwer, und die Schrift sieht unschön aus. Sie fühlt sich plump und ungeschickt und macht alles kaputt. Beim Aufwachen sind die Hände geschwollen und brennen.

Calypte ist ein trockenes Mittel. Die Trockenheit kann in allen Körperregionen auftreten. Die Haut ist trocken, besonders aber Mund und innerer Hals. Die Lippen sind von Herpesausschlägen befallen. Das wurde von einem entsprechenden Durst begleitet; die Prüfer tranken viel mehr Wasser als üblich. Sie träumten viel vom Wasser und vom Schwimmen, obgleich Schwimmen in der Realität oft als zu kalt empfunden wurde.

Krampfartige Schmerzen finden sich überall. Im Abdomen betreffen sie sowohl die Verdauung als auch die Menstruation. Die Periodenschmerzen können in Wellen auftreten und von Übelkeit begleitet werden, und sie sind oft extrem stark. Das Einzige, was die Schmerzen lindert, ist Kälte. Abwärts drängende Krämpfe in Uterus und Eierstöcken. Die Schmerzen strahlen in die Beine aus. Nach den Periodenschmerzen tut ihr der ganze Körper weh, und sie hat das Gefühl, von einem Lastwagen überfahren worden zu sein. Krampfartige Schmerzen zwischen den Menses. Schießende und pochende Schmerzen in den Gliedmaßen. Ischiasschmerzen, die von Rücken und Hüften in die Beine ausstrahlen.

Der Kopf ist zu schwer für den Hals; gleichzeitig empfindet sie Leichtigkeit und Benommenheit im Kopf.

Die Augen fühlen sich schwer und müde an und sind von stechenden oder brennenden Schmerzen befallen. Sie sind wie mit Sand gefüllt, und nach dem Schlaf tritt eine verkrustende Absonderung auf.

Schrille und klingelnde Ohrgeräusche; die Ohren sind manchmal verstopft. Ein Prüfer bemerkte, dass ein Ohr die Hintergrundgeräusche wahrnahm, während das andere zuhörte. Töne scheinen von weit her zu kommen oder in einer langen Metallröhre zu widerhallen. Sie ist geräuschempfindlich, besonders gegen schrille Geräusche, die, wenn sie laut sind, den Ohren weh tun.

Weitere Symptome dieses Mittels sind scharfer Körpergeruch und Harninkontinenz. Der Körper fühlt sich dick und aufgedunsen an, und der Patient trägt gern rote Kleider.

Viele Träume handeln von toten Verwandten und von der Essenszubereitung, vor allem von süßen Zwischenmahlzeiten.

Nach dem Genuss von Schokolade treten extreme allergische Reaktionen auf, und die Patienten reagieren äußerst empfindlich auf Alkohol: Schon nach geringen Mengen Alkohol fühlen sie sich wie vergiftet. Es besteht ein ausgeprägtes Verlangen nach Orangen.

Hunde sind bei diesem Mittel sehr präsent: Man sorgt sich um sie, lässt sich von ihnen ärgern und träumt überaus häufig von Hunden.

COLUMBIFORMES – TAUBEN

Tauben ähneln in Aussehen und Verhalten den Sperlingsvögeln (Passeriformes). Auch wenn sie evolutionär nicht sehr eng miteinander verwandt sind, gibt es doch ausgesprochene Ähnlichkeiten zwischen den Mittelbildern von Taube und Sperling.

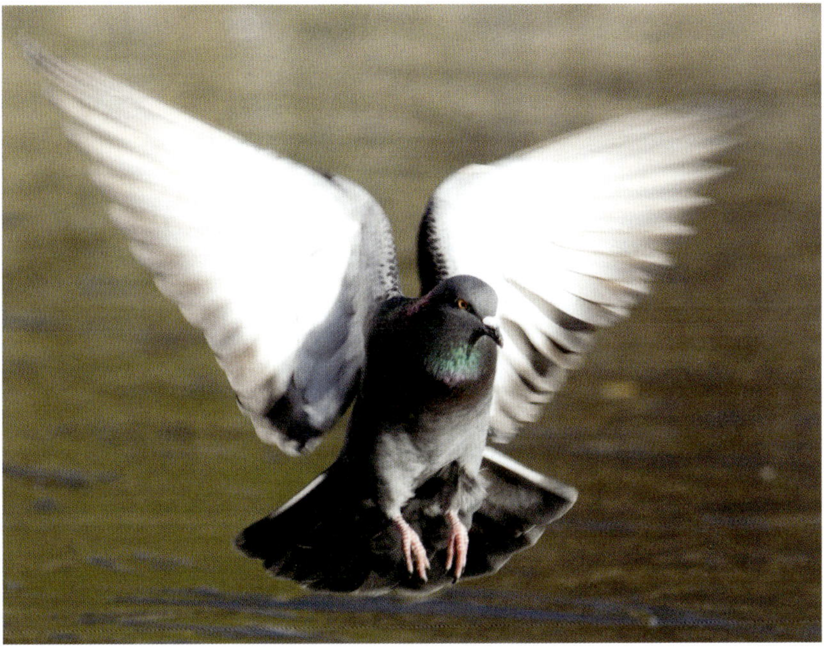

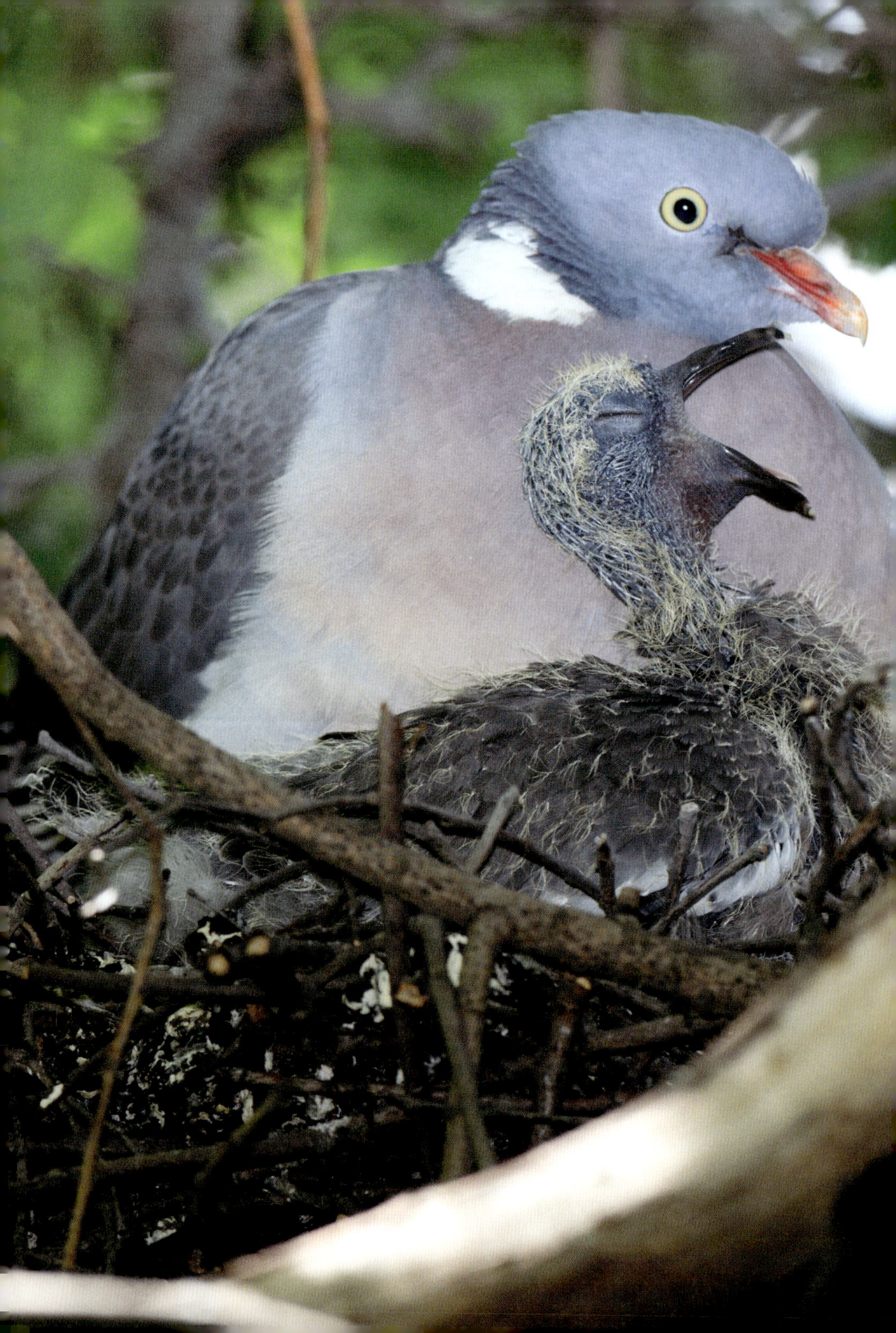

COLUMBA PALUMBUS
Ringeltaube

Die Ringeltaube ist eine ziemlich große Taube mit markanten weißen Flecken an Flügeln und Hals. Die nördlichen Populationen sind Zugvögel, die in Süd- und Westeuropa sind sesshaft. In Großbritannien ist es der am häufigsten vorkommende Vogel. Sie lebt in ziemlich großen Gruppen, in offenen Landschaften mit reichlichem Baumbestand. Die Eltern produzieren eine Kropfmilch für ihre Jungen. Ringeltauben sind Überträger vieler Krankheiten, einschließlich der Trichomoniasis, die von einem Geißeltierchen hervorgerufen wird. Sie gilt als sexuell übertragbare Erkrankung und führt zu Entzündungen der Scheide und der Harnwege. Bei Männern ist der Befall meistens symptomlos.

Das Mittel wurde von Elisabeth Schulz in der Trituration geprüft.

Seit biblischen Zeiten ist die Taube ein Friedenssymbol. Sie war ein sehr machtvolles Symbol des Bundes mit Gott, des Friedens und des Heiligen Geistes, doch – wie Elisabeth Schulz in ihrer Prüfungsbeschreibung hervorhebt – wenn ein Symbol zum Bild wird, verliert es seine Macht. Das zeigt in gewisser Weise die Thematik der Taube auf: Es ist ein Mittel der Verdrängung, das man am ehesten mit *Staphisagria* vergleichen könnte. Es weist nicht nur gleich starke Verdrängungsmechanismen auf, sondern hat auch eine ausgeprägte sexuelle Dimension, die sich physisch in schneidenden Schmerzen im Harntrakt äußert. Es hat ebenfalls eine gewisse Ähnlichkeit mit *Carcinosinum* und anderen Mitteln des Krebsmiasmas. Dennoch gibt es einen Unterschied: Die Verdrängung vollzieht sich nicht ganz so aktiv wie bei *Staphisagria*, vor allem aber enthält es nicht die Entrüstung, die bei letzterem Mittel so bedeutsam ist. Zwar gibt es auch hier ein starkes Element der Scham, das jedoch nicht so sehr als Demütigung erlebt wird wie bei *Staphisagria*.

Bei der Taube geschieht die Verdrängung unbemerkt. Alles, was Spaß macht, wird einfach ausgeschlossen. Diese Menschen merken gar nicht, dass sie etwas verdrängen. Ihre Leidenschaften, ihre Begeisterungen und alles, was ihnen wichtig ist, verschwinden einfach aus ihrem Leben und sind nicht mehr da.

Wie bei den Mitteln des Krebsmiasmas üblich, ist die Sexualität ein wichtiges Thema, das mit Scham besetzt ist. Andere Vogelmittel weisen ebenfalls ein Schamgefühl in Bezug auf die Sexualität auf, das bezieht sich jedoch mehr darauf, dass die Macht der Sexualität sie einengt und gefangen hält. Bei der Taube geht es mehr darum, was andere Menschen von ihr denken, und um eine Wertestruktur, die ihr von außen auferlegt wird. Sie erlebt meistens eine Verschlimmerung nach dem Sex, mit Symptomen wie zum Beispiel Kopfschmerzen.

Selbst die tiefe Spiritualität der Vogelmittel wird verdrängt. Das geschieht häufig durch eine konventionelle Religion, von der sich diese Menschen eine spirituelle Offenbarung erhoffen, die ihnen jedoch jede wahre Einsicht erschwert.

Die verdrängten Gefühle finden, wie so oft, ihren Ausdruck in physischen Symptomen. Dazu gehören Kopfschmerzen und andere scharfe Schmerzen. Das wohl wichtigste Symptom aber ist Übelkeit. Sie ist heftig, nahe am Erbrechen und kann mit schwerer Benommenheit einhergehen.

Die Taube weist die allen Vogelmitteln gemeinsame Ruhe und Gelassenheit auf, doch das täuscht. Unter dieser Ruhe verbirgt sich eine unterschwellige Aggression. Sie wird von starker Ruhelosigkeit, Stimmungsschwankungen und Ärgerlichkeit geplagt. Auch darin ist sie *Staphisagria* sehr ähnlich. Sie hegt einen tief sitzenden Zorn und Aggressionen, die von echtem Hass geschürt werden. Natürlich wird auch diese Aggressivität wieder ins Unbewusste verdrängt, wo sie sich in Autoaggression und Selbstbeschädigung verwandelt.

Menschen, die *Columba palumbus* brauchen, wirken oft sanft und liebenswürdig. Es sind offenherzige Menschen. Sie strahlen viel Enthusiasmus aus, sind beredsam und naiv. Sie mögen etwas altmodisch oder gar schlicht erscheinen, das ist jedoch eigentlich nicht der Fall. Sie mögen *Barium carbonicum* oder sogar *Calcium* ähneln, sind aber weder dumm noch rückständig. Eher sind sie zu naiv und zu sanft, um ihre Gedanken und Gefühle ausdrücken zu können. Es fehlt ihnen an Disziplin. Sie vertrauen darauf, dass alles gut gehen wird. Außerdem haben sie das Gefühl, dienen zu müssen.

Diese Hilfsbereitschaft, mit ihrer Naivität und Stille, führt dazu, dass sie von anderen ausgenutzt werden. Ihre Sanftheit und Freundlichkeit wird missbraucht. Vergangene Missbrauchserlebnisse sind bei Patienten, die die Taube brauchen, relativ häufig – auch dies wieder eine Parallele zu den Mitteln des Krebsmiasmas.

Die Tatsache, dass sie missbraucht werden, gibt ihnen das Gefühl, eine solche Behandlung verdient zu haben. Sie fühlen sich unterlegen, fett, dumm und hässlich.

Sie ist ein Opfer. Die Welt ist brutal, voller Krieg und Gewalt. Die Angst vor Gewalt sitzt tief, es finden sich Kummer und Traurigkeit. Die Patienten leiden unerträgliche Schmerzen – sowohl physisch als auch seelisch oder spirituell. Ein Beispiel ist die Migräne: Die Schmerzen sind absolut unerträglich und müssen „ausgekotzt“ werden. Eine ihrer Verteidigungstaktiken besteht darin, sich klein und hässlich zu machen, um nicht bemerkt zu werden – nur dann lassen die Schmerzen etwas nach.

Es zeigt sich eine Schicksalsergebenheit, die sich in totalem Rückzug äußert. Dann wirken diese Menschen wie betäubt und erleben eine angenehme Empfindungslosigkeit, die an *Opium* erinnert.

Bei den Vogelmitteln gibt es, mehr noch als bei den Säugetieren, eine übermächtige Täter-Opfer-Beziehung. Am deutlichsten zeigt sie sich in der Beziehung zwischen Falke und Taube. Die beiden Mittel sind viel enger miteinander verwandt als durch die bloße Tatsache, dass beides Vogelmittel sind. Ein guter Teil der Verdrängung und des Gefühls, missbraucht zu werden, findet sich unerwarteterweise auch beim Falken. Beim Falken identifiziert sich der Angreifer mit der Beute, die er töten muss, um zu überleben, und fühlt deren Schmerzen mit. Das Gegenstück dazu, das sich bei der Taube findet, ist das Mitgefühl des Opfers mit dem Aggressor. Obgleich zweifellos ein edler Zug, ermutigt das doch nur allzu oft den Aggressor zu weiterer Aggression. Der Falke empfindet Ekel, vor allem vor Fleisch, aber er hat auch ein übermächtiges Verlangen nach Fleisch, während die Taube nur Ekel empfindet.

Tauben sind für ihren guten Orientierungssinn bekannt. Sie finden selbst aus weiter Ferne immer nach Hause zurück. In der Prüfung zeigte sich dies sowohl als Orientierungssinn als auch als Desorientierung. Es schien oft, als zeigten sie uns den Weg und könnten uns an einen besseren Ort führen. Dieses räumliche Bewusstsein und die Verwirrung haben auch ein zeitliches Äquivalent. Es trat ein Verlust des Zeitgefühls auf. Die Prüfer neigten dazu, sich getrieben zu fühlen und emsig umherzueilen. Es besteht ein Verlangen zu reisen, das die Freiheitssuche der Vögel, den Fluchtwunsch des Krebsmiasmas und das Gefühl der Taube für ihre Lage im Raum ausdrückt.

Tauben sind Schwarmvögel und sehnen sich zutiefst nach einer Gruppe. Sie sind jedoch nicht immer nett zueinander, sodass die Gruppenzugehörigkeit nicht selten zu Schikanen und Missbrauch führt.

Sie fürchten sich vor Krankheiten und lieben Tiere. Sie lieben das Meer und fühlen sich in Meeresnähe besser. Das ist ein gemeinsames Merkmal der Vögel und des Krebsmiasmas und daher keine Überraschung.

Es bestehen schneidende, durchbohrende Schmerzen im Harntrakt und das Gefühl, als sei ein Schnitt in der Blase, was ein weiteres Mal die Ähnlichkeit zu *Staphisagria* hervorhebt. Die Schmerzen sind generell scharf und durchdringend. Herzschmerzen, als werde das Herz von Nadeln durchbohrt.

Das Gefühl, zu fliegen oder zu schweben, geht oft mit starkem Schwindelgefühl einher.

Der Kloß im Hals und die Taubheit des Mittels könnten als Unterdrückung gedeutet werden: Man sagt nicht, was man zu sagen hat, und hört nicht, was man hören sollte.

Die Schleimhäute sind trocken, die Zunge brennt, und der Husten ist auffällig trocken. Hitze wechselt sich mit Frost ab, und in der Menopause treten Hitzewellen auf.

Das Sehvermögen wird klarer. Es macht sich eine Spannung bemerkbar, vor allem in Kiefer, Hals und Rücken, die von Steifheit und Schmerzen begleitet wird. Es kribbelt am ganzen Körper. Keines dieser Symptome unterscheidet sich sonderlich von anderen Vogelmitteln.

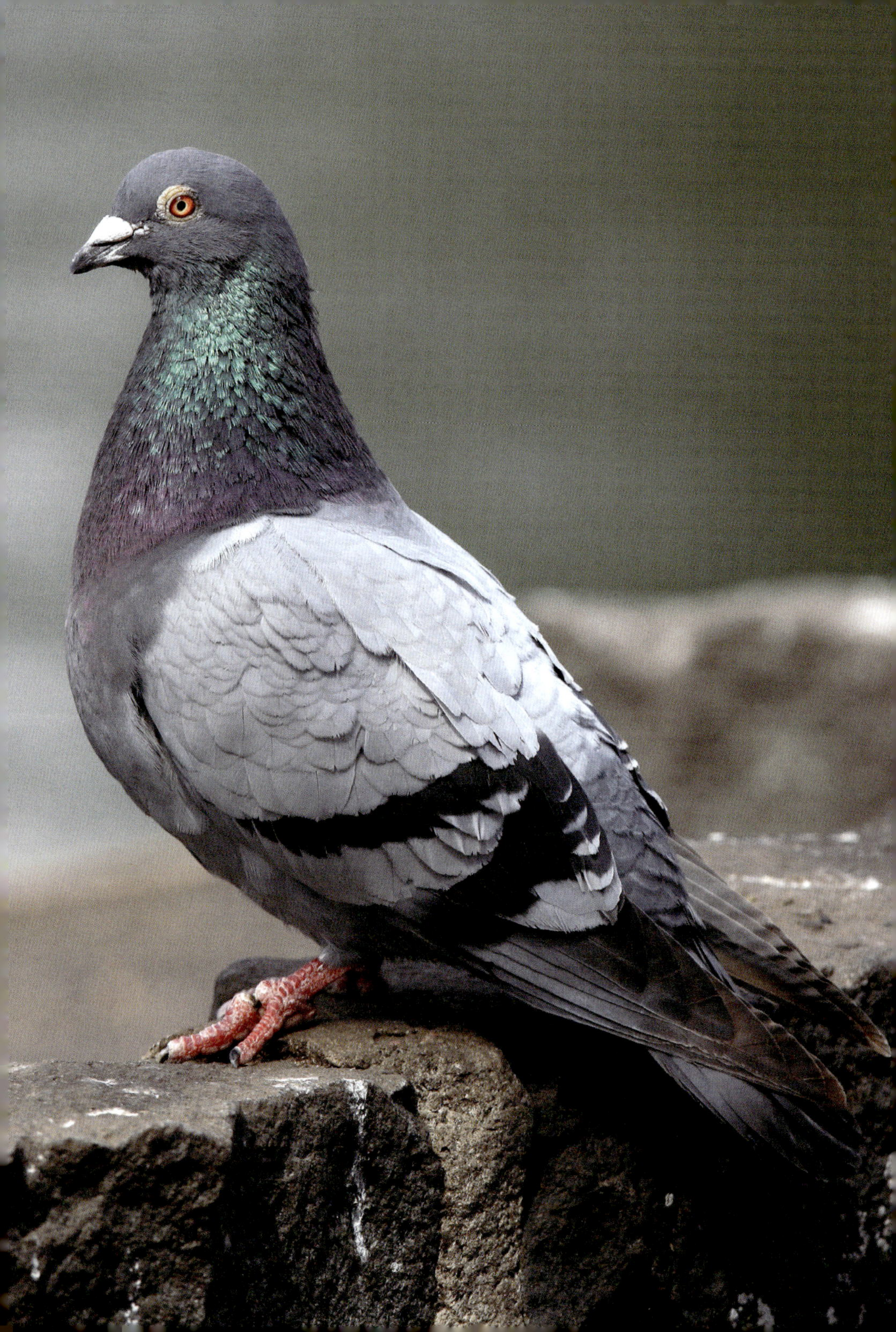

COLUMBA LIVIA
Felsentaube

Die Felsentaube heißt so, weil sie an Küstenklippen lebt. Sie wurde bereits vor vielen tausend Jahren domestiziert, um als Nahrungsquelle sowie als Brief- oder Flugtaube zu dienen. Haustauben wurden auch als Rassetauben in einer großen, vor allem farblichen Variationsbreite gezüchtet. Viele Haustauben sind anschließend wieder verwildert, wie die Straßentauben, die auf den Plätzen vieler europäischer Städte anzutreffen sind.

Die Taube hat den möglicherweise nicht ganz gerechtfertigten Ruf, viele Krankheiten zu übertragen, insbesondere Erkrankungen der Atemwege, wie Ornithose und Influenza.

Das Mittel wurde in Indien von Priti Shah geprüft.

Zwischen *C. livia* und *C. palumbus* sowohl als Vögel als auch als Arzneimittel bestehen viele Ähnlichkeiten. Beide Vögel stehen in der Gesellschaft ganz unten und müssen mit den Konsequenzen leben. Unterschiede scheint es jedoch in den Problemen, die sie anziehen, und der Reaktion darauf zu geben.

Das zentrale Gefühl der Felsentaube besteht darin, als jemand behandelt zu werden, der nichts zu sagen hat. Sie ist wertlos und verdient keine Rücksichtnahme. Ihre Existenz ist den Mitmenschen, und erst recht der Welt, völlig egal. Sie hat nichts Besonderes vorzuweisen, sie ist ein Durchschnittsmensch und gilt daher nichts. Daher hat sie eine grundsätzliche Abneigung gegen Durchschnittlichkeit und will nur das Außergewöhnliche. Sie mag kein gewöhnliches Essen, es muss etwas Besonderes sein.

Sie hat ein Bedürfnis nach stetigem Fortschritt, sie strengt sich an und arbeitet schwer, um etwas Besonderes zu leisten und damit ihren Wert zu steigern. Wenn sie nicht so viel arbeiten würde, bliebe sie gewöhnlich und wertlos.

Das spezielle Gefühl, gefangen und eingeengt zu sein, zeigt sich bei der Felsentaube als Erstickungsgefühl. Das ist eine extremere Form der Gefangenschaft als bei anderen Vögeln. Wenn man keine Luft bekommt, stirbt man. Daher ist der Aufenthalt im Freien hier sogar noch wichtiger als bei anderen Vogelmitteln, weil man im Freien besser Luft bekommt. Es treten Erstickungsanfälle auf, bei denen sie an die frische Luft laufen muss, um wieder atmen zu können.

Auch Druck ist typisch für das Mittel. Es hat drückende und vor allem berstende Schmerzen, die sich anfühlen, als habe sich ein starker Druck aufgebaut. Diese berstenden Empfindungen treten am ganzen Körper auf, besonders aber im Kopf.

Diese Menschen haben den Eindruck, von der ganzen Welt beherrscht zu werden. Eine Möglichkeit, ein kleines Stück Selbst zurückzugewinnen, besteht darin, andere zu beherrschen. Daher haben sie trotz aller Unterwürfigkeit wenigstens eine Beziehung, in der sie dominieren. Wie beim Hausgeflügel ist die Hackordnung hier von besonderer Bedeutung. Die Felsentaube repräsentiert die klassische Situation, in der der Unterdrückte zugleich der Unterdrücker ist. Sie bleibt so oft ungehört, dass jeder ihr zuhören muss, sobald sie die Chance bekommt zu sprechen.

Wie jede hierarchische Struktur ist die Hackordnung in hohem Maße abhängig von Fairness. Wenn die Fairness verloren geht, bricht die Struktur der Hierarchie fast immer zusammen. Daher ist es von äußerster Wichtigkeit, dass Fairness und Gerechtigkeit aufrecht erhalten werden. Ungerechtigkeit können diese Menschen nicht ertragen und reagieren dann mit echter Wut.

Die Hackordnung ist nicht stabil, die Interaktion mit Familie und Gesellschaft muss fortlaufend neu angepasst werden. Diese Anpassungen sind notwendig, damit man einerseits nicht allein auf weiter Flur einen Platz beansprucht, auf den man kein Recht mehr hat, und andererseits keine Chance verpasst vorwärtszukommen.

Die Hauptthemen der Träume in der Prüfung hatten mit Dingen zu tun, die über Auf- und Abstieg in der Hackordnung entscheiden können. Die Prüfer träumten oft von Peinlichkeiten und Beschämungen, zum Beispiel nackt zu sein oder ein Verbrechen zu begehen – alles Dinge, die dazu führen können, dass die Gesellschaft auf einen herabsieht. Andererseits träumten sie von Heiratsanträgen, welche in der indischen Kultur, in der die Prüfung stattfand, den eigenen Status anheben können.

Die Felsentaube zeigt nicht die Ruhe oder die Ergebung der Ringeltaube; sie ist rastlos und gehetzt. Wie Letztere reagiert sie auf ihre Situation mit Zorn, den sie jedoch eher ausdrückt als unterdrückt. Sehr widersprüchlich ist die Art, in der sie sich manchmal den Meinungen anderer unterordnet und zu anderen Zeiten wiederum sagt, was sie zu sagen hat, ohne sich darum zu scheren, was andere davon halten könnten.

Wie *C. palumbus* ist *C. livia* ein Schwarmtier und braucht die Zugehörigkeit zu und Kommunikation mit einer Gruppe. Da die Gruppe jedoch sehr grausam sein kann, besonders gegenüber denen ganz unten, hat sie auch Angst vor der Gruppe. Die Familie scheint als Gruppe ein wenig freundlicher zu sein und mehr Gemütlichkeit zu bieten als die weitere Gesellschaft, deshalb ist die Familie sehr wichtig. Das Kommunikationsbedürfnis kann zu einem unentrinnbaren Zwang werden. Dann redet sie zu viel und zur falschen Zeit und versucht alles, um eine Verbindung herzustellen, wie unangemessen es auch sein mag.

Felsentauben scheint es noch schwerer zu fallen als anderen Vögeln, sich sauber zu halten, was natürlich wichtig ist, um flugfähig zu bleiben. Sie leben oft in schmutzigen Städten und sind anfälliger für parasitäre Infektionskrankheiten als die meisten Vögel. Aus diesem Grund ist die Thematik von Schmutz und Infektionen bei diesem Mittel stark vertreten und findet sich auch in den Träumen wieder. Es gibt auch eine Verschlimmerung durch Staub.

Ungewöhnlich ist, dass der Appetit nicht gesteigert ist, sondern nur Appetitmangel vorkommt.

Es wurden genügend Prüfern die Weisheitszähne gezogen, um eine besondere Bedeutung dieses Ereignisses für dieses Mittel schlussfolgern zu können. Ein Prüfer bekam anschließend eine schwere Infektion. Der Mund ist hier im Allgemeinen anfällig für schwere Infektionen und Geschwürbildung. Es treten jedoch in allen Körperregionen Infektionen mit Geschwürbildung oder mit übel riechenden Absonderungen auf. Die Augen sind von Konjunktivitis betroffen und die Haut von Akne und Pusteln.

Wie bei vielen Vogelmitteln findet sich auch Dysmenorrhoe. Das Mittel hat eine Affinität zum Harntrakt, doch während diese sich bei der Ringeltaube auf Blase und Harnröhre konzentriert, liegt der Schwerpunkt bei der Felsentaube mehr auf den Nieren. Sie hat Nierensteine und Schmerzen in der Nierengegend, die oftmals sehr stark und krampfartig sind. Die Prüfer hatten den Eindruck, mehr Flüssigkeit auszuscheiden als sie getrunken hatten. Bei *Pulsatilla* ist das normal, bei der Felsentaube aber nicht, und die Prüfer hatten ein Verlangen nach großen Mengen Wasser.

PSITTACIFORMES – PAPAGEIEN

Die Papageien sind Tropenvögel, die sich hauptsächlich von Sämereien ernähren. Es sind häufig sehr schöne und farbenfrohe Vögel, die kontaktfreudig und kommunikativ sind, sogar gegenüber Menschen. Deshalb sind Papageien und Wellensittiche die Vögel, die am häufigsten als Haustier gehalten werden. Sie gehören zu den intelligentesten Vögeln, ja sogar zu den intelligentesten Tieren überhaupt. Ihre besondere Stärke ist die Kommunikation, während Rabenvögel mehr praktische Intelligenz bei der Problemlösung und beim Gebrauch von Werkzeugen aufweisen. Ein berühmter Papagei war Alex. Er hatte sprechen gelernt und konnte sowohl Sprache als auch Begriffe intelligent anwenden, indem er einen alten Begriff korrekt einer neuen Situation zuordnete.

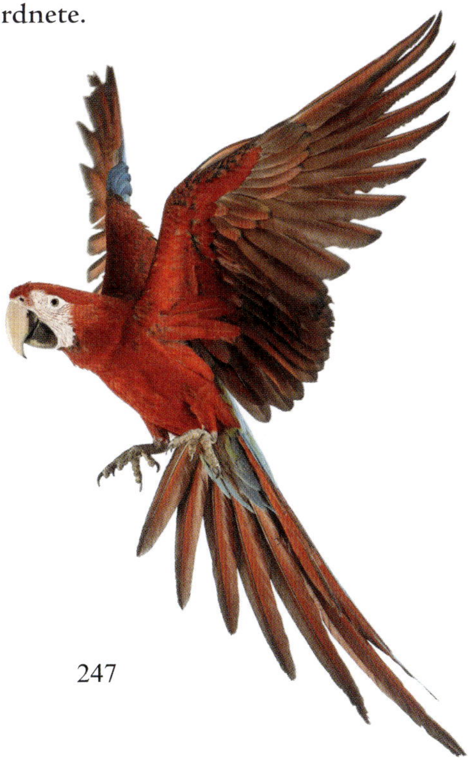

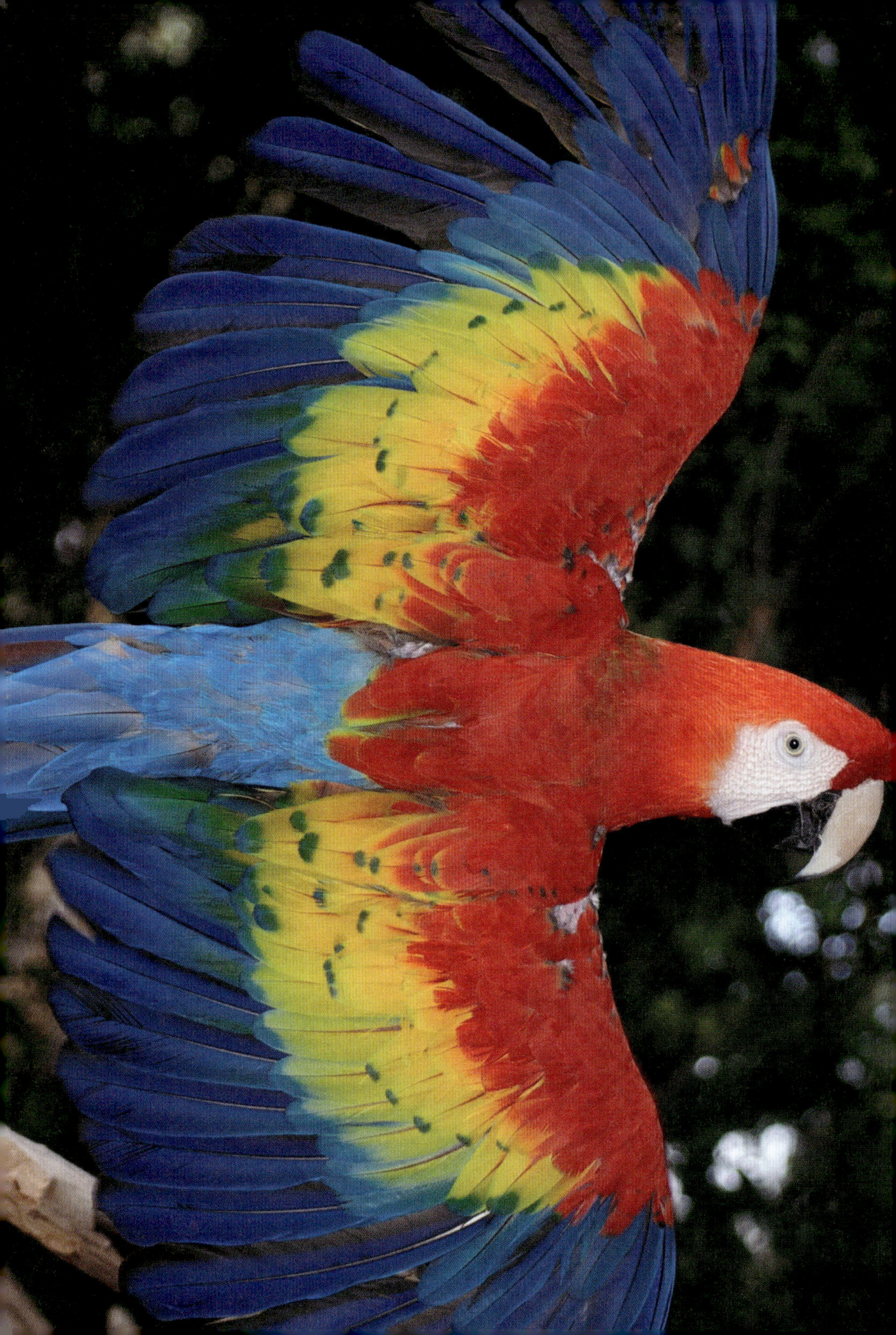

ARA MACAO
Hellroter Ara

Der Hellrote Ara ist ein prächtiger Vogel, der im Amazonasbecken, in Mittelamerika und der Südkaribik lebt. Er ist weitgehend hellrot mit gelben Streifen auf den Flügeln, blauen Federn an den Flügelspitzen und der Unterseite der Flügel und dunkelroten, metallisch schimmernden Schwanzfedern. Seine Schönheit und sein anhängliches Wesen haben ihn zu einem begehrten Käfigvogel gemacht, doch seine Intelligenz macht ihn auch sehr anspruchsvoll. Er braucht enorm viel Fürsorge, Kommunikation und Anregung, weil er sonst Symptome von Depression, Selbstverstümmelung oder Wut zu zeigen beginnt. Er steht unter Naturschutz, wird aber immer noch wild gejagt und in den Tierhandel geschmuggelt. Zusammen mit dem Verlust seines Lebensraums und dem Einsatz von Pestiziden, vor allem bei den Früchten (wie Bananen), von denen er sich ernährt, hat dies die Anzahl der Hellroten Aras alarmierend zum Sinken gebracht.

Das Mittel wurde von Jonathan Shore geprüft.

Das Thema des Hellroten Aras ist die Kommunikation. Das trat sowohl bei der Prüfung als auch in den folgenden klinischen Erfahrungen mit aller Deutlichkeit zutage. Im Besonderen betrifft das den verbalen oder schriftlichen Austausch, aber auch leuchtende Farben und die visuelle Kommunikation.

Menschen, die den Hellroten Ara brauchen, möchten gern uneingeschränkt kommunizieren können, doch ihr Ausdruck wird nur allzu oft behindert. Sie sind nervös und ständig besorgt, dass etwas falsch sein oder sie von jemandem kritisiert werden könnten.

Die Farbwahl zeigt sehr deutlich an, was gerade in ihnen vorgeht. In der Prüfung trugen viele Prüfer leuchtende Farben, insbesondere Rot. In der klinischen Praxis scheint das weniger häufig vorzukommen. Die Patienten haben eher das Gefühl, ihre bevorzugte Farbwahl könnte zu schamlos sein und Kritik anziehen. Sie kleiden sich häufig in unansehnliche Farben, doch fast immer blitzt dann doch irgendwo etwas Auffälliges hindurch, sei es in Gestalt eines bunten Schals oder eines starkfarbigen Futterstoffs.

Die Prüfung wurde als „Hausfrauengespräch" beschrieben, das sich allerdings nicht um gewöhnliche Themen drehte. Der Ara fühlt sich im Kreise unbekannter Menschen wohl und nimmt leicht Kontakt zu ihnen auf. Er kann sich selbst ausdrücken, ohne sich beurteilt zu fühlen, jedenfalls im gesunden Zustand. Im pathologischen Zustand hält ihn etwas davon ab, sich selbst auszudrücken.

Er ist nervös und kribbelig, der ganze Körper fühlt sich gereizt an. Die Seele ist gereizt. Innere Ruhe und Aufgeregtheit können sich abwechseln. Der Ara ist von Natur aus exotisch. Seine Themen sind Schönheit, Energie und Brillanz. Doch fragt er sich immer: „Bin ich zu weit gegangen? War das schamlos?" Er hat Angst, zu bunt zu sein, und glaubt daher, nicht bunt sein zu dürfen. Er ist zu extravertiert, nimmt zu viel Raum ein. Damit verbunden ist oft ein Gefühl der Beschämung. Wenn er sich so ausdrückt, wie er ist, hat er das Gefühl, sich zu blamieren.

Wenn sie sich Gehör verschaffen und ihre Leidenschaft ausleben kann, fühlt sie sich lebendig und frei. Sie will so respektiert werden, wie sie ist. Das unterscheidet den Ara vom Sperling. Der Sperling will respektiert werden, wird aber nicht wahrgenommen, weil er so unauffällig ist. Beim Ara ist es umgekehrt: Er fühlt sich nicht angenommen, weil er zu sehr auffällt.

Das ist häufig ein Geschlechtsproblem. Die feminine Stimme findet bei Frauen Gehör, sie wird jedoch von der maskulinen

Stimme unterdrückt, die stets lauter schreit. Viele Frauen, die *Ara macao* brauchen, können ihre Kreativität nicht ausdrücken, weil sie von einer dominanten männlichen Kraft unterdrückt wird. Das ist nicht nur ein persönlicher Eindruck, sondern kann sich auch auf die Gesellschaft beziehen, die den männlichen Selbstausdruck als Norm akzeptiert. Sie hält ihre Wahrheit zurück, wo andere sie für inakzeptabel halten würden. Sie würde ihren inneren Drang gern an ihr äußeres Leben anpassen, ohne eine Maske tragen zu müssen, doch die Gesellschaft lässt das nicht zu. Sie hat das Bedürfnis oder den Wunsch, alles richtig zu machen, und richtet sich deshalb nach den Signalen, die sie von anderen empfängt. Es ist sehr wahrscheinlich, dass sich irgendwo im Fall eine unterdrückte Kreativität findet. Die Geschichte der Patientin ist die einer Reise und einer Suche nach dem Platz, an dem sie sich selbst authentisch ausdrücken kann und Gehör findet.

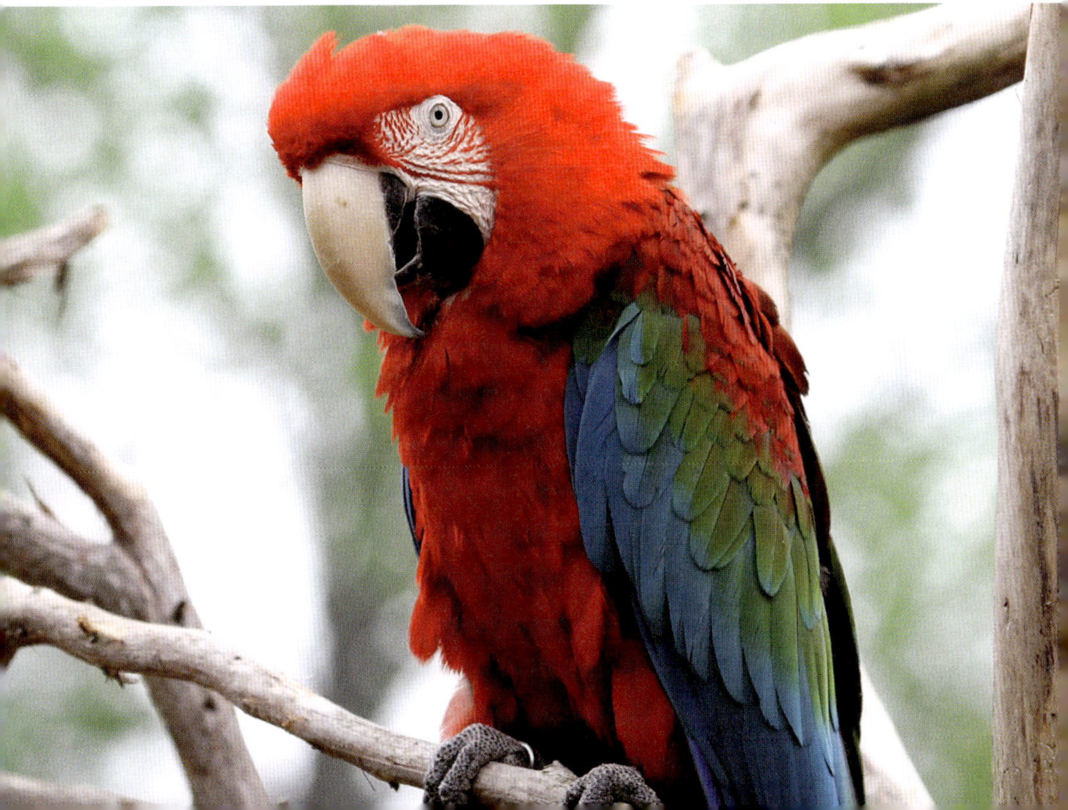

Ara macao - Hellroter Ara

Der Ara ist entrückt, ruhig und wie alle Vogelmittel eher Beobachter als Akteur. Doch hinter der inneren Ruhe steckt eine nervöse Unruhe. Vieles dreht sich um die Polarität von Gut und Böse, insbesondere die Erkenntnis, dass das Böse siegen wird, wenn dem Guten nicht Gehör geschenkt wird. Diese Menschen fragen sich, warum dem Bösen nicht Einhalt geboten wird, sie wissen von dem Bedürfnis, zu Wort zu kommen, akzeptieren jedoch auch das Bedürfnis nach Ausgewogenheit.

Familie und Freunden gegenüber empfinden sie Liebe und Vertrauen. Ihnen ist klar, dass die Familie ihnen in der Regel mehr Sicherheit und Akzeptanz bieten kann als die größere Gesellschaft. Sie fühlen sich allen Menschen verbunden, doch es ist vor allem die Familie, die ihnen Hoffnung gibt. Wird diese Hoffnung in der Familie nicht erfüllt, nimmt ihre Verzagtheit und Niedergeschlagenheit nur noch zu.

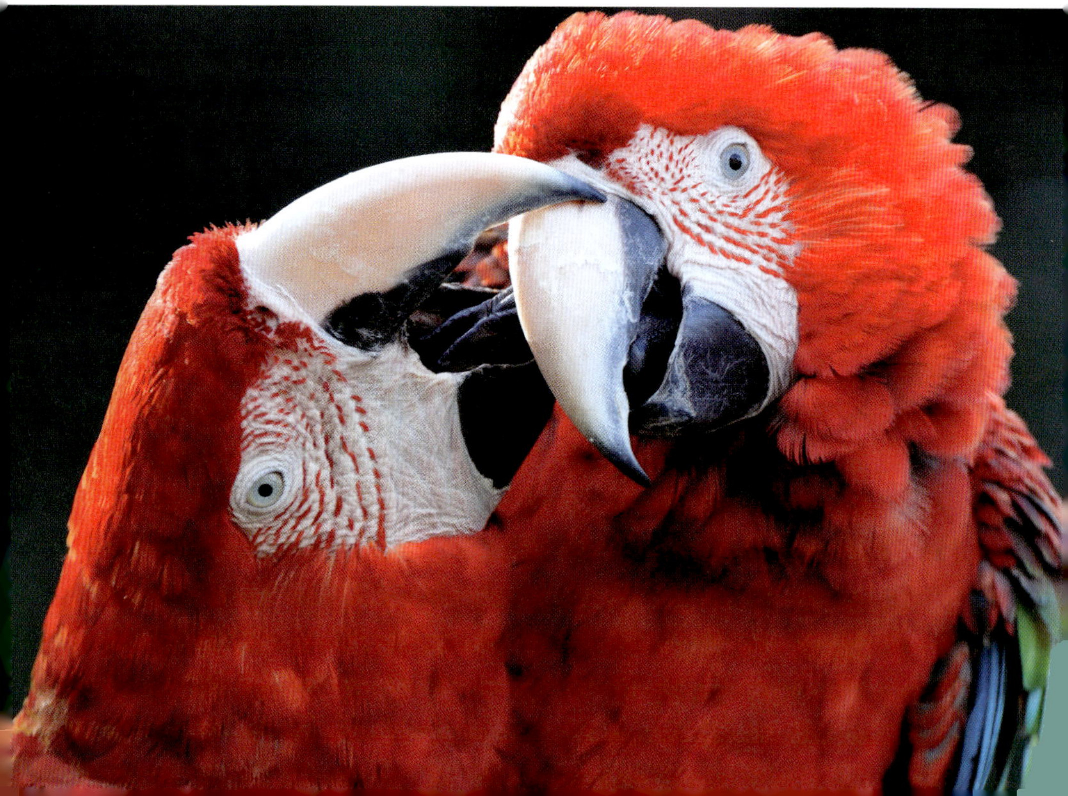

In der Konversation verlangt es sie, die anderen zu dirigieren und zu drängen, während ihnen gleichzeitig klar ist, dass sie ihnen gestatten müssen, sich die Zeit und den Raum zu nehmen, die sie brauchen. Dasselbe trifft ja auch auf sie selbst zu. Hier besteht ein Wiederholungszwang bei gleichzeitiger Erkenntnis, dass sie so etwas nicht tun sollten.

Das Mittel hat deutlich pulsierende, summende und brodelnde Empfindungen. Die körperliche Leichtigkeit geht sehr tief und ist mehr als bloße Lockerheit.

Koordination und Unbeholfenheit sind ein wichtiges Symptom, das einen vollständigen Mangel an Kontrolle und Koordination beinhaltet. Der Mangel an Koordination kann bis zum unkontrollierten Speichelfluss führen. Ein Prüfer allerdings hatte den Eindruck, einen besseren Kontakt zu seinen Füßen zu haben und viel weniger tollpatschig zu sein.

Auch Präkognition ist ein wichtiges Thema. Besonders bemerkenswert waren die prophetischen Träume.

Ein Prüfer träumte von Menschen, denen die oberste Hautschicht abgezogen war, und darunter war alles ganz rot. Hautrötung ist bei Menschen, die dieses Mittel brauchen, weit verbreitet. Die Träume sind leuchtend bunt oder teilweise farbig und teilweise schwarz und weiß.

Der Appetit ist gesteigert. Diese Menschen haben oft Hunger und sind sehr hungrig. Es verlangt sie nach Früchten, Nüssen und Sämereien. Verlangen nach Proteinen, aber Abneigung gegen Fleisch.

Die Lippen sind angeschwollen, und sie haben starken Durst. Ihnen kann sehr heiß werden, dann brauchen sie frische Luft und möchten sich am liebsten ausziehen. Sie leiden unter Brustenge und einem nervösen, unruhigen Schlaf.

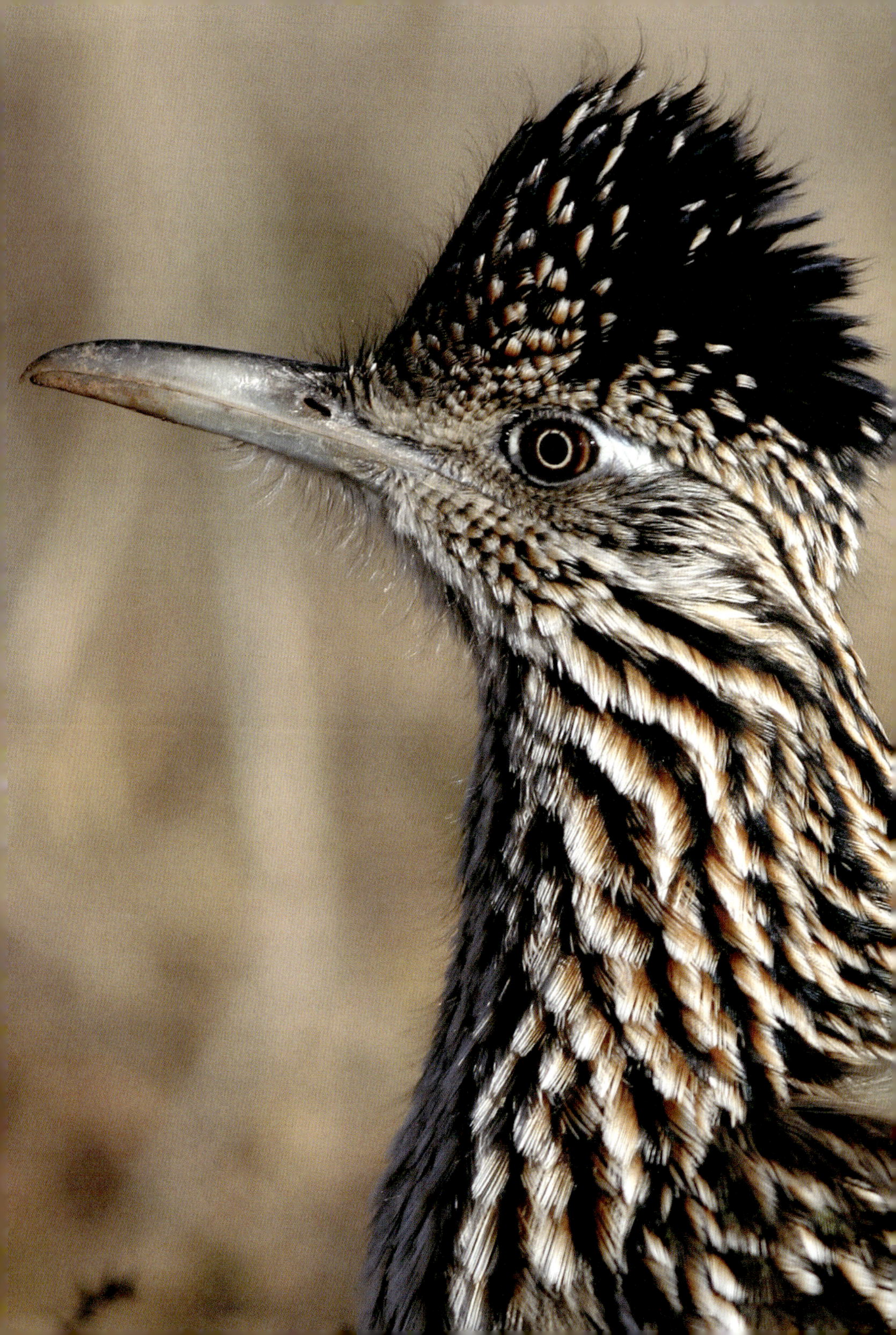

CUCULIFORMES – KUCKUCKSVÖGEL

GEOCOCCYX CALIFORNIANUS
Großer Rennkuckuck

Der Große Rennkuckuck gehört zur Familie der Kuckucksvögel und lebt in den Wüsten und im Buschland der südwestlichen Vereinigten Staaten und Nordwest-Mexikos. Er kann zwar fliegen, bevorzugt es aber zu rennen. Er ist sehr schnell, bis zu 30 km/h, und wenn er sich mithilfe seines langen Halses, seines Schwanzes und manchmal seiner Flügel in der Bewegung ausbalanciert, ist er auch ungeheuer wendig. Um fliegende Beutetiere zu erhaschen und um an sein Nest und seine Schlafstelle zu kommen, kann er sogar springen. Er hat eine außergewöhnlich energiesparende Methode entwickelt, um mit den Wüstenbedingungen zurechtzukommen: Tagsüber unterhält er eine sehr hohe Stoffwechseltemperatur und kühlt dann nachts ab, wobei er in eine Art Kältestarre verfällt. Am Morgen wärmt er sich auf wie ein Reptil, indem er seine Federn spreizt und die dunkle Haut darunter freilegt. Eine der auffälligsten Modalitäten des Arzneimittels ist seine Verschlimmerung am Morgen beim Erwachen, die sich bessert, sobald der Patient in Bewegung kommt. Da er das ganze Jahr über in seinem Revier verbleibt, ist die Winterkälte für ihn eine der häufigsten Todesursachen. Er frisst alle möglichen Beutetiere, von Insekten, Spinnen und Skorpionen bis hin zu Kleinsäugern, Vögeln, Reptilien und Schlangen. Der Rennkuckuck gehört zu den wenigen Tieren, die Klapperschlangen fangen und fressen können. Größere Beutetiere hält er mit dem Schnabel fest und schlägt sie mehrere Minuten lang gegen einen Stein, um sie weich zu klopfen, vor allem wenn er sie an seine Jungen verfüttern will. Er ist schnell genug, um den meisten Angreifern zu entkommen. Zum Schutz seiner Küken aber täuscht er gern eine Verletzung vor, um die Räuber vom Nest wegzulocken. Wie bei anderen Kuckucksvögeln auch sind seine Zehen zygodactyl angeordnet, das heißt, zwei Zehen zeigen nach vorn und zwei nach hinten. Diese Eigentümlichkeit erschwert Verfolgern das Spurenlesen. Einige eingeborene Stämme zeichnen Spuren eines Rennkuckucks um die Häuser der Lebenden und der Toten, um die bösen Geister zu verwirren. Auch im Arzneimittel findet sich das Motiv, rückwärts oder kopfüber zu laufen. Der Vogel ist sehr mitteilungsfreudig. Dazu benutzt er seinen Schnabel, mit dem er als Ergänzung zu seiner gurrenden Stimme Klickgeräusche erzeugt. Der Rennkuckuck ist eine der großen Persönlichkeiten in der Vogelwelt. Er hat relativ wenig Angst vor Menschen und ist sehr neugierig. Er ist streitsüchtig und furchtlos, aber auch verspielt und lustig. Die amerikanischen Ureinwohner verehren ihn für seinen Einfallsreichtum, seine Schnelligkeit und ganz besonders für seine Ausdauer. Er reizt seine Beute, vor allem Schlangen, bis sie müde wird und leicht zu fangen ist. So foppt er auch gern Angreifer, zum Beispiel Raubvögel: Er springt außer Reichweite und kommt dann wieder zurückgelaufen, bis der Räuber erschöpft ist und aufgibt.

Wenn sie zoologisch auch nicht akkurat sind (vor allem in Bezug auf die Färbung – der Rennkuckuck ist braun mit einem grünen Schimmer über einer schwarz-weißen Sprenkelung), fangen die bekannten Road-Runner-Cartoons doch einiges von seinem Charakter und seiner Persönlichkeit ein. Interessant ist, dass nicht Road Runner Karl dem Kojoten Schaden zufügt – der ist selbst sein schlimmster Feind und scheitert regelmäßig an seinen eigenen Fehlern oder denen seiner ausgeklügelten Konstruktionen vom fiktiven Unternehmen ACME. Road Runner ärgert ihn und macht Späße, doch wie alle Vögel ist er niemals bösartig.

Das Mittel wurde von Todd Rowe an der *Desert Institute School of Classical Homeopathy* geprüft.

Die Leitsymptome des Mittels scheinen aus den Konflikten eines Vogels zu entstehen, der nicht fliegen will. Das Schweregefühl ist ein grundsätzliches Vogelthema, das beim Rennkuckuck aber noch viel auffälliger ist. Die Wortwahl, die zur Beschreibung dieses Symptoms verwendet wurde, war besonders drastisch: Es war, als trage man einen Panzer und als seien die Adern durch Zement versteinert. Es traten auch Leichtigkeit auf und das Gefühl zu schweben, doch nicht so stark wie bei Vogelmitteln üblich, und sie wurden nicht als Schwindelgefühl beschrieben, sondern als Unsicherheit auf den Beinen. Die Prüfer litten unter starker Höhenangst und fühlten sich schutzlos in der Luft, dafür aber sicherer und souveräner bei festem Bodenkontakt.

Die Angelegenheiten, die alle Vögel an die Erde binden, sind beim Rennkuckuck von besonderer Bedeutung. Nahrung und Appetit waren stark vertretene Themen. Der Appetit ist grundsätzlich sehr groß. Manchmal nimmt das extreme Formen an. Die Prüfer hatten einen Heißhunger, als hätten sie wochenlang nichts gegessen, und aßen sogar dann noch weiter, wenn sie satt waren. Zu manchen Zeiten jedoch hatten dieselben Prüfer überhaupt keinen Appetit und glaubten, ohne zu essen weitermachen zu können. Das könnte in Bezug zur Ausdauer des Mittels stehen. Es hat das Gefühl, es könne immer weitermachen und müsse sich durch nichts aufhalten lassen, schon gar nicht durch Nahrungsmangel. Bei den Speisen stach Schokolade am meisten hervor. Es gab viele Träume von Familientreffen, Partys, Picknicks und Festen, vor allem aber von der Zubereitung und Verteilung von Mahlzeiten.

Geld ist eine weitere Kraft, die die Menschen an die Erde bindet, und es ist ein wichtiges Thema bei diesem Mittel. Man macht sich viele Sorgen ums Geld. Sie weiß nicht, wie sie mit all ihren Ausgaben in dieser Welt überleben soll. Die Prüfer träumten auch viel von Geld, von Mietzahlungen, Rechnungen und dergleichen.

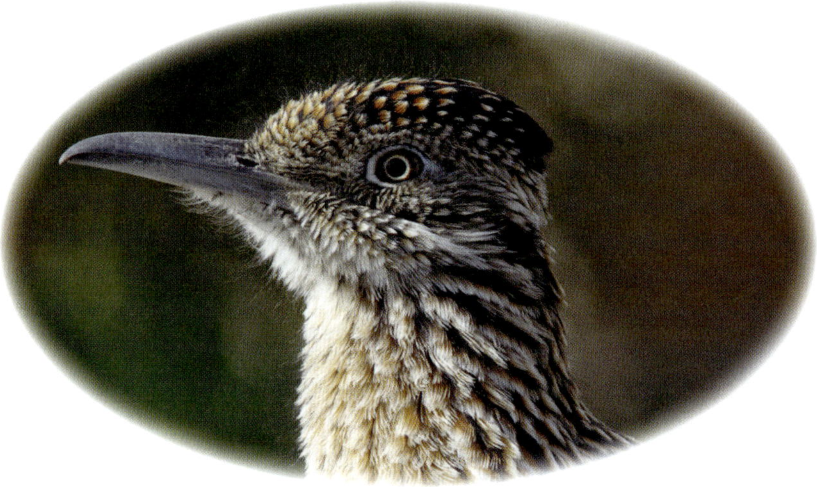

Eine weitere Erdung ist für Vögel der Sex, und auch der ist hier stark ausgeprägt. Die meisten Prüfer hatten einen gesteigerten Sexualtrieb und aufdringliche sexuelle Gedanken, sogar während der Meditation, sowie viele sexuelle Träume. Im Großen und Ganzen fühlten sich die Prüfer wohl in sich selbst. Einer verlor seine Angst vor dem Älterwerden, und viele fühlten sich jünger, schöner und attraktiver. Im körperlichen Bereich fühlten sich Haare und Haut jünger und weicher an. Mehrere Prüferinnen kombinierten die Sexualität mit der Verspieltheit des Mittels und flirteten sogar im Beisein ihrer Ehemänner offen mit anderen Männern.

Nur eine Prüferin fühlte sich schmutzig, selbst dann noch, als sie sich das Haar gewaschen hatte. Das könnte eine Abweichung von der Regel sein, doch angesichts der Regelmäßigkeit, mit der sich solche Gefühle bei anderen Vogelmitteln bemerkbar machen, ist es wahrscheinlich Teil des Mittelbildes.

Der Rennkuckuck ist ein Gaukler, der gern Witze erzählt und seinen Mitmenschen Streiche spielt, und ebenso gern flirtet und lacht.

Kommunikation und Beziehungen sind ihm wichtig. Im Kontakt mit Menschen ist er voll engagiert und kann tiefgehende Beziehungen aufbauen. Stark ausgeprägt ist bei diesem Mittel Hellsichtigkeit, sogar noch stärker als bei anderen Vogelmitteln, und es hat prophetische Träume.

Hitze wurde von vielen Prüfern in vielen verschiedenen Formen wahrgenommen, einschließlich heißer Füße des Nachts und Hitzewallungen. Der Rennkuckuck fällt hier ein wenig aus dem Rahmen, denn das Mittel hat ein sehr starkes Bedürfnis nach Kühle und Feuchtigkeit, um die Hitze zu lindern. Die Prüfer wollten schwimmen gehen, bevorzugt in kaltem Wasser, oder wenigstens eine kühle Dusche nehmen. Viele Träume handeln vom Wasser und vom Schwimmen, und es besteht ein starkes Verlangen nach kühlem, feuchtem Wetter, das auch die Beschwerden bessert. Er liebt graues, regnerisches Wetter.

Wenn alles leicht und vergnügt läuft, ist der Rennkuckuck gut aufgelegt und wohlwollend, doch sobald das Leben schwer wird, versinkt er schnell in Depression und Lethargie. Er kann Großes erreichen und lädt sich eine Menge auf, doch gelegentlich wird es ihm zu viel, er fühlt sich gehetzt und hat nicht mehr genügend Zeit, um zu tun, was getan werden muss. Er kann sehr gereizt und ärgerlich werden, vor allem wenn er den Eindruck hat, für etwas beschuldigt zu werden, was er gar nicht getan hat. Die Frauen reagierten viel wütender und bissiger auf ihre Männer und Vorgesetzten als auf ihre Kinder, was ein wenig ungewöhnlich ist.

Wenn diesen Menschen alles zu viel wird, möchten sie vor den Menschen weglaufen und allein sein. Im Extremfall werden sie völlig gefühllos und spüren überhaupt nichts mehr. Gefühllosigkeit und Kribbeln äußern sich auch körperlich, vor allem in den Extremitäten.

Wie bei anderen Vogelmitteln, beispielsweise dem Falken, bei denen Geschwindigkeit eine wichtige Rolle spielt, sind Autos von großer Bedeutung. Viele Symptome werden durch den Aufenthalt im Auto beeinflusst, und viele Träume handeln von Autos und Verkehrsunfällen. In den Träumen spielen Schiffe dieselbe Rolle wie Autos, und oft kommen beide Fahrzeuge im Traum vor.

Viele Prüfer schliefen unruhig oder lagen wach und konnten nicht wieder einschlafen. Eine morgendliche Verschlimmerung und eine generelle Besserung im Laufe des Tages mit einem abendlichen Tief zeigt sich bei diesem Mittel ziemlich durchgängig.

Ein ebenso durchgängiges Symptom ist Trockenheit. Die Nase läuft manchmal, tendiert aber eher zur Verstopfung. Auffällig ist Niesen. Der Hals ist entzündet und kratzt, er fühlt sich verengt oder angespannt an, und es besteht das Bedürfnis, ihn freizumachen. Mehrere Prüfer träumten von Menschen, die in Höhlen oder unter der Erde gefangen waren, und von Versuchen, sie zu befreien. Magen und Abdomen sind von Übelkeit und scharfen, krampfartigen Schmerzen betroffen. Wie die meisten Vogelmittel ist es bei Dysmenorrhoe und Menstruationssymptomen angezeigt.

Anspannung ist ein verbreitetes Symptom. Sie findet sich in den Gliedmaßen, in Hals und Haut und vor allem an der Gesichtshaut.

Die Patienten träumen von Hochzeiten, Schwangerschaft und Geburt, und die physischen Symptome haben oft einen Bezug zu Schwangerschaft und Geburt. Die Übelkeit erinnert an Schwangerschaftserbrechen und die Menstruationskrämpfe an die Wehen.

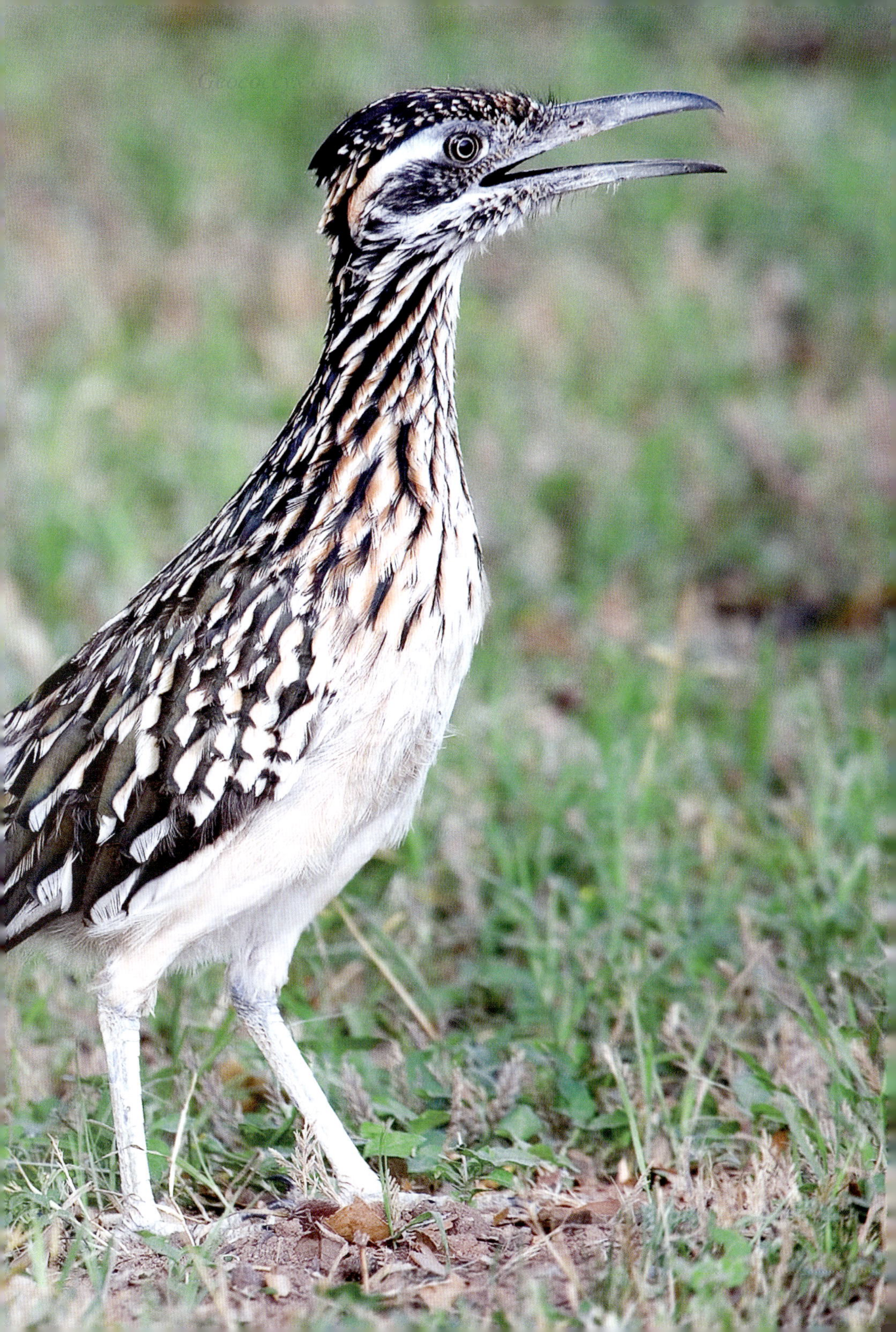

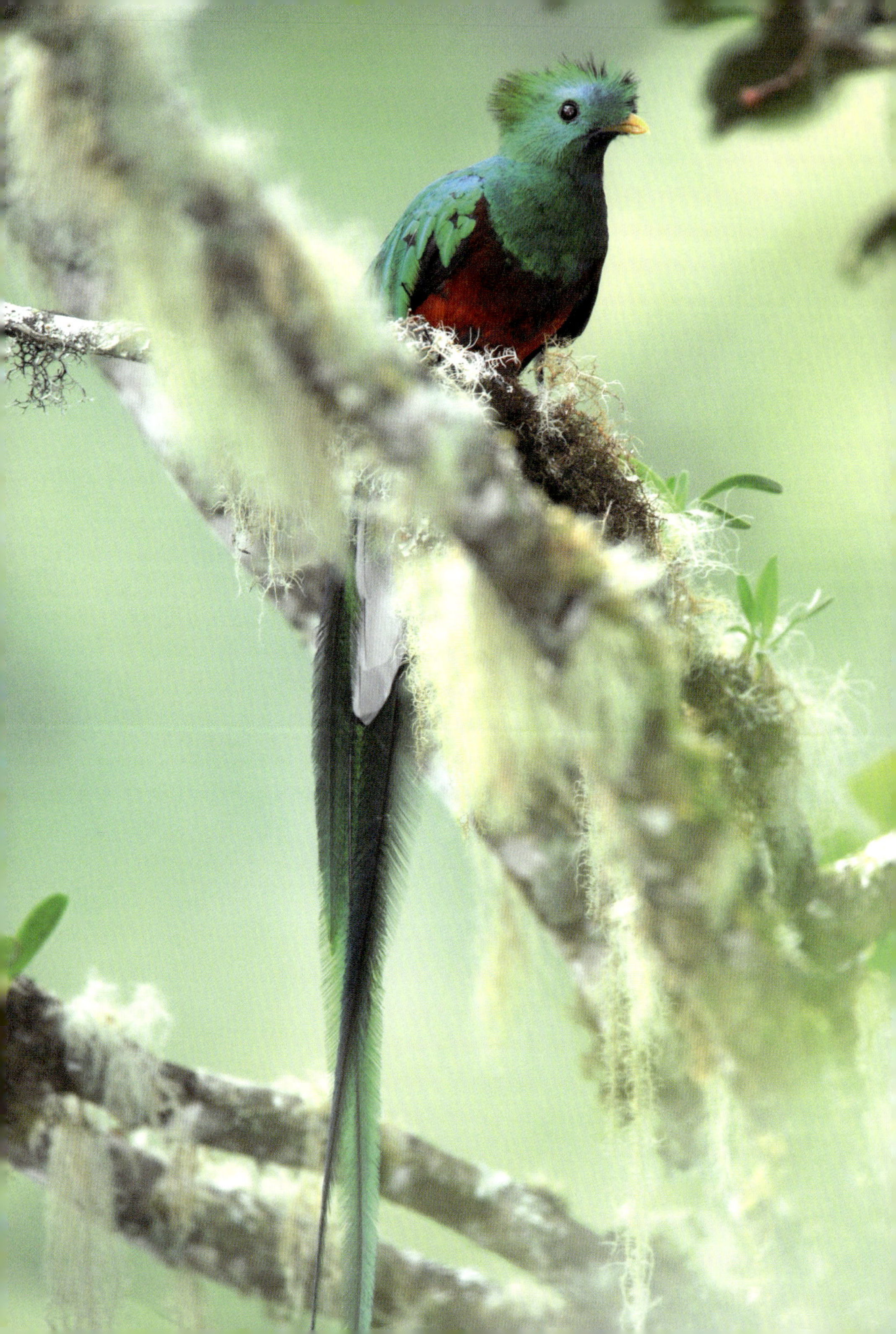

TROGONIFORMES – NAGESCHNÄBLER

PHAROMACHRUS MOCINNO
Quetzal

Der Quetzal ist ein prachtvoller Vogel aus den Nebelwäldern Mittelamerikas. Er hat ein herrliches, grün schillerndes Gefieder mit roter Brust und langen Schwanzfedern. Es heißt, er habe eine zarte Haut, die er mit dem dicken Gefieder schützen müsse. Mit Ausnahme der Brutzeit ist er grundsätzlich ein Einzelgänger. Das Weibchen überlässt die Küken nach einiger Zeit der Fürsorge des Männchens. Der Vogel ist ein Symbol der Freiheit und verabscheut die Gefangenschaft. Der Legende nach tötet er sich kurz nach der Gefangennahme selbst. In der mittelamerikanischen Mythologie spielt er eine wichtige Rolle. Er wird mit Quetzalcoatl in Verbindung gebracht, dem schlangengestaltigen Schöpfergott. Er galt als heilig, und seine Federn durften nur von Priestern getragen werden. Die langen Schwanzfedern wurden dem lebenden Vogel ausgerissen, der danach wieder freigelassen wurde, da es als Frevel galt, ihn zu töten. Die guatemalische Währung ist der Quetzal; früher wurden die Federn selbst als Währung verwendet. Es heißt, der Quetzal könne wunderschön singen, sei jedoch seit der Ankunft der Konquistadoren verstummt und werde erst wieder singen, wenn das Land frei ist. Wenn man vor der Stufenpyramide der Maya in Chichén Itzá in die Hände klatscht, ertönt ein Echo, das fast genauso klingt wie das Tschilpen des Quetzal. Beim Bau wurde die Pyramide mit feinem Gipsputz überzogen, was den Effekt wohl noch verstärkt hat.

Marty Begin hat eine Triturations- und eine Traumprüfung in Toronto durchgeführt. Das Mittelbild ist knapp und weist bis jetzt keine physischen Symptome auf, nichtsdestoweniger liefert es genügend nützliche Informationen.

Die Prüfung brachte einen meditativen Zustand hervor, der viele einigermaßen widersprüchliche Merkmale aufwies. Er war von einem starken Rhythmus geprägt, der den Zustand noch weiter vertiefte. Das versetzte einige der Meditierenden in eine schwere und diffuse, beinahe narkotisierte Verfassung. Andere wiederum wurden von diesem Rhythmus in weite, offene Räume geführt, die außergewöhnlich klar waren wie ein kristallklarer Tag. Dieser Zustand trug ein Wissen in sich, ein Wissen des Herzens, nicht des Verstandes. Es ist ein Ort, an dem man bereits ist – man muss nirgendwohin gehen. Empfindungen wurden in sich selbst und isoliert erfahren. Sie hatten keinerlei geistige oder emotionale Dimension. Sie existierten nur aus sich selbst heraus. Auch hier scheint es zwei Versionen zu geben: Eine entsteht aus absoluter Klarheit und die andere aus der Benebelung, einer fiebrigen Bindungslosigkeit und Getrenntheit von der Realität. Diese Bindungslosigkeit und Isolation ist selbst für ein Vogelmittel extrem; sie hat auch etwas ausgeprägt Autarkes an sich. Es ist eine totale Bedürfnis- und Wunschlosigkeit, ein vollkommener Frieden.

Ebenso ausgeprägt ist einer der Aspekte des Fluchtdrangs der Vogelmittel. Hier ist es nicht der Drang, vor etwas zu fliehen, was einen gefangen hält, sondern ein Bedürfnis, aus dem Inneren heraus zu fliehen. Als sei etwas Emotionales in einem gefangen, an das man nicht herankommt, um es freilassen zu können. Diese eingesperrte Emotion hat etwas Trauriges an sich, wobei allerdings nicht ganz klar ist, ob es sich um Traurigkeit selbst handelt oder um Trauer darüber, dass da eine Emotion feststeckt.

Einengend ist ebenfalls das Gefühl, überzulaufen und gleichzeitig an einer engen Stelle eingequetscht zu sein und beobachtet zu werden. Diese Empfindung bezieht sich oftmals auf einen Ort, der einst schön war und jetzt entwürdigt und schmutzig ist. Diesem Ort und dieser Beobachtung will man entfliehen. Beobachtet zu werden, ist sowohl der Lohn als auch der Preis, den das Schöne zahlen muss. Das Mittel weist auch Leistungsangst auf, das Gefühl, beobachtet zu werden und den Erwartungen nicht gerecht werden zu können.

Weitere Gefühle beziehen sich auf die Schönheit des Vogels. Diese Gefühle sind einerseits positiv: Man weiß, dass man gut aussieht, attraktiv ist und mit anderen Kontakt aufnehmen kann. Andererseits manifestiert sich in ihnen die gegenseitige Abhängigkeit von Angreifer und Opfer. Es besteht das starke Gefühl, der Schönheit einer anderen Person zum Opfer zu fallen. Man meint, die Hübscheren und Gewitzteren machten sich über einen lustig und ließen einen wie einen Dummkopf aussehen. Er fühlt sich erniedrigt von einem Mädchen, das ihn anzieht.

Die Prüfer träumten davon, von Schwindlern hereingelegt zu werden, deren Äußeres nicht ihr wahres Wesen widerspiegelte. Männer gaben sich als Frauen oder als Priester aus. Der Schwindel konnte sich zu einer Kette auswachsen, in der das Opfer später seinerseits zum Täter wurde.

Ganz allgemein ist das Mittel von dem Gefühl geprägt, dass etwas, was einst schön war, verdorben ist, dass eine Schönheit verloren, verdorben oder zerstört wurde. Dies mitanzusehen, macht sehr traurig.

Es hat Träume von Flugzeugabstürzen und der Rettung von Überlebenden. Zwei Prüfer fanden tote Vögel, die während der Prüfungszeit durch ihre Fenster hereingeflogen und dabei umgekommen waren.

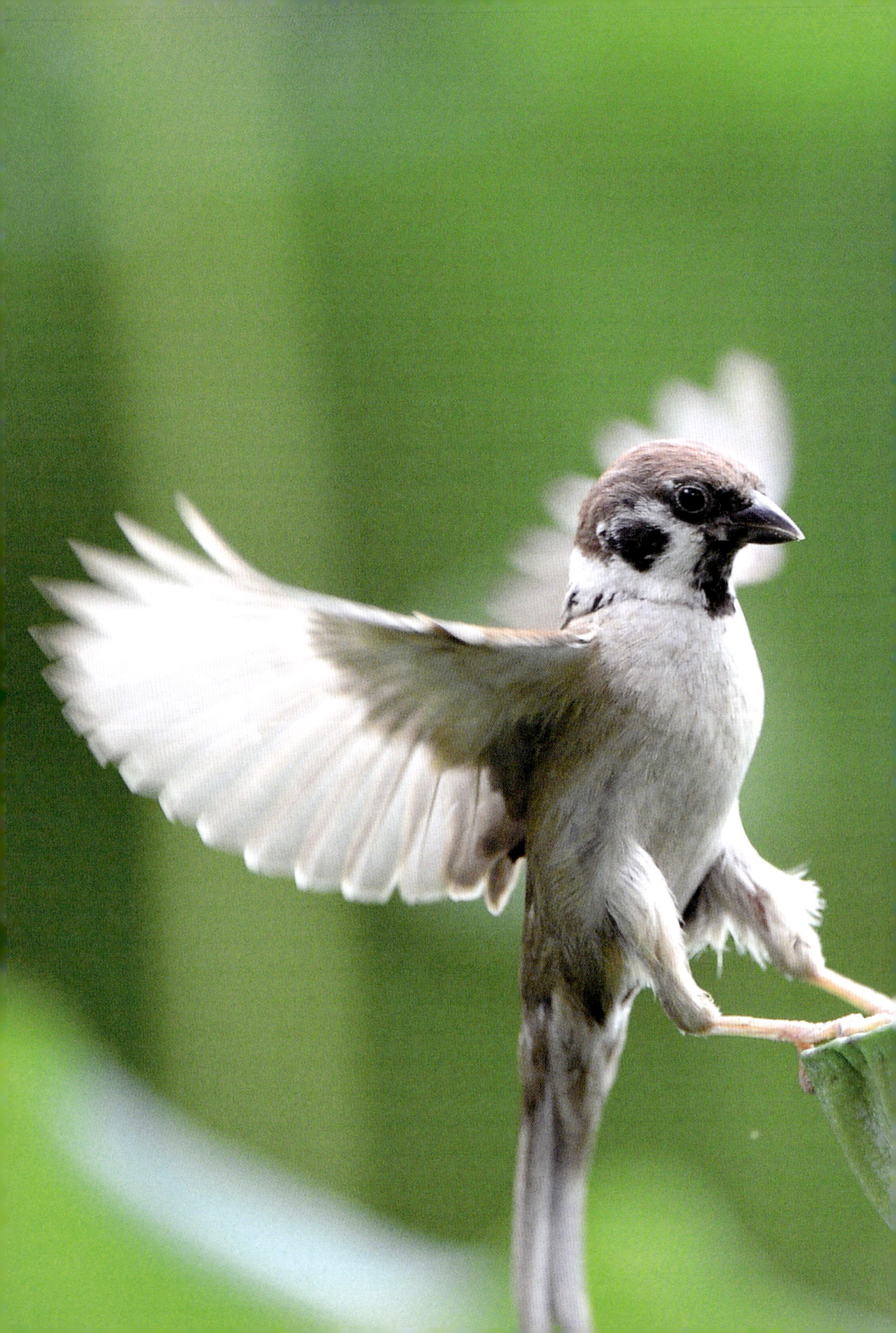

PASSERIFORMES – SPERLINGSVÖGEL

Die Sperlingsvögel sind mit fast 60 Prozent aller lebenden Vogelarten die größte Ordnung. Es sind zumeist kleine Vögel; der größte davon ist der Rabe, doch die meisten sind viel kleiner. Ihre Färbung ist manchmal unauffällig, manchmal aber auch so leuchtend wie bei den Leierschwänzen oder bei den Paradiesvögeln. Ihre Muskeln sind so angepasst, dass sie selbst im Schlaf auf dünnen Zweigen sitzen können. Die meisten Sperlingsvögel und alle, die wir als homöopathische Mittel nutzen, gehören der Unterordnung der Oscines oder Singvögel an. Sie haben äußerst muskulöse Stimmköpfe, mit denen manche zu Revier- oder Paarungszwecken wundervolle Gesänge erzeugen können. Die Küken der Sperlingsvögel sind beim Schlüpfen zumeist nackt und hilflos und brauchen viel elterliche Fürsorge.

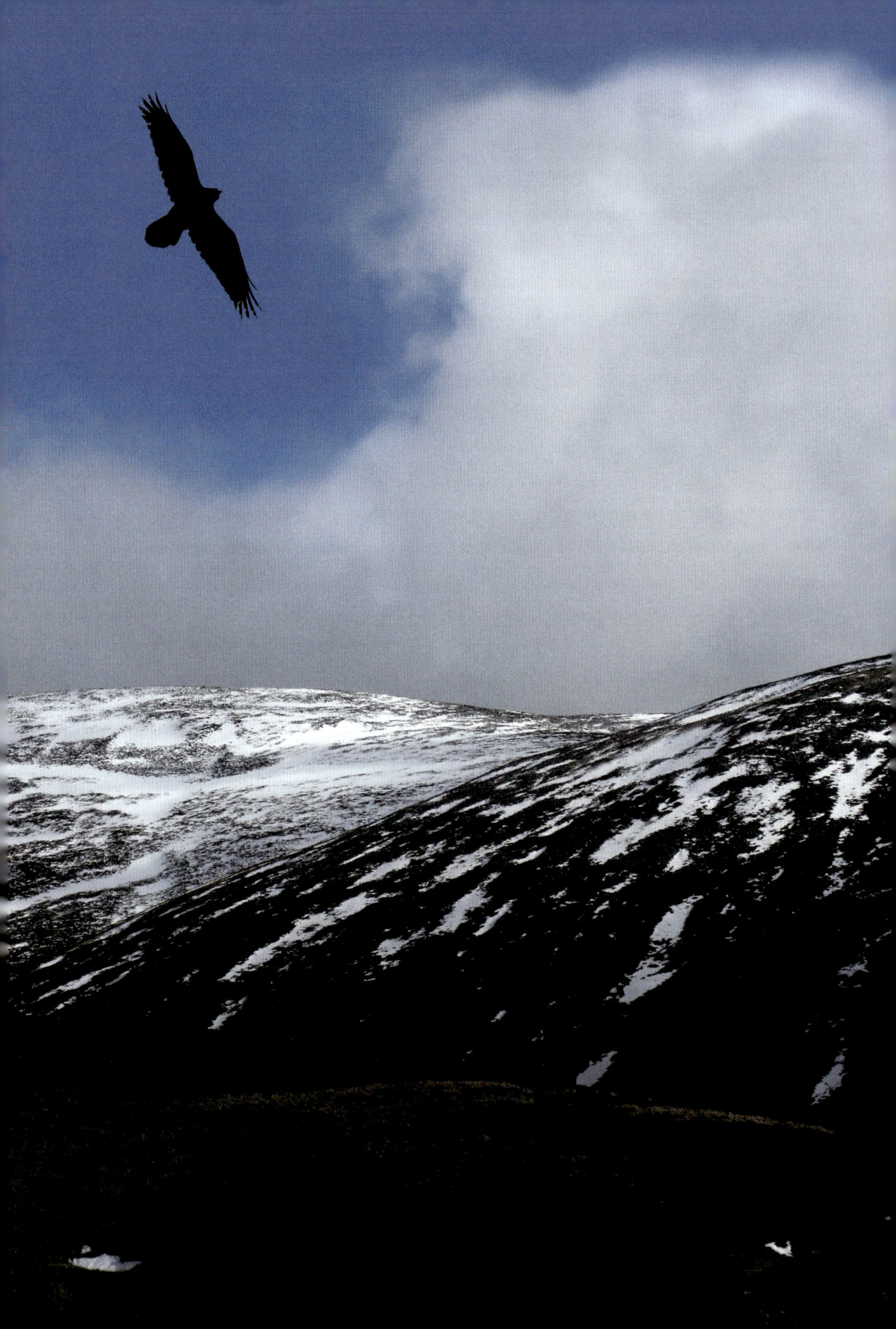

CORVIDAE – RABENVÖGEL

Die Rabenvögel sind eine Familie innerhalb der Sperlingsvögel mit ganz charakteristischen Merkmalen. Sie gehören zu den intelligentesten Vögeln und vermutlich sogar zu den intelligentesten Tieren überhaupt und stehen den Menschenaffen bei der Lösung von Problemen und der Anwendung von Werkzeugen in nichts nach. Zu dieser Familie gehören auch die Laubenvögel, die größten Dekorationskünstler. Die Intelligenz ist möglicherweise ein Nebeneffekt der Vorratshaltung fast aller Arten dieser Familie, denn das heißt, dass sie sich ihre Verstecke merken und ihre Vorräte wiederfinden müssen. Es sind in der Regel schelmische Wesen, die aus bloßem Spaß an der Freude zu gern Unruhe und Chaos stiften. Auch wenn sie Gefangenschaft nicht mögen, gibt es viele Geschichten von Menschen, die sich um einen verletzten oder verwaisten Raben gekümmert und eine tiefe und ungewöhnliche Beziehung zu ihm aufgebaut haben.

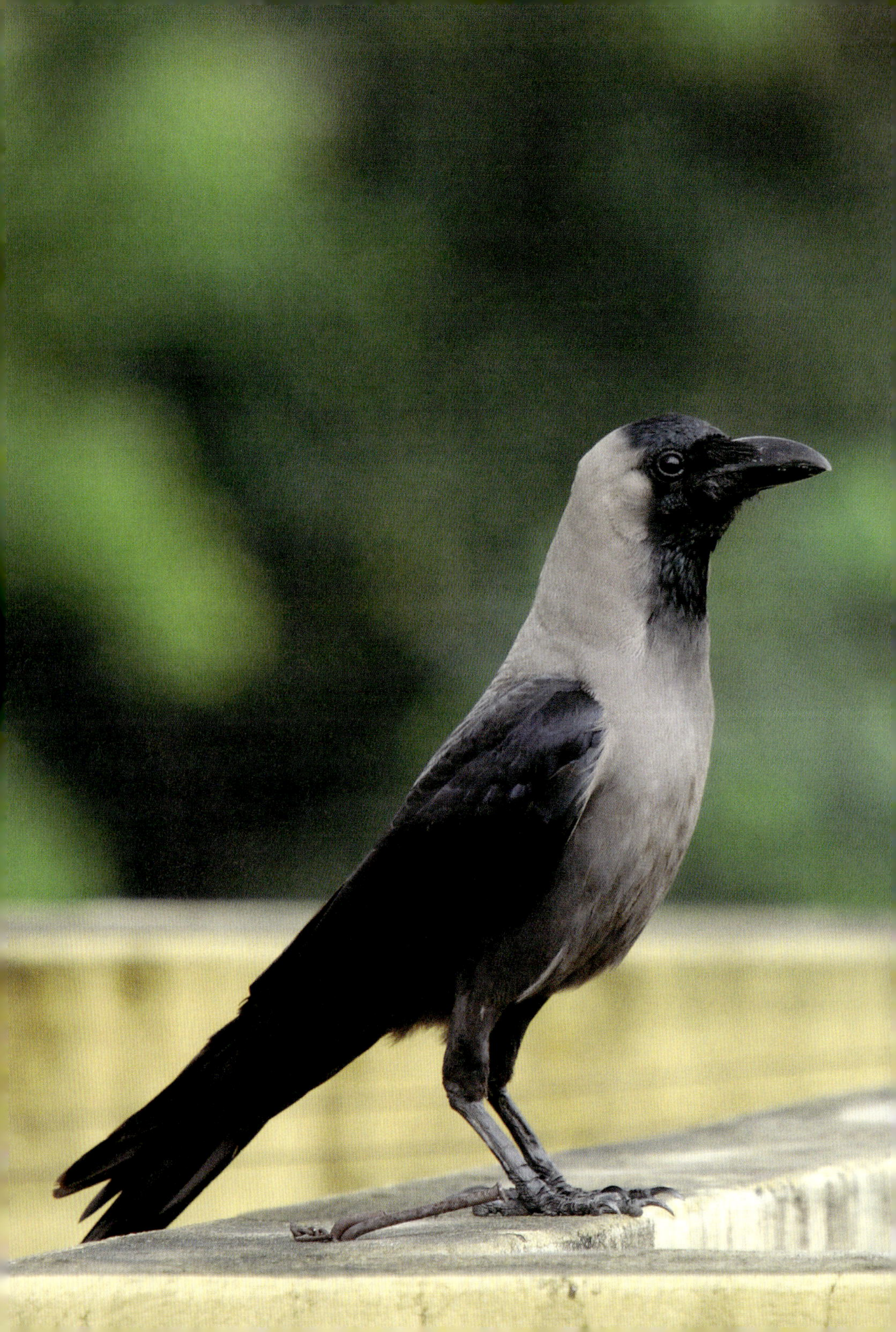

CORVUS SPLENDENS

Glanzkrähe

Die Glanzkrähe ist ein gewöhnlicher Rabenvogel, der in ganz Südostasien vorkommt. Ähnliche Arten gibt es in der ganzen Welt, sie weisen jedoch in jeder Region geringfügige Unterschiede auf. Die Glanzkrähe gehört zu den Tieren, die problemlos in der Nähe menschlicher Behausungen leben können, und sie hat sich mit der Expansion der urbanen Räume ausgebreitet. Sie ist ein Aasfresser, frisst aber ansonsten alles, was sie finden kann, vorzugsweise im Abfall, den die Menschen hinterlassen. Sie nimmt auch mit kleinen Echsen und vielen Wirbellosen vorlieb. Ihre Nistplätze befinden sich bevorzugt in der Nähe menschlicher Behausungen, wo es helle Lichter, Aktivität und Abfälle gibt. Allerdings braucht sie dazu Bäume – städtische Ansiedlungen ohne Bäume werden von Glanzkrähen gemieden.

Chetna Shukla hat in Mumbai das homöopathische Mittel aus einem Krähenei geprüft.

Die Krähe hat zwei Aufgaben im Leben, die auf den ersten Blick völlig unvereinbar zu sein scheinen. Die Krähe ist das Schutztier der heiligen Schriften, insbesondere der Gesetzesbücher. Sie ist aber ebenfalls eine der wichtigsten Tricksterfiguren. Aus diesem Grund zieht sich ein Widerspruch zwischen der Einhaltung und der Überschreitung oder wenigstens Verdrehung der Gesetze durch das Mittel.

Die Krähe ist also ein großer Gesetzeshüter. Sie meint, um sich seines Lebens zu erfreuen, müsse man sich an die Gebräuche halten, und wer das nicht tue, werde bestraft. Jedermann sollte einer Disziplin unterworfen werden. Sie besteht auf der Wahrheit und wird sehr ärgerlich, wenn jemand lügt. Sie vertraut den Menschen und mag es nicht, wenn man ihr nicht vertraut.

Sie ist religiös, macht sich aber nichts aus dem äußeren Schein. Einer der Prüfer wünschte sich, dass Krishna herniedersteige und die Welt rette. Die Krähe beschäftigt sich mit Anstand und wahrer Gerechtigkeit. Sie hat denselben Kontakt zum Himmel wie andere Vögel und damit auch zur Spiritualität. Es besteht ein Gefühl der Leichtigkeit, der Erhebung. Sie möchte alles von oben betrachten, vor allem die Natur. Sie träumt von Flugzeugen.

Wenn das Gesetz oder die Gesetzesfürchtigen korrumpiert werden, dann wird die Krähe zum Gesetzlosen. Sie stiftet Unruhe und verdreht das Gesetz gegen die, die es falsch anwenden. Das tut sie immer scherzhaft und humorvoll. Volkshelden wie Twm Siôn Cati, der „Walisische Zauberer“, Till Eulenspiegel oder Robin Hood sind Beispiele für Gesetzlose, die die wahren Gesetze verteidigen, indem sie die korrupten Gesetze dem Gespött preisgeben.

In einigen uramerikanischen Kulturen muss man lachen, bevor man betet, weil das Lachen den Menschen öffnet und von starren Vorurteilen befreit. Die Krähe nahm den Prüfern ihre Hemmungen. Wie so oft zeigte sich das in dem physischen Symptom, eine öffentliche Toilette benutzen zu können, was sie normalerweise nicht konnte. Das verdeutlicht die weniger offensichtlichen, doch noch wichtigeren geistigen und seelischen Symptome. Sie fühlt sich offener und freier, kann scherzen und lachen. Sie kann einen Witz erzählen, und wenn sie jemandem zu nahe tritt, kann sie sich entschuldigen und die Sache auf sich beruhen lassen.

Scherzen und Lachen sind ein zentrales Thema des Mittelbildes. Der Humor ist jedoch eher kritisch und sarkastisch, selbst dann, wenn er sich leicht und unschuldig gibt. Die Scherze sind kritisch, doch bevor sie jemanden verletzt, verlegt sie sich wieder aufs Scherzen. Sobald sich jemand verletzt fühlt, bringt sie eine leichtfertige Entschuldigung vor und wird gleich wieder frech. Sie ist reizbar und gibt schneidende Bemerkungen über andere von sich. Die Gefühle anderer interessieren sie nicht – sie will, dass man *sie* versteht. Im Grunde findet sie Gefallen daran, andere zu ärgern. Die Prüfer beschrieben das so, dass sie auf andere mit Worten schießen. Sie verbrachten ihre Zeit damit, lustige Beleidigungen auszutüfteln. Während sie ihre Worte als schneidende Bemerkungen bezeichneten, litten sie interessanterweise selbst unter schneidenden Schmerzen.

Spielen, Tanzen und Singen sind grundsätzlich sehr wichtig. Diese Menschen lieben Musik. Sie treiben Possen und bringen alle zum Lachen, und sie tratschen gern. Sie sind recht risikofreudig und fragen sich, weshalb sie sich zu Hause einschränken sollten. Zu den Leitsymptomen dieses Mittels gehört es, zu Hause in seiner Art zu lachen, zu scherzen und Spaß zu haben, eingeschränkt zu werden. Sie lacht und johlt viel mit ihren Freunden herum; sie wird ausfällig gegen sie, obwohl sie es nicht so meint. Das Mittel ist nicht bösartig, kommt dem dünnen Grat zwischen Lachen und Grausamkeit aber sehr nahe.

Diese Ungezogenheit – und genau so wird das oft beschrieben – wechselt ab mit Depression, und es ist eine Depression voller Lethargie und Trägheit. Sie wirkt träge und will nicht arbeiten, schickt ihre Patienten weg. Sie möchte nichts tun, was sie zusätzliche Anstrengung kostet. Sie nimmt sich viel Urlaub. Die Arbeit beginnt sie schnell zu langweilen, dann möchte sie alles liegen lassen und sich vergnügen. Sie hat keine Lust, sich mit anderen zu unterhalten. Das wirkt selbstsüchtig, und andere bezichtigen sie der Selbstsucht. Dennoch besteht der starke Wunsch, anderen zu helfen, und die Prüfer träumten oft davon, wie sie anderen halfen, aber auch von Flugzeugabstürzen und der Rettung von Überlebenden.

Sie ist völlig unvoreingenommen und redet mit jedem, ob Bettler oder Chef – für sie sind alle gleich. Sie unterhält sich und scherzt mit anderen Menschen, vor allem mit Kindern. Sinnlose gesellschaftliche Normen lassen sie kalt. Das Mittel hat Nasensymptome in Form von Niesreiz und Juckreiz, als steige etwas in der Nase hoch; sie rubbelt ihre Nase auf unkultivierte Weise und macht sich nichts daraus.

Sie ist sehr reizbar, braust bei der geringsten Provokation auf. Sie wird wütend und fühlt sich damit nicht unwohl. Ja, sie genießt es sogar und will streiten. Bricht einen Streit mit ihrer Mutter vom Zaun und freut sich darüber. Streitet sich zu Hause mit allen. Sie tritt anderen ohne Umschweife entgegen, schiebt alle beiseite, die sich ihr in den Weg stellen. Sie verhält sich ungezogen und kümmert sich nicht um die Gefühle anderer. Wenn sie wütend ist, wird sie angriffslustig, schlägt mit den Türen und hat große Lust, andere zu schlagen.

Viel Zorn entsteht durch Ungerechtigkeit, besonders wenn sie sich gegen sie selbst richtet. Sie wird auffahrend, wenn man ihr nicht den ihr gebührenden Respekt erweist. Wenn sie für etwas beschuldigt wird, was sie nicht getan hat, wird sie wütend. Sie hat das Gefühl, zu Unrecht beschuldigt zu werden. Wenn ich dich nicht verletzt habe, hast du kein Recht, mich zu verletzen. Dabei geht es nicht um Rache, sondern um Fairness. Sie träumt davon, beschuldigt zu werden.

Die Prüfer wurden sehr materialistisch und berechnend. Sie waren besitzergreifend und geizten mit materiellen Dingen. Habgier; sie will alles für sich behalten. Sie stellten fest, dass sie massenhaft Geld ausgaben, ja sogar stahlen, ohne sich etwas daraus zu machen. Sie hat das starke Gefühl, von anderen ausgenutzt zu werden. Sie mochte kein Geld mehr verleihen und verlangte, dass andere ihre Schulden begleichen. Sie wollte auch, dass jemand sich um sie kümmert.

Die Prüfer wollten kein Schwarz und kein Rot tragen, brachten jedoch andere dazu, diese Farben zu tragen. Mehrere Prüfer erwähnten, dass sie viel Parfüm und Make-up verwendeten; das schien eher eine Tünche zu sein als ein Ausdruck von Vergnügen. Sie fühlten sich hässlich, meinten, ihre Haut werde dunkler oder ihr Haar falle aus. Sie ärgerten sich über Unordnung und wollten putzen. Auch ihr Denken war nach ihren Aussagen in Unordnung geraten.

Einer der Gründe, weshalb sich diese Menschen auf solch joviale Weise äußern, ist der, dass sie nicht ausgeschlossen werden wollen. Die Distanziertheit der Vögel ist auch ein wichtiges Merkmal der Krähe, und sie wird sowohl als etwas Positives als auch als etwas Negatives erfahren. Sie ist reserviert und unnahbar und fühlt sich ausgeschlossen. Sie geht auf Distanz, nichts kann sie so leicht aus dem Gleichgewicht bringen, nichts geht ihr unter die Haut, sie ist von allem abgeschnitten. Sie will in die laufenden Ereignisse nicht involviert werden, es betrifft sie nicht. Auch dies ist eine defensive Einstellung: Was bringt es schon, die Nähe anderer zu suchen? Tu einfach deine Pflicht und vergiss den Rest. Physisch äußert sich diese Distanziertheit darin, dass sie das Gehörte oder Gelesene nicht erfasst.

Der Appetit ist auffallend groß, besonders auf Früchte (das war extrem) und scharf gewürzte Speisen. Sie hat Verlangen nach Obst, Süßigkeiten, Pizza und Käse. Der gesteigerte Appetit wird mit extremen Begriffen beschrieben: Sie kann jederzeit und alles essen, will alles essen, was genießbar aussieht. Ich weiß, dass ich satt bin, esse aber weiter. In Magen und Hals macht sich ein Leeregefühl bemerkbar, das sie zu füllen versucht. Sie isst viel, ohne sich um ihr Gewicht zu sorgen.

Er braucht lange, bis er einschlafen kann, schläft dann aber gut. Der Schlaf ist tief, doch das zerwühlte Bett zeigt, dass er unruhig war. Er wacht früh auf, doch Aufstehen fällt schwer.

Der Sexualtrieb ist im Allgemeinen vermindert, doch es kommen viele sexuelle Träume vor. Einige davon enthielten ein regelwidriges Element – beim Sex beobachtet zu werden, lesbischen Sex –, das sich durchaus mit dem Thema des Gesetzlosen in Verbindung bringen lässt.

Es finden sich Erkältungen mit Kongestion, die sich im Freien bessern.

Es wurde ein Verlangen zu rauchen beobachtet, was für die Vogelmittel unüblich ist. Rauchen kann Übelkeit verursachen. Ein feuchter Husten mit viel Schleim, der nicht hochgeräuspert werden kann.

Die Kopfhaut juckt und kratzt. Ihre Haut ist fettig, und sie sieht abgespannt aus. Niesen und Jucken der Nase. Die Zunge ist trocken und belegt. Schwierigkeiten beim Schlucken. Kolikartige Schmerzen im Abdomen. Häufigeres Wasserlassen. Schneidende Schmerzen bei festem Stuhlgang.

Rückenschmerzen im Lenden- und Kreuzbereich und in den Schulterblättern. Halsentzündung, schlimmer beim Schlucken. Rückenschmerzen, besser durch festen Druck. Der ganze Rücken juckt. Gelenkschmerzen, besonders in den Kniegelenken. Kribbeln und Taubheitsgefühl in den Händen.

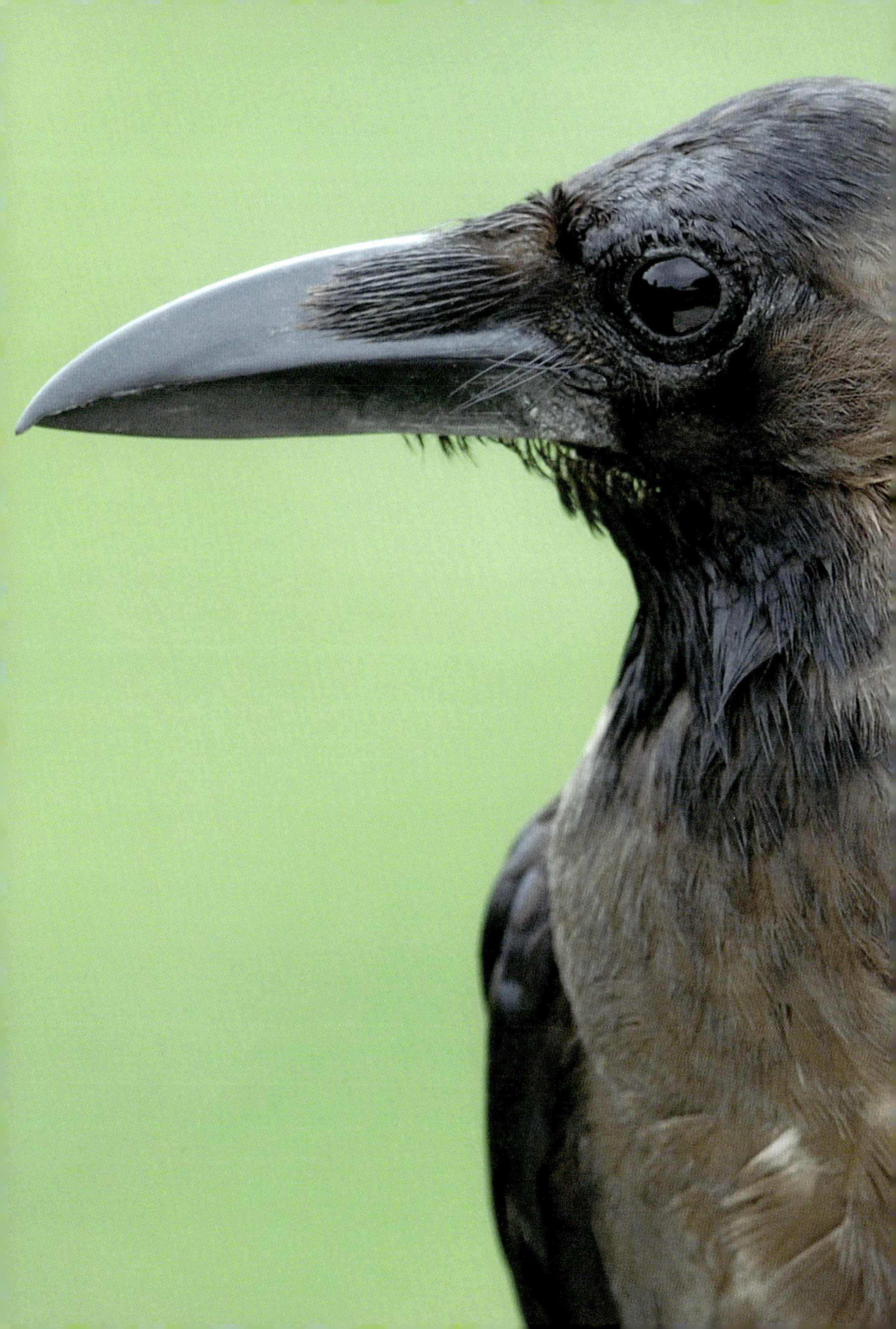

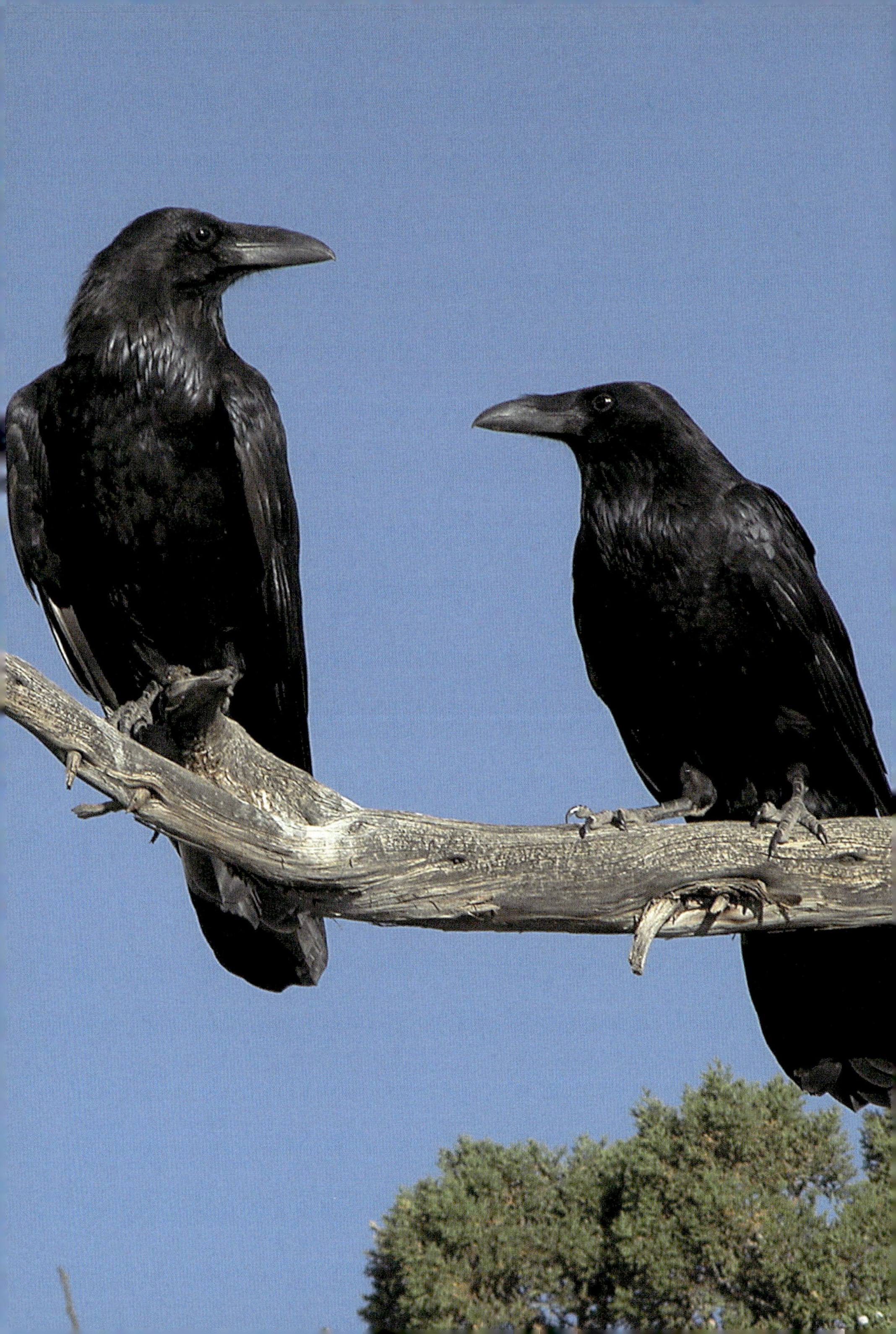

CORVUS CORAX
Kolkrabe

Der Kolkrabe kommt fast überall auf der nördlichen Halbkugel vor. Er ist einer der größten Sperlingsvögel und gilt als der „König" dieser Vogelordnung, während er gleichzeitig ein opportunistischer Aasfresser ist. In der Mythologie spielt er viele, oftmals widersprüchliche Rollen. Er ist ein Todesbote, aber auch ein starker Schutzgeist. In den Legenden des amerikanischen Nordwestens gehört er zu den wichtigsten Gestalten – sowohl als Schöpfer wie auch als Trickster.

Eine Eigenschaft des Raben ist die Kommunikation, und hier insbesondere die grenzüberschreitende Kommunikation. Er ist ein Bote aus der anderen Welt, der die Zukunft voraussagt, vor allem aber Tod und Zerstörung. Der Rabe hat eine besondere Beziehung zur Hundewelt. Wenn Raben in der Wildnis ein verletztes oder kürzlich verstorbenes Tier finden, das sie selbst nicht zu töten oder aufzureißen vermögen, suchen sie ein Wolfsrudel und führen es zur Beute, damit die Wölfe es erlegen und aufreißen. Die Raben selbst bekommen dann im Gegenzug einige Reste davon ab. Wie Hunde sind Raben Schutzgeister: Der Hund beschützt den häuslichen Herd und der Rabe (wie die Tower-Raben von London) die weitere Gesellschaft, das Land oder den Stamm. Raben sind auch fähig, mit Menschen zu kommunizieren. Thor wurde von seinen beiden Raben auf dem Laufenden darüber gehalten, was in der Welt vor sich geht. Meistens sprechen Raben jedoch von allem, was mit Krieg und Tod zu tun hat.

Als alleinstehende Jungvögel leben Raben zumeist in großen Banden zusammen, doch sobald sie sich paaren, zeigen sie ein ausgeprägtes Revierverhalten. Es sind langlebige Vögel; einzelne Raben aus dem Tower of London sind vierzig Jahre alt geworden. Wie andere Rabenvögel gedeihen sie in der Nähe von Menschen, wo sie deren Abfälle fressen, totgefahrene Tiere beseitigen und gewissermaßen die emsige Betriebsamkeit ihres Umfelds genießen – obgleich sie auch eine Vorliebe für die Wildnis haben.

Das Mittel wurde von Greg Bedayn geprüft. Ich persönlich halte es für eine ein wenig einseitige Prüfung. Sie arbeitet die dunkle Seite des Mittels sehr deutlich heraus, gewährt aber nur sporadische Einblicke in die viel lichtere, schelmische und kreative Seite, die man der Natur und der Mythologie des Vogels wie auch dem Mittelbild anderer Vogelmittel nach, vor allem der Krähe, erwarten könnte. Es ist normal, dass man bei einer Arzneimittelprüfung sowohl die Pathologie als auch einen Teil des gesunden, kreativen Zustands erkennt, doch diese positive Seite trat in der Prüfung nur sehr selten zu Tage.

Das Mittel zeigt eine Trennung zwischen Kopf und Körper, eine Kluft zwischen Denken und Körper. Der walisischen Sage nach lebte Brân Fendigeid (wörtlich: „Segensrabe") viele Jahre lang als körperloser Kopf, bevor sein Kopf dort begraben wurde, wo heute der Tower of London steht. Die meisten Mittel, die diese Trennung beinhalten, haben viele Halssymptome, die man auch hier erwarten sollte, selbst wenn die Prüfung nur wenige hervorgebracht hat.

Es besteht eine Bewegung zwischen der physischen Welt und dem höheren Bewusstsein. Diese Menschen können ihren Körper verlassen. Sie schweben zwischen zwei Dimensionen. Als schwebe man in einem schwarzsamtenen Raum. In einer höheren Dimension. Beim Adler liegen diese Welten nebeneinander, beim Raben übereinander.

Man ist von der physischen Welt abgelöst. In einer Schale in seiner eigenen, geschlossenen Welt. Die Reaktionen auf die Welt sind verlangsamt. Diese Loslösung scheint eine Tendenz zur Depression zu haben. Man fällt emotional auseinander und verschließt sich total. Frustration und das Gefühl, alles sei falsch gelaufen. Das kann bis zum Selbstmord führen. Sie will zu denken aufhören; alles sieht dunkel aus, als sei weniger Licht in der Welt.

Der Rabe steht im Bann der Macht und Schönheit anderweltlicher Erscheinungen, zum Beispiel von Kometen. Sie fühlt den Kontrast zwischen einer solchen Schönheit und der vom Menschen bewirkten Zerstörung. Träume von makelloser Reinheit, die vom Bösen beschmutzt und besudelt wurde, mit starkem Zorn. Sie glaubt, ihr Haus sei schmutzig, und hat das Bedürfnis, es zu putzen. Sie glaubt, vergiftet zu werden, und leidet unter Wahnvorstellungen bezüglich des Essens. Es ist ein Mittel für Lebensmittelvergiftungen.

Eine der positiven Seiten, die sich in der Prüfung zeigten, war ein Gefühl der Macht und Majestät. Sie fühlt sich stark und mächtig. Sie fühlt sich wie eine Königin, tritt fester und geradliniger auf. Sie macht sich gern schick und zieht schöne Kleider an.

Das Mittel hat starke Halluzinationen, die Realität kommt und geht, alles erscheint surreal. Akustische Wahnideen, er hört Menschen an der Tür klopfen oder seinen Namen rufen. Flashbacks zu vergangenen Ereignissen und Orten. Ereignisse und Unterhaltungen werden sehr rasch zur fernen Erinnerung. Von allen Vogelmitteln kommt dieses den halluzinogenen Drogen am nächsten und hat eine Entsprechung zu LSD.

Wie bei den meisten Vogelmitteln besteht Hellsichtigkeit, doch beim Raben bezieht sie sich bevorzugt auf Schmerzen. Er spürt den Schmerz der anderen. Er weiß genau, was andere fühlen. Träume von Menschen in Notlagen, mit starken Gefühlen für sie.

Es ist ein ängstliches Mittel, das leicht in Panik gerät. Ängstlich und eilig, als wolle sie aus der Haut springen. Erregung und Hektik, wie mitten in einem Notfall. Man gerät außer Kontrolle und ist einer Panik nahe. Aufgeregt, nervös und zittrig. Zittern bei Gefühlsregungen.

Sie glaubt, unter dem Bann und somit der Kontrolle eines anderen zu stehen. Sie träumte, dass sie jemandem die Macht verliehen habe, sie zu kontrollieren. Ein schönes Lied nimmt Geist und Körper in Besitz. Gefühl, in der Falle zu sitzen, eingesperrt zu sein. Fühlt sich ohnmächtig und bedroht; etwas Schreckliches steht bevor. Träume vom Krieg und Träume von Folteropfern.

Das Mittel hat viel mit Menschen zu tun, die um ihr Geld betrogen, bedroht oder ausgeraubt wurden. Eine Prüferin wurde während der Prüfung mehrere Male von Leuten betrogen, die ihre Pläne stahlen. Abneigung gegen Lügen und Menschen, die sie täuschen wollen. Sie hat das Gefühl, angelogen zu werden. Traum von zwei Brüdern, einem guten und einem bösen, dem Kampf zwischen Richtig und Falsch.

Sie glaubt ständig, sich selbst schützen zu müssen, und ist dessen müde. Sie fühlt sich verlassen und sehnt sich nach jemandem, der sich um sie kümmert. Mehrere Male in der Prüfung tauchte das Vaterthema auf, und in den meisten Fällen war es der Vater als Beschützer.

Besonders bemerkenswert war ein Traum, in dem andere ihr privates Tagebuch lasen und anderen davon erzählten. Das wurde als Übergriff empfunden, begleitet von einem Gefühl der Demütigung, worauf sie mit Zorn und Gewalttätigkeit reagierte. Es zeigten sich auch Zorn und Widerstand gegen das Führen des Prüfungstagebuchs.

Es besteht ein Verlangen oder Bedürfnis zu schreien, das jedoch nur schwer in die Tat umgesetzt werden kann. Es baut sich auf und wird vom Gefühl einer bevorstehenden Explosion begleitet. Ein Bedürfnis nach Befreiung.

Man ist wütend und schreit viel herum, explodiert vor Wut. Man sucht Streit. Sie ereifert sich dauernd über den Zustand der Welt, über ihren Mann; sie würde ihn am liebsten anbrüllen und derb schlagen. Schreit und jubelt aber auch vor Freude, aus reinem Glück.

Der Appetit ist beachtlich. Man hat die ganze Zeit Hunger. Durchforstet den Kühlschrank und isst alles, was essbar ist. Essen ist eine sinnliche und lustvolle Erfahrung, es geht um Schmecken, Kauen, Riechen.

Schmerzen und Empfindungen laufen wellenartig ab. Träume von Wellen und Flutwellen. Es herrschen neuropathische Symptome wie Taubheitsgefühle oder Zittern, vor. Weitere Symptome sind Kopfschmerzen und Migräne sowie Gelenkschmerzen.

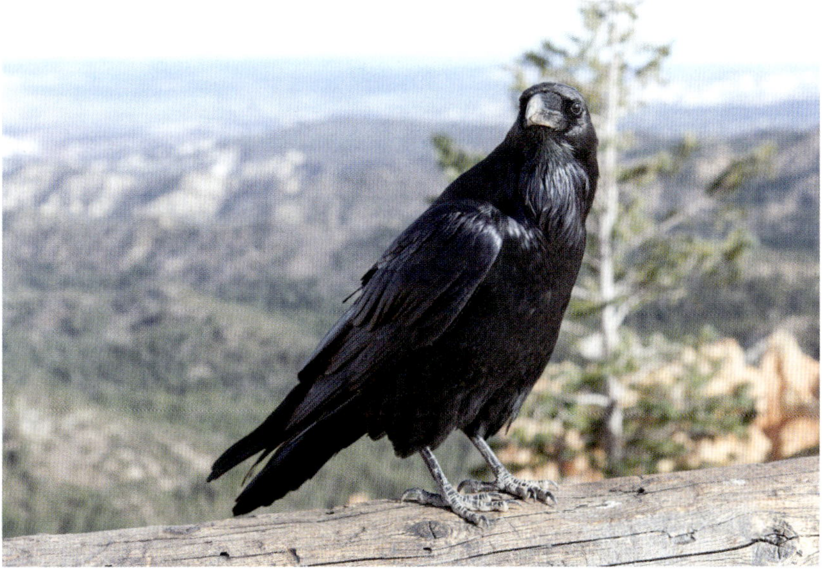

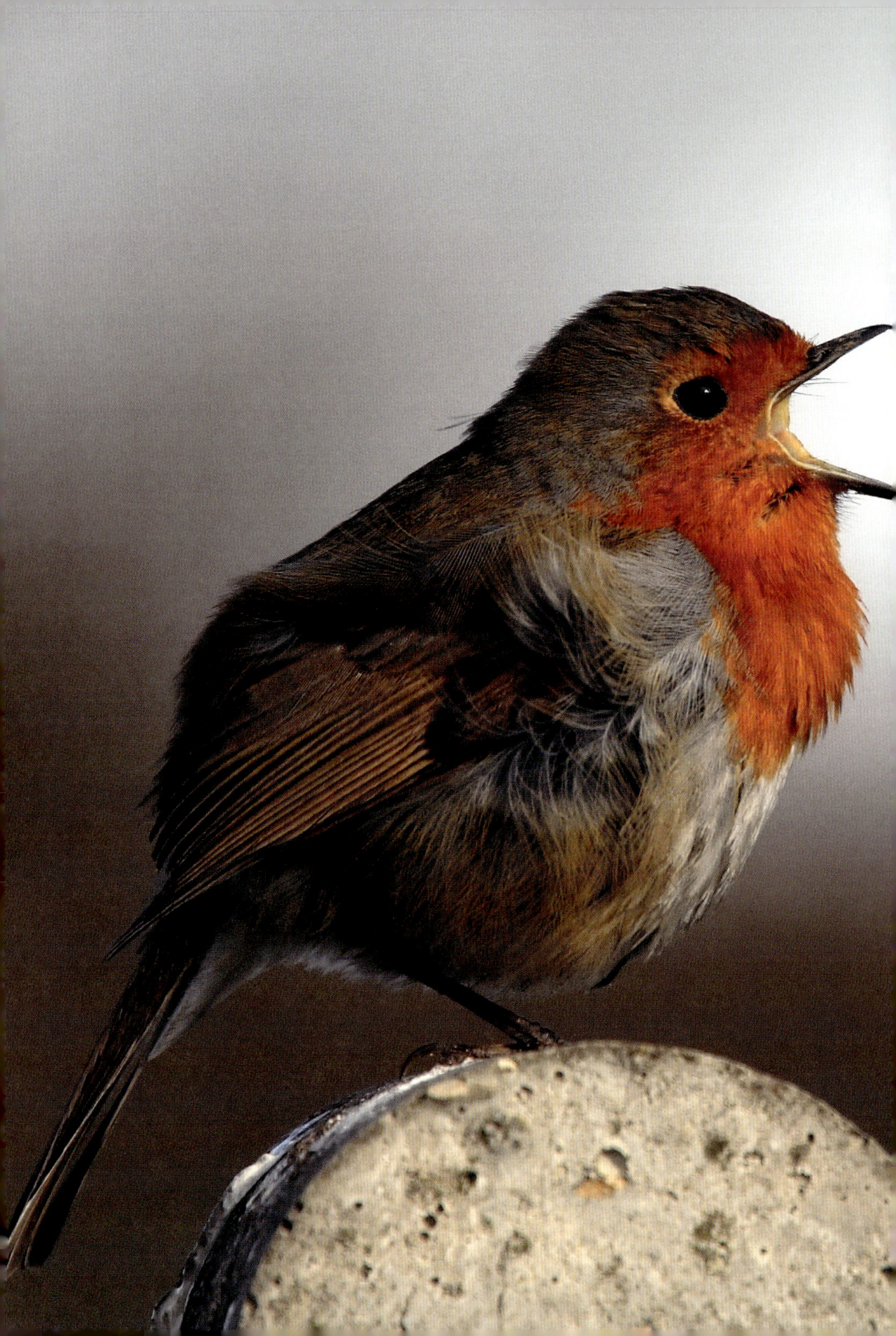

PASSERI – SINGVÖGEL

Derzeit gibt es nur wenige Singvogelmittel, und das ist schade, denn schließlich sind das die Vögel, die in unserem Umfeld am häufigsten vorkommen und daher die größte Bedeutung für uns haben dürften.

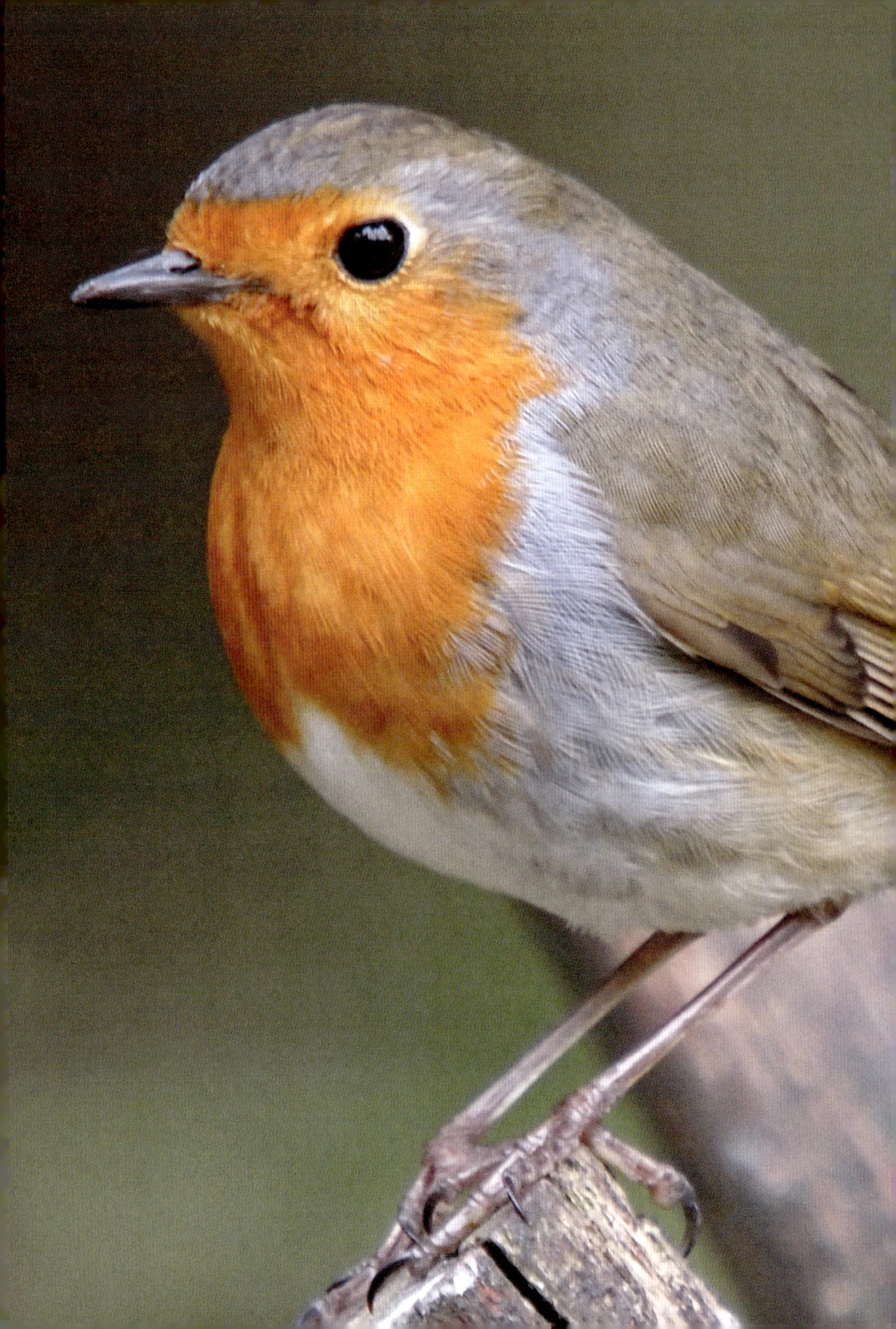

ERITHACUS RUBECULA
Rotkehlchen

Das europäische Rotkehlchen unterscheidet sich stark von der amerikanischen Wanderdrossel, obwohl beide den Menschen die gleichen psychischen Bedürfnisse befriedigen. Das Rotkehlchen ist ein kleiner und scheinbar schwacher Vogel, und doch ist es das Tier mit dem stärksten Territorialverhalten, und es kann angriffslustig bis zum Äußersten werden. Während der Paarungszeit bewohnen Männchen und Weibchen dasselbe Revier und ertragen einander, doch zu allen anderen Zeiten besteht die einzige Reaktion eines Rotkehlchens auf ein anderes Rotkehlchen darin, es mit vollem Einsatz zu bekämpfen, was sogar mit dem Tod enden kann. Studien mit Rotkehlchen zeigen, dass sie unermüdlich ihr Spiegelbild attackieren, manchmal sogar nur ein Bündel rötlicher Federn. Als ein Forscher einmal eine rotkehlchenähnliche Figur auf einem Stock platzierte, attackierte das Rotkehlchen, dem das Revier gehörte, sie geradezu brutal. Zum Feierabend nahm der Forscher den Stock wieder an sich und blickte sich beim Herausgehen noch einmal um. Da sah er, dass das Rotkehlchen nach wie vor die Stelle in der Luft attackierte, an der sich der Eindringling befunden hatte. Im Gegensatz dazu verhält sich das Rotkehlchen anderen Vögeln gegenüber äußerst tolerant, besonders aber gegenüber Menschen. Gärtnern erscheint oft auf wundersame Weise ein Rotkehlchen, sobald sie umzugraben beginnen und die schmackhaften Würmer zu Tage fördern, und Rotkehlchen sind von allen Vögeln wohl die, die sich am leichtesten aus der Hand füttern lassen. Es gibt eine Geschichte von

einem Gärtner, der seinen Mantel aufhängte und zur Arbeit ging. Als er zurückkam, um sein Frühstück zu holen, sah er zu seiner Verblüffung, dass ein Rotkehlchen bereits sein Nest in seiner Manteltasche gebaut hatte.
Das Mittel wurde 2005 von Liz Fisher in Manchester geprüft.

Das Rotkehlchen hat das Gefühl, in einer anderen Welt zu sein, einem anderen Ort als dem hiesigen. Das fiel besonders bei den Partnern der Prüfer auf. Es zeigt dabei die übliche Eigenschaft der Vögel, alles nur zu beobachten, doch die andere Welt, aus der heraus es die normale Welt beobachtet, ist von dieser sehr verschieden. Ihm ist allerdings nicht immer klar, dass es sich an einem anderen Ort befindet, und es ist dann davon überrascht.

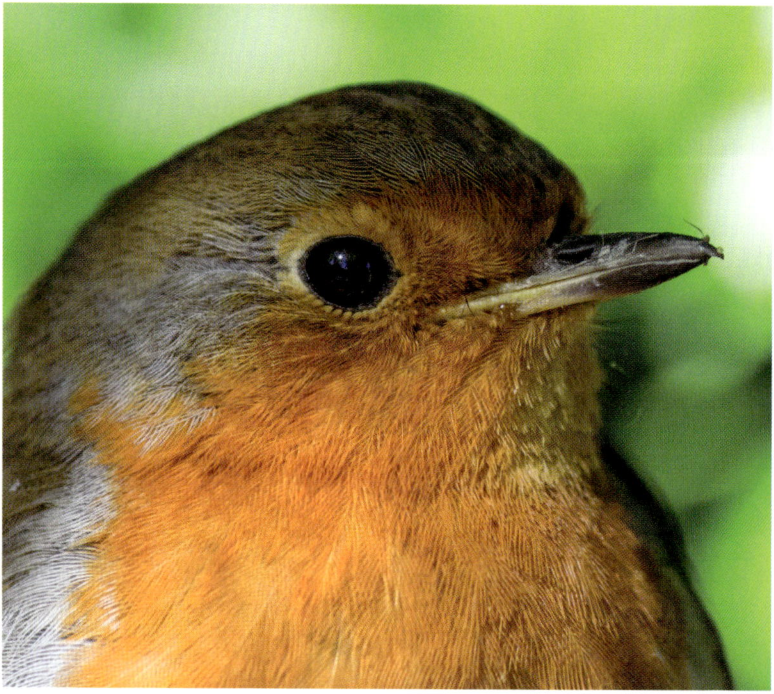

Eine der Eigenschaften dieses anderen Ortes ist Kindlichkeit. Die Prüfer fühlten sich wieder wie Kinder, sie kicherten und lachten viel und zeigten eine gewisse Ungezogenheit. Das war allerdings nicht die ausgewachsene Neigung, Unruhe zu stiften, wie bei den Rabenvögeln, sondern eher eine liebenswürdige Verschmitztheit. Sie empfanden auch Erwartungsfreude, ein kindliches Entzücken über alle Möglichkeiten, die die Welt zu bieten hat. Diese Möglichkeiten werden alle ausprobiert, weil sie neugierig sind, was sich daraus ergibt und was der Tag ihnen bringen mag. Sie sind neugierig, was andere sagen oder tun werden. Die Prüfer warteten gespannt, welche Empfindungen oder Symptome sie bekommen würden. Auf der anderen Seite kann sie das natürlich auch sehr ängstlich und furchtsam machen, wenn sie an all das Böse denken, das geschehen könnte. Doch wie ein Kind können sie auch alles mühelos loslassen und in einen unschuldigen Schlaf verfallen.

Von diesem anderen Ort aus sind sie nicht vollständig mit der realen Welt verbunden. Es treten viele Missverständnisse und Fehlinterpretationen auf. Diese Menschen verstehen andere Menschen nicht und haben ein irriges Verständnis von der Natur des Menschen. Sie sind bis zu einem gewissen Grad sorglos und kümmern sich nicht um die Gefühle anderer. Sie fürchten jedoch auch, anderen zu grob entgegenzutreten und für ihre Worte oder Handlungen beschämt zu werden. Auf Kritik und Tadel reagieren sie extrem empfindlich.

Das Rotkehlchen zeichnet sich durch eine kindliche Neugier aus. Es interessiert sich nicht für die Menschen, die es kennt, zeigt aber großes Interesse an Fremden. Das entspricht der extremen Aggression des Vogels gegenüber seiner eigenen Art und seiner freundlichen Offenheit gegenüber anderen Vögeln und gegenüber Menschen.

Die andere Seite ist ein Schutzbedürfnis gegenüber Kindern. Kindern gegenüber übernimmt es eine Eltern- und Fürsorgerrolle. Es besteht das Verlangen nach Mutterschaft und Schwangerschaft. Die anschaulichste Version dessen ist wohl der Wunsch, dass die Kinder Schutz genießen mögen, man das aber nicht selbst machen möchte.

Diese Menschen haben ein Bedürfnis nach Alleinsein, während sie sich gleichzeitig einsam fühlen. Sie brauchen Kontakt, wollen aber nicht mit Bekannten zusammen sein und suchen daher Gesellschaft bei Fremden.

Hervorstechende Merkmale dieses Mittels sind Plötzlichkeit und plötzliche Veränderungen. Die Symptome kommen und gehen sehr rasch oder ändern sehr schnell ihre Lage und ihren Charakter. Es können eine gesteigerte Wahrnehmung und ein Gefühl müheloser Verbundenheit auftreten, die jedoch urplötzlich wieder verschwinden. Ganz einfache Aufgaben sind plötzlich und ohne Grund unausführbar. Auch Gefühle können sich unvermittelt ändern und extrem wie bei einem Kind werden. Eifersucht, Ungeduld und Zorn können unerwartet ausbrechen und nicht zwangsläufig aus gutem Grund. Das Rotkehlchen kann voller Selbstvertrauen sein, was plötzlich in Selbsthass umschlagen kann. Es kann sich ganz klein fühlen und plötzlich wieder groß und umgekehrt. Stuhl- und Harndrang setzen plötzlich ein. Das Verlangen nach Essen und Sex ist wechselhaft – manchmal stark und manchmal praktisch nicht existent.

Vergesslichkeit und Tollpatschigkeit sind ein wichtiger Teil des Mittelbildes, und in der Prüfung waren Verkehrsunfälle stark vertreten.

Männliche und weibliche Rotkehlchen sind praktisch nicht zu unterscheiden, und auch in der Prüfung vermischten sich Männlichkeit und Weiblichkeit miteinander.

Körperliche Symptome sind Zittern und Pulsieren sowie schießende Schmerzen. Steifheit, Spannung und Schmerzen, vor allem im Hals, aber auch in den Gelenken. Alle Körperregionen können von Trockenheit, Gefühllosigkeit und Juckreiz befallen werden. Es ist ein Herpesmittel mit Herpesbläschen. Es ist ein frostempfindliches Mittel, das sogar noch am Feuer friert, dem es jedoch im Freien und an der frischen Luft natürlich besser geht.

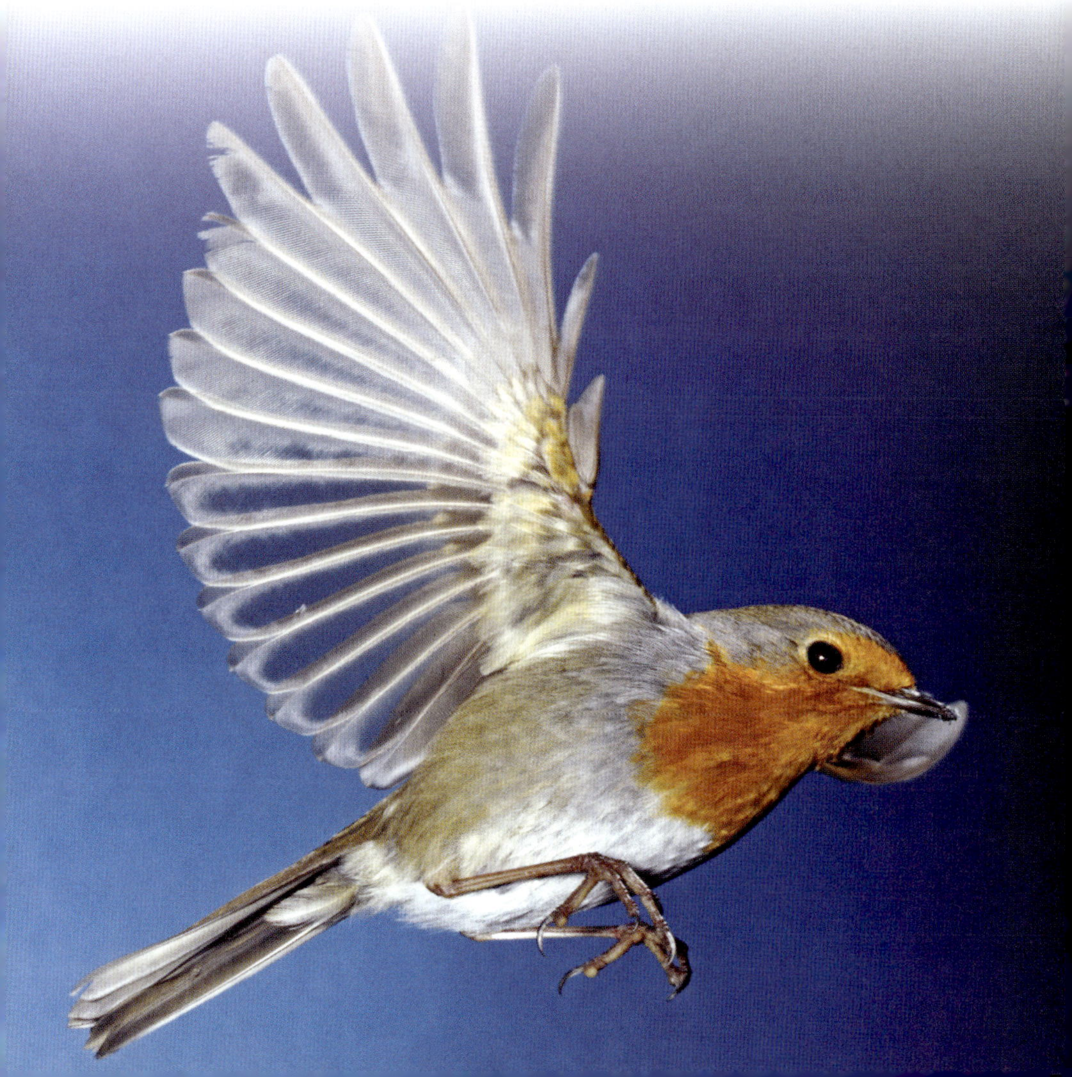

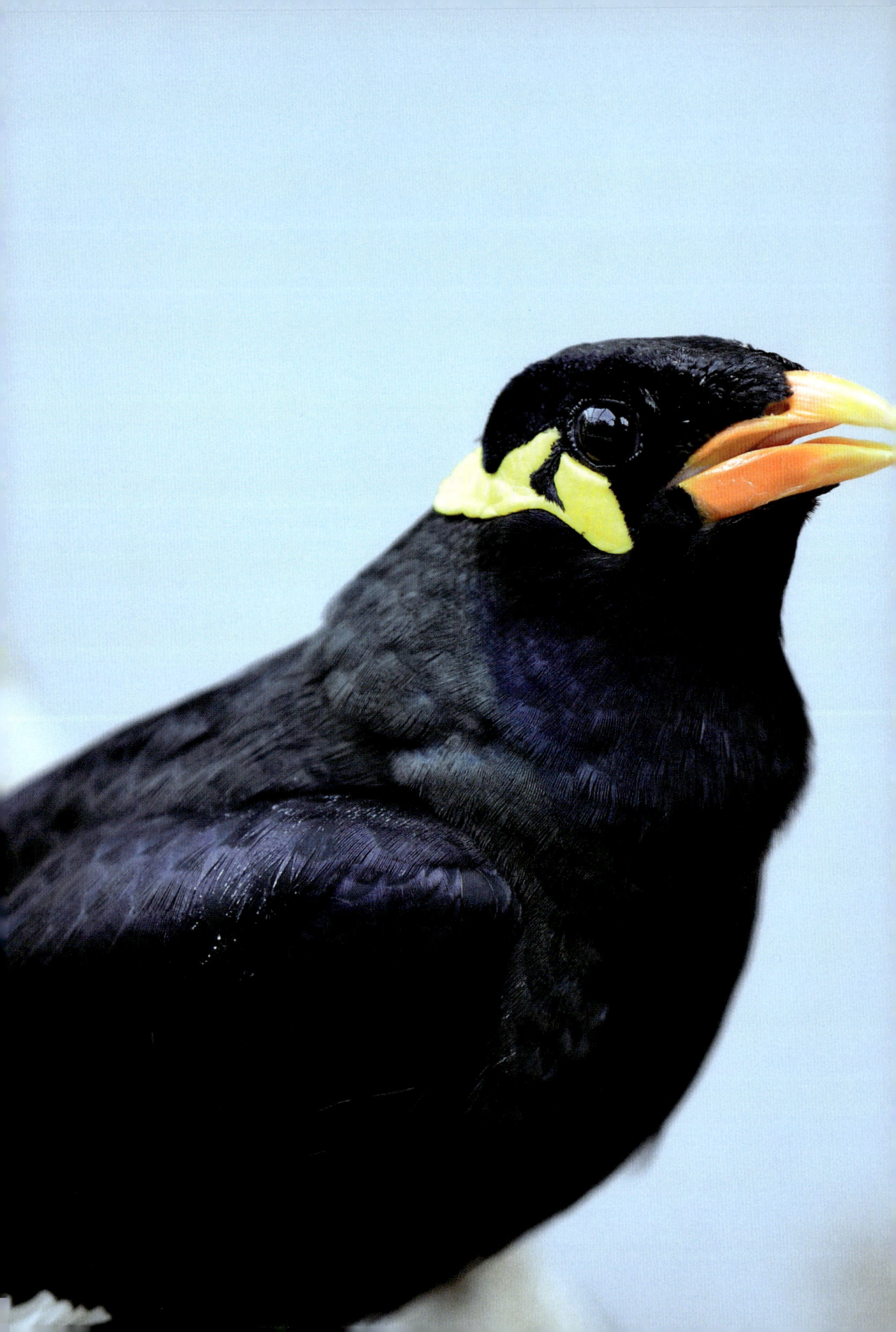

GRACULA RELIGIOSA
Beo

Der Beo ist ein Mitglied der Starenfamilie, der das gleiche schwarze Gefieder trägt wie der Star, wobei seines allerdings violett, blau und grün irisiert. Er kommt in ganz Südostasien vor, die Unterart jedoch, aus der das Mittel hergestellt wurde, stammt von Borneo. Der Beo fällt durch seine Fähigkeit auf, die menschliche Sprache zu imitieren. Er ist ein sehr beliebtes Haustier. Viele werden in Gefangenschaft geboren, doch es werden auch große Mengen an Beos in der Wildnis eingefangen, vor allem in Thailand.

Das Arzneimittel wurde aus der Feder eines Haus-Beos gewonnen, eines Weibchens, das jedoch mit männlicher Stimme sprach und immer „er" genannt wurde. Es wurde 2007 von Sue Trotter geprüft.

Die Prüfung brachte sehr viele Symptome hervor, die große Ähnlichkeit mit denen der anderen Singvögel, dem Rotkehlchen und dem Haussperling, aufweisen. Wie sie ist es ein frostempfindliches Mittel, das sich aber ebenso leicht erhitzt. Es zeigt die gleiche Kampfeslust und Aggressivität wie Rotkehlchen und Haussperling. Wie der Haussperling interessiert es sich für sein Zuhause und fürs Kochen, und wie das Rotkehlchen ist es Kindern zugetan und ebenso reizbar. Ebenfalls wie das Rotkehlchen ist es ein Herpesmittel. Sogar der äußerst ungewöhnliche Traum, jemanden ermordet zu haben, den man beim Haussperling findet, tritt auch beim Beo auf. Wie der Sperling neigt er zu Unfällen und Prellungen.

Zwei Prüferinnen hatten Zwillingsschwestern. Die Zwillinge konkurrierten miteinander und waren besonders eifersüchtig aufeinander, während sie sich zur gleichen Zeit immer noch sehr nahe standen, Freunde bleiben und sich gegenseitig unterstützen wollten. Es war, als sei die Geschwisterrivalität auf eine neue Ebene gehoben worden. Es ist eine besondere Hellsichtigkeit zu verzeichnen, bei der man genau dasselbe denkt wie ein anderer oder die Gedanken eines anderen ausspricht.

Das Arzneimittel kann das Leben und ganz besonders die Natur und Vögel über alles lieben. Das wurde als Hochgefühl bezeichnet. Sie wäre am liebsten in die Luft gesprungen und hätte die Fersen aneinandergeschlagen.

Wie beim Haussperling ist das Zuhause wichtig, doch während es beim Sperling ein sicherer Zufluchtsort ist, wurde diese Geborgenheit beim Beo gestört und unsicher gemacht. Sie muss sich eine harte Schale zulegen, um sich vor den physischen und psychischen Übergriffen anderer zu schützen. Putzen, Aufräumen und Kochen sind für den Beo wichtige Tätigkeiten. Er renoviert gern. Es geht ihr besser an der frischen Luft und in der Natur, daher arbeitet und putzt sie am liebsten im Garten. Es ist ein ebenso fleißiges Mittel wie der Haussperling, das leicht mit einem Insektenmittel verwechselt werden kann. Diese Menschen arbeiten oft sehr gern körperlich, wollen sich geistig aber nicht anstrengen.

Das Putzen war von spezieller Art und spielt bei diesem Mittel eine wichtige und charakteristische Rolle. Sie will putzen und alles ausmisten, um das Gerümpel loszuwerden und alte Sachen wegzuwerfen. Das entspricht dem Gefühl, an ihrer Identität zu arbeiten, indem sie alles Überflüssige loslässt, abstreift und zu sich selbst zurückkehrt. Sie fühlt sich ausgebremst. Sie behält alles für sich und kann sich nicht aussprechen. Man ist frustriert, weil man seine Ideen und Gedanken nicht mitteilen kann. Das spiegelt sich auf der körperlichen Ebene in einem Stau und dem Wunsch nach Entschlackung wider. Das Mittel hat Verstopfung mit kleinen, harten, schmerzhaften Stühlen und Hämorrhoiden, aber auch plötzliche, explosive Entleerungen.

Es ist ein Mittel mit wechselnden Symptomen. Der Wechsel vollzieht sich insbesondere zwischen Fleiß und Faulheit, zwischen manischer Aktivität und entspannter Untätigkeit. Die Patienten haben ihrer Ansicht nach viel zu viel zu tun und fühlen sich gehetzt, aber sie schieben alles bis zur letzten Minute auf und müssen dann wirklich hetzen, um fertig zu werden. Sie langweilen sich schnell und lassen sich leicht ablenken, und sie fangen schon vor Beendigung der alten Aufgabe etwas Neues an.

Es ist ein materialistisches Mittel, dessen Ängste und die sie begleitende Unruhe sich oft um Geld und Lebensunterhalt drehen.

Seine Distanz und insbesondere sein Blick von oben, der Überblick, sind insofern etwas Besonderes, als man in dieser Distanz verbleiben und lernen will.

Man findet hier auch Gefühllosigkeit. Wenn sie schlimme Nachrichten hörte, fühlte sie sich wie betäubt, doch gleichzeitig kribbelte ihr ganzer Körper wie von tausend Nadelstichen.

Wie der Haussperling und das Rotkehlchen ist es ein aggressives Mittel. Andere beschrieben das Verhalten der Prüfer sogar als rüpelhaft. Die Prüfer sahen es eher als ein Eintreten für sich selbst. Eine Prüferin sagte, die Welt könne ruhig gegen sie sein, sie werde sich nicht unterkriegen lassen.

Der Beo trägt eine gewisse Leere in sich. Der gesteigerte Appetit wurde als Leere beschrieben, die nicht zu füllen sei. Das entsprach dem Gefühl, etwas zu vermissen, einer Leere und dem Wunsch, sie zu füllen, einem Kummer, als fehle einem etwas.

Es gab viele Menstruationssymptome sowie Kandidose mit heißer, empfindlicher und juckender Vagina und Verschlimmerung beim Gehen. Nach dem Sex traten Empfindlichkeit, Wundheit und Blutungen auf, doch es ist ein sexuell erregbares Mittel, mit dem Verlangen zu tanzen und einer sexuellen Komponente des Tanzes. Ein eigentümliches Symptom war das Gefühl, ihre Organe hätten sich verschoben, sie konnte ihr Pessar nicht entfernen (was in den 20 Jahren seines Gebrauchs noch nicht vorgekommen war).

Die Patienten haben messerstichartige Schmerzen im Herzen, die sich zum Rücken und in die Brust erstrecken. In Hüften, Knien, Schultern und Händen treten scharfe und ziehende Schmerzen auf. Die Gelenke sind steif und schmerzen, schlimmer bei Bewegungslosigkeit, doch besser bei sanfter Bewegung.

Wie viele Vogelmittel hat es grippeähnliche Symptome, doch in der Prüfung traten keine Atemwegs- und Harnwegssymptome auf.

Gracula religiosa - Beo

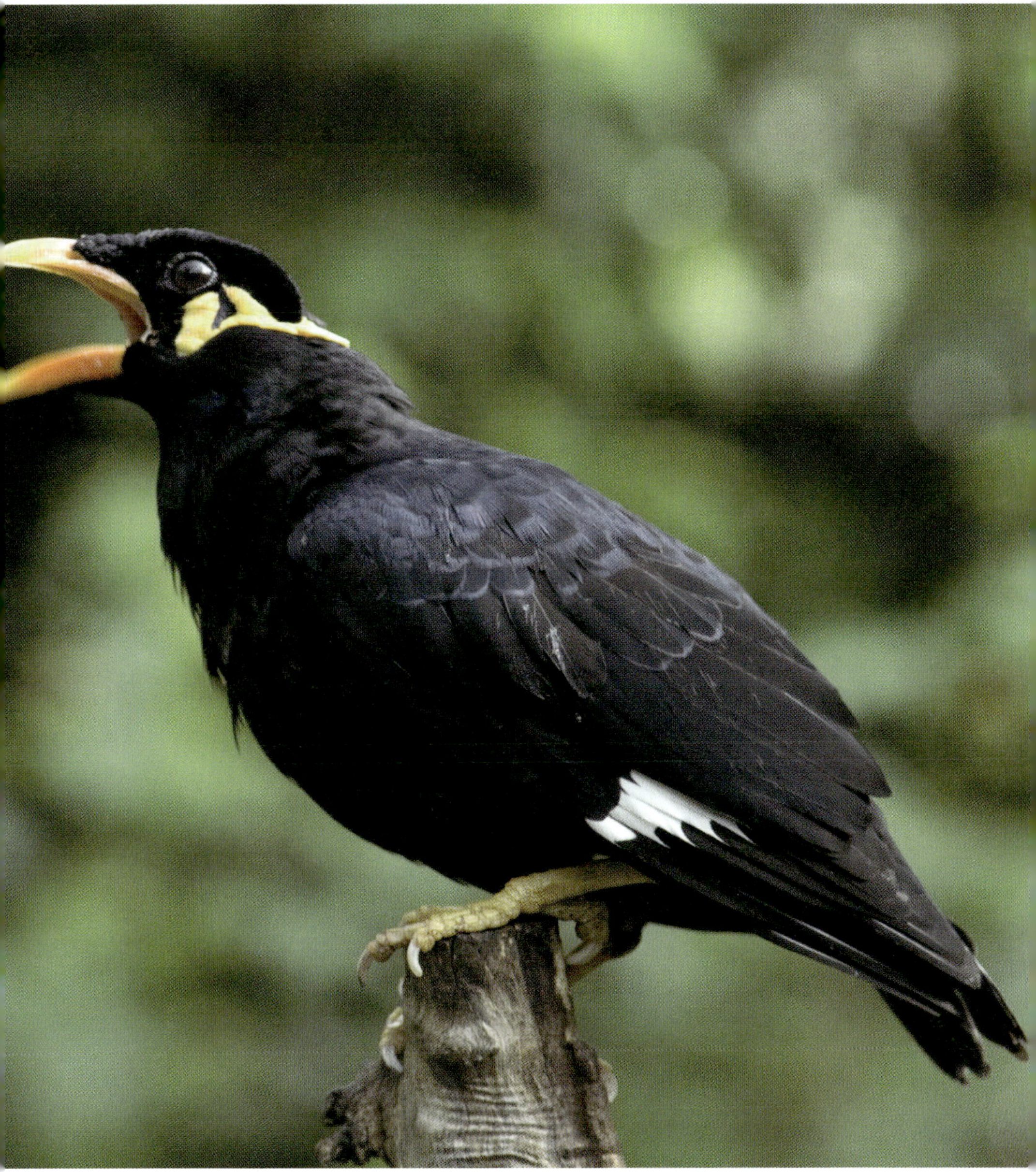

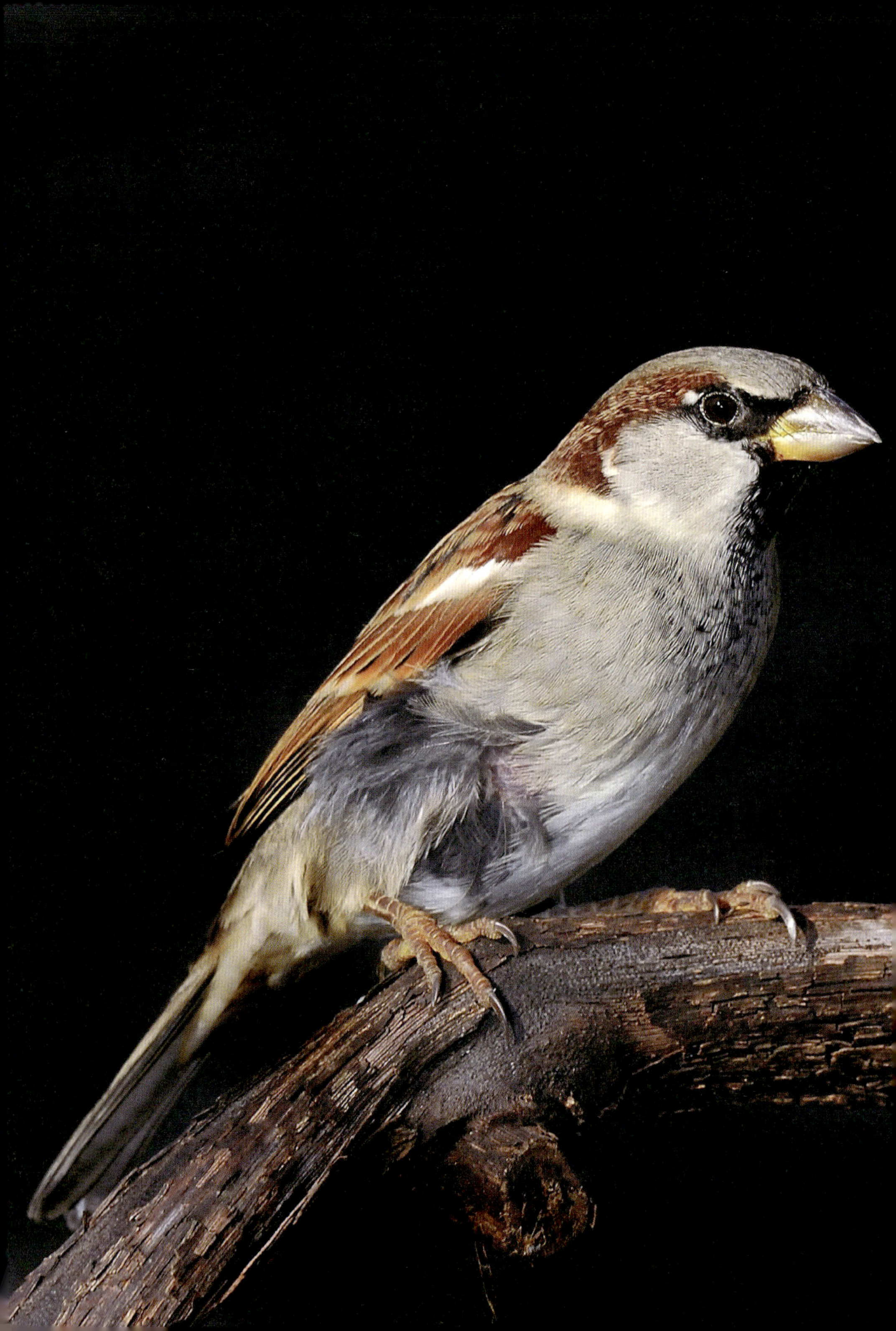

PASSER DOMESTICUS
Haussperling

Der Haussperling ist einer der Vögel, die am häufigsten in der Nähe von menschlichen Siedlungen vorkommen. Er nistet fast ausnahmslos in direkter Nähe zu menschlichen Behausungen, oftmals in Löchern und Ritzen von Häusern. Doch obwohl er mitten unter uns lebt und von uns Nahrung und Schutz erhält, geht er nur selten eine ähnliche Bindung zu Menschen ein wie die Rotkehlchen, die Amseln und einige Rabenvögel. Das Männchen baut ein Nest und präsentiert es stolz seiner angehenden Partnerin. Das Weibchen wählt sich eines aus und nimmt es in Besitz, doch sie kopuliert nicht selten auch noch mit einem anderen, weniger fleißigen, dafür attraktiveren Männchen. Der Sperling zählte zu den Vögeln, die Aphrodite heilig waren. Der andere, die Taube, symbolisierte die reine Liebe, während der Sperling mehr die irdischen Aspekte der Liebe zelebrierte. Haussperlinge leben in Gruppen, die sich manchmal, besonders zur Erntezeit, zu großen Banden zusammenschließen und die Felder plündern. Es sind Allesfresser; sie fressen sowohl Wirbellose als auch Samen und Körner. Sie fressen sogar Blüten und Schmetterlinge und haben eine besondere Vorliebe für die Farbe Gelb. Sie brüten mehrere große Gelege aus und haben die kürzeste Brutzeit aller Vögel: Ein Weibchen kann innerhalb eines Sommers bis zu 25 Junge haben. Es sind kleine, rauflustige Vögel, die häufig gegeneinander kämpfen, aber auch viel größere Vögel angreifen und verscheuchen.

Der Spatz wurde oft mit den armen Leuten in den Großstädten assoziiert, besonders mit den Londoner Cockneys, die als genauso rauflustig und sentimental zugleich gelten. Lange Zeit galt der Sperling als Symbol für etwas, was so klein und allgegenwärtig ist, dass es praktisch wertlos ist. In diesem Sinne tritt er in den Evangelien auf, wo es heißt: „Verkauft man nicht fünf Sperlinge um zwei Pfennige? Dennoch ist vor Gott deren nicht eines vergessen." (Lukas 12.6)

Das Mittel wurde von mir selbst und Misha Norland 2004 an der *School of Homœopathy* geprüft.

Eines der Leitsymptome des Haussperlings ist das Bedürfnis nach Respekt, und die Patienten haben oftmals ein tief sitzendes Gefühl, nicht genügend gewürdigt und respektiert zu werden. Wie die Taube hat er viele Themen und Symptome mit *Staphisagria* gemeinsam. Bei *Staphisagria* ist es jedoch eher ein Gefühl der Kränkung, weil sie nicht mit dem gebührenden Respekt behandelt werden. Der Haussperling hingegen weist einen tieferen Konflikt zwischen Selbstwertgefühl und Respektlosigkeit seitens anderer auf. Der Spatz verlangt von anderen, mit dem rechten Respekt behandelt und geehrt zu werden. Er findet, dass allen Menschen Respekt gebührt, und will dafür sorgen, dass jeder entsprechend gewürdigt und auf ehrenwerte Weise behandelt wird. So sollten Partner, Familienmitglieder und auch die Menschen aus der weiteren Umgebung respektiert und geachtet werden. Doch nicht nur das – die gesamte Schöpfung und auch noch der kleinste Grashalm sollte mit Respekt behandelt werden. Die Prüfer stellten fest, dass sie sich akzeptieren und gern haben konnten, und fanden, dass andere sie ebenfalls so zu akzeptieren hätten, wie sie sind. Sie konnten für sich selbst eintreten und ließen sich nicht schikanieren. Auch Träume von Respekt und Würde traten in der Prüfung sehr häufig auf. Es besteht der Wunsch, sich gut zu kleiden und Schmuck und Make-up zu tragen, damit man respektiert wird. Die Prüfer empfanden sich als weicher und wollten weiblicher sein.

Rastlosigkeit und Energie sind hier sogar noch stärker betont als bei anderen Vogelmitteln, und sie haben etwas Rauflustiges an sich. Diese Menschen sind zornig und streitsüchtig. Sie sind immer bereit zu kämpfen und nehmen es mit allem und jedem auf, ohne Rücksicht darauf, dass ihr Gegner viel größer ist als sie selbst. Sie können ziemlich manisch wirken und eine Energie und Erregung zeigen, die immer kurz davor steht, die Beherrschung zu verlieren. Sie wollen alles zu schnell und zu laut tun und sorgen stets für Aufmerksamkeit. Es ist eine pubertäre Energie, die Aggression und Trotz mit einer darunter liegenden Verletzlichkeit verbindet. Sie brauchen Gesellschaft und Anregung. Bekommen sie das nicht, beginnen sie sich nur allzu schnell zu langweilen und werden apathisch. Sie lassen sich leicht ablenken, werden ihrer Tätigkeit überdrüssig und lassen sie unbeendet liegen. Die Energie des Haussperlings wurde von den Prüfern oft als sprudelnd und umtriebig beschrieben, und es gibt eine Reihe physischer Symptome, die ebenfalls mit einer sprudelnden Empfindung verbunden sind. Die Energie ist überspannt und daher nicht aufrecht zu erhalten. Sie kommt meistens in kurzen Ausbrüchen, die den Patienten sehr schnell erschöpfen. Aber er erholt sich auch schnell wieder, und schon ein kurzes Schläfchen kann seinen Akku wieder aufladen.

Der Gegensatz zu Energiereichtum und Umtriebigkeit war ein Zustand der Losgelöstheit und Ruhe. Er wurde jedoch nicht als positiv empfunden, sondern äußerte sich eher als Apathie und Lethargie, die häufig von Traurigkeit und Weinen begleitet wurden.

Das Mittel neigt zur Gewalttätigkeit. Es staut Energie auf, die nach einem Auslassventil sucht, und das bekommt dann einen gewalttätigen Zug. Der Spatz hat auch das Gefühl, angegriffen zu werden, und meint, jemand tue ihm Gewalt an. Die Prüfer hatten mehrere Erlebnisse, bei denen sie von der Straße abgedrängt wurden oder jemand sie angreifen wollte. Das eigene Haus gibt dem Haussperling Sicherheit, doch es ist von vielen Gefahren umgeben. Etwas außerhalb des Hauses versucht, ihm auf den Leib zu rücken. Die Träume des Mittels sind ebenfalls von Gewalt geprägt. Die Prüfer träumten von Mord und Totschlag und davon, ohne jeden Anlass zu einem Mord gezwungen zu werden. Die Prüfung wies Träume vom Tod und von der Organisation und Analyse des Todes auf.

Das Mittel ist sexuell leicht erregbar. Die Prüfer empfanden eine starke animalische Sexualität sowie eine tiefe und enge Intimität und Verbundenheit, die sich auf jeder Ebene äußerte, der spirituellen ebenso wie der emotionalen und körperlichen Ebene. Sie ist entschlossen, sich zu holen, was sie braucht, aber auch entschlossen, sich hinzugeben. Man meint, die volle Bandbreite an Sexualpartnern zur Verfügung haben zu müssen, sodass man sich den passendsten aussuchen kann. Man kann sich aber auch für die Stärke seiner sexuellen Bedürfnisse schämen, vor allem, wenn sie etwas frühreif sind.

Obwohl das Zuhause ein Ort ist, der Wärme und Geborgenheit schenkt, ist es auch einschränkend. Wie allen Vogelmitteln geht es dem Haussperling besser im Freien und in der Natur, er braucht frische Luft. Die Symptome verschlimmern sich besonders dann, wenn man zum ersten Mal einen Raum oder das Haus betritt. Die Familie spielt eine große Rolle. Man möchte seiner Familie nahe sein, besonders seinen Geschwistern. Es besteht das Bedürfnis nach Zugehörigkeit, was natürlich auch einen Mangel an Zugehörigkeit impliziert. Wichtig sind die Essenszubereitung und der Empfang von Gästen, mit denen man zusammen speist. Es muss immer genügend Essen da sein, und die Patienten träumen von der Ernte.

Von Bedeutung ist das Thema des Alterns, doch es ist in der Regel ein sehr positives Thema. Man weiß die Erfahrung und Weisheit des Alters zu schätzen und auch die dem Alter eigene Schönheit, die nur all zu oft ignoriert wird. Die Großeltern spielen im Leben der

Menschen, die den Haussperling brauchen, eine wichtige Rolle, und sie trauern oft sehr um den Tod der Großeltern.

Das Täter-Opfer-Thema findet sich beim Haussperling in Gestalt der Katze. Die Schulkatze, die normalerweise alles um sich herum ignoriert, verbrachte die gesamte Prüfungszeit im Klassenraum bei den Prüfern, und viele Prüfer erlebten während der Prüfung eine tiefere Verbundenheit mit oder ein anderes Verhältnis zu ihren Katzen. Menschen, die dieses Mittel brauchen, haben oder hatten oft eine besondere Beziehung zu ihren Katzen. In den Träumen zeigten die Katzen eher ihre brutale Seite. Es gab auch Träume von Schnecken und Insekten, den Beutetieren des Sperlings. So ist die ganze Nahrungskette unauflösbar miteinander verbunden.

Natürlich hat das Mittel auch die übliche Sensibilität aller Vogelmittel, die leicht in Reizbarkeit umschlagen kann, vor allem, wenn Respektlosigkeit beteiligt ist. Es wird so gut wie immer reagieren, wenn sein Eigenraum oder seine Stille nicht respektiert werden. Die Dämmerung ist für den Haussperling eine unangenehme Tageszeit. Er fühlt sich dann besonders angreifbar und wird noch sensibler und reizbarer.

Das Mittel hat eine starke Affinität zu den Augen, mit Schmerzhaftigkeit, Brennen, Jucken und Verletzungsgefühl. Die Sicht kann getrübt und verschwommen sein. Die Lippen fühlen sich wund an, als würden sie sich schälen, und es können Herpesbläschen auftreten.

Der Hals ist wund, wie mit Sandpapier geschmirgelt, und von brennenden Schmerzen befallen. Man meint, einen Frosch im Hals zu haben oder eine Schleimkugel, die hinuntergeschluckt wird, aber dann wieder nach oben schießt. Die Patienten neigen dazu, sich zu verschlucken, was Würganfälle auslöst.

Im Abdomen treten krampfartige und kneifende sowie flatternde und sprudelnde Empfindungen auf.

Der Haussperling ist genauso konfus und vergesslich wie andere Vogelmittel, aber noch tollpatschiger. Er zieht sich so oft Blutergüsse zu, dass dies nur teilweise mit Tollpatschigkeit erklärt werden kann.

Es ist ein frostempfindliches Mittel, das nicht warm werden kann. Zuweilen wird ihm jedoch so warm, dass es Hitze ausstrahlt wie ein Ofen.

Der Appetit ist gesteigert, und es besteht ein besonderes Verlangen nach Tee, Brot und Fleisch sowie eine Abneigung gegen und Verschlimmerung durch Kaffee.

Das Gefühl zu schweben, Schwindel, Träume vom Fliegen und Schweben, Träume vom Wasser, Kribbeln und Zittern – all dies ist vorhanden, unterscheidet sich aber in keiner Weise von den Empfindungen anderer Vogelmittel. Die Patienten träumen davon, stark behaart zu sein, und davon, einen Lastkahn oder einen Wohnwagen ziehen zu müssen wie ein Pferd.

Der Haussperling steht den Insektenmitteln noch näher als die anderen Vogelmittel. Die sprudelnde Energie, der ständige Drang, sich zu beschäftigen, die kurzfristigen Energieausbrüche und das Bedürfnis nach Respekt sind alles Eigenschaften der Insektenmittel. Einer der wichtigsten Unterschiede zwischen dem Haussperling und den Insekten, insbesondere der Küchenschabe und den Zweiflüglern (Fliegen), lässt auf den generellen Unterschied schließen: Die Insekten sind der Meinung, sich Respekt verdienen zu müssen, sich in etwas anderes verwandeln zu müssen, das dann respektiert wird – der Haussperling hält sich von vornherein für respektabel, er findet, dass andere ihn zu akzeptieren und zu respektieren haben, wie er ist.

GUANO AUSTRALIS
Vogelkot

Guano ist der getrocknete Kot der Seevögel. Auf gewissen Inseln im Südostpazifik hat er sich über Jahrhunderte hinweg angesammelt. Eine Zeitlang wurde er abgebaut und in großen Mengen nach Europa und in die USA verschifft. Er war äußerst wichtig als Dünger und bei der Herstellung von Schießpulver. Guano besteht aus Ammoniak, im Verein mit Harn-, Phosphor-, Oxal- und Kohlensäure, und er enthält hoch konzentrierte Nitrate.

Das Mittel wurde von Mure in Brasilien geprüft.

Wie man von einem Mittel erwarten könnte, das große Mengen verschiedener Säuren enthält, ist eine starke Erschöpfung das zentrale Thema. Es hat Schwindelgefühle, so als würde alles auf den Kopf gestellt. Schlimme Kopfschmerzen, als werde der Kopf von einem Eisenring eingeschnürt oder geöffnet.

Der Patient hat einen bitteren Geschmack im Mund, und ihm ist übel, was sich nach dem Essen verschlimmert und von krampfartigen Magenschmerzen begleitet wird. Es bestehen scharfe, bohrende Bauchschmerzen.

Schwache Atmung und Herzklopfen. Juckreiz tritt überall am Körper auf, und bei der Prüfung erschienen Ganglien an Armen, Händen und Beinen. Die Füße, und insbesondere die Fußsohlen, schmerzen so sehr, dass der Patient keine Schuhe tragen und kaum auftreten kann.

Er träumt davon, mit wilden Tieren zu spielen.

In der Prüfung war die Haut an den Oberschenkeln völlig empfindungslos, sodass er sich ungestraft dort kneifen konnte, und es traten Ausschläge auf. Das führte dazu, dass das Mittel erfolgreich bei der Behandlung von Leprakranken eingesetzt wurde. Der Humboldt-Pinguin, das am stärksten lepröse aller Vogelmittel, baut seine Nester im Guano.

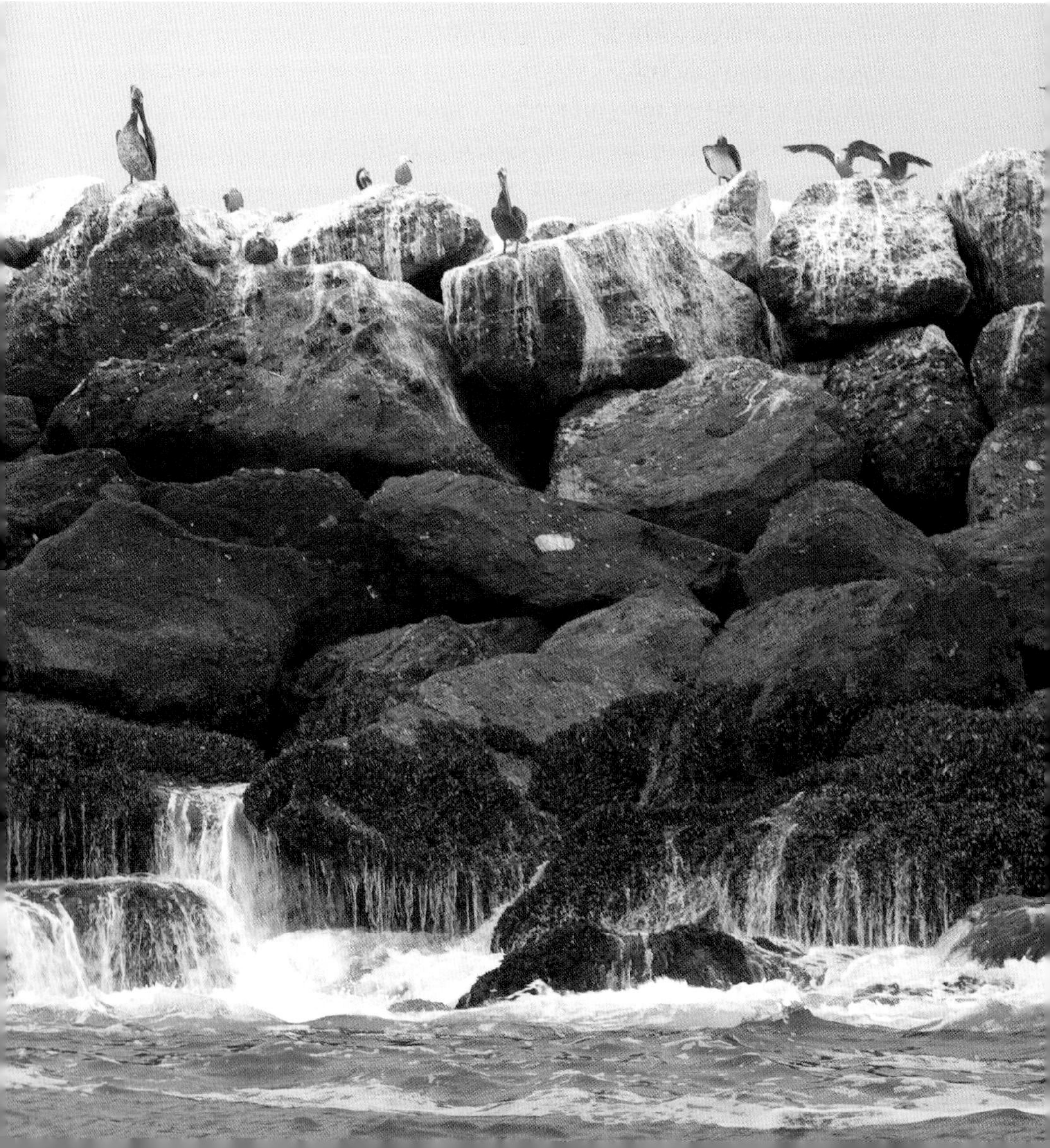

TUBERCULINUM AVIARE

Tuberculinum aviare wird aus Tuberkeln hergestellt, die Hühnern entnommen werden. Das Arzneimittel wurde nie geprüft, aber mit beachtlichen Erfolgen klinisch eingesetzt.

Vögel haben viele tuberkulinische Eigenschaften, zum Beispiel Rastlosigkeit, Bewegungsdrang, Freiheitsdrang und das Bedürfnis zu reisen. Die Nosoden, die mit hoher Wahrscheinlichkeit in Fällen benötigt werden, die ausgeprägte Vogelmerkmale aufweisen, sind *Tuberculinum aviare*, *Carcinosinum* und die *AIDS-Nosode*, möglicherweise auch *Influenzinum*.

T. aviare gilt als sanfteres Mittel als die anderen Tuberkulosemittel und wird immer dann eingesetzt, wenn der Patient sehr geschwächt ist.

Es neigt zu Erkältungen und Infektionen der oberen Atemwege. Betroffen sind meistens die oberen Lungenbereiche, und es besteht ein profuser Auswurf.

T. aviare ist ein Akutmittel, das sich häufig gut für Kinder mit akuten Bronchial- und Lungenerkrankungen und akuter Otitis media eignet.

Es ist auch ein Mittel für die Rekonvaleszenz, empfehlenswert bei Bronchitis, die auf Influenza und Masern folgt. Es hat gewöhnlich einen unaufhörlichen, lästigen und ziemlich ergiebigen Husten, der eher akut als chronisch ist. Er wird fast immer von Appetitverlust und großer Schwäche begleitet.

Bei der geringsten Anstrengung beginnt der Patient zu schwitzen und seine Symptome verschlimmern sich. Dennoch geht es ihm besser, wenn er auf den Beinen ist, und viel besser im Freien.

LITERATURVERZEICHNIS

VÖGEL IM ALLGEMEINEN – BÜCHER

Addison, Josephine. Treasury of Bird Lore, Andre Deutsch, London, 1998

Attar, Fariduddin. Die Konferenz der Vögel, Marixverlag, Wiesbaden, 2012

Attenborough, David. Das geheime Leben der Vögel, Fischer Scherz, Frankfurt a.M., 1999

Attenborough, David. Das geheime Leben der Vögel (DVD), BBC, London / Polyband, München, 2010

Audubon, John James, Die Vögel Amerikas (Original-Aquarelle), Dausien Werner, Hanau, 1999

Austin, Oliver L., Die Vögel der Welt, Rheingauer VG, Rems., 1989

Barber, Theodore Xenophon. The Human Nature of Birds, St Martin´s Press, New York, 1993

Bewick, Thomas. A History of British Birds, T. Bewick. Newcastle, 1826

Brooke, M. & Birkhead, T. The Cambridge Anthology of Ornithology, CUP, Cambridge, 1991

Chaucer, Geoffrey. Das Parlament der Vögel, aus: Geoffrey Chaucers Werke. Übersetzt von Adolf von Düring. Band 1, Grübner Verlag, Straßburg, 1883

Conze, Edward. The Buddha's Law among the Birds, Motilal Banarsidass, Delhi, 2002

Feduccia, Alan. Es begann am Jura-Meer. Die faszinierende Stammesgeschichte der Vögel, Gerstenberg, Hildesheim, 1987

Gibson, Graham. The Bedside Book of Birds, Bloomsbury, London, 2005

Greenoak, Francesca. All the Birds of the Air, Andre Deutsch, London, 1979

del Hoyo, Josep, et al. Handbook of the Birds of the World, Lynx Edicions, Barcelona, 1992

Hyman, P. & Hume, R. Vögel: 430 Arten Europas, Franckh-Kosmos, Stuttgart 2009

Lambourne, Maureen. The Art of Bird Illustration, Eagle Editions, Royston, 2002

Nozedar, Adele. The Secret language of Birds, HarperElement, London, 2006

Tudge, Colin. Consider the Birds, Allen Lane, London, 2008

Yapp, W.B. The Life and Organization of Birds, Edward Arnold, London, 1970

VÖGEL IM ALLGEMEINEN - INTERNET

Wikipedia: www.wikipedia.org

Animal Diversity- animaldiversity.ummz.umich.edu

Audubon Society- www.audubon.org

Bird Life International- www.birdlife.org

Birds of Britain- www.birdsofbritain.co.uk/bird-guide

Cornell Lab of Ornithology- www.birds.cornell.edu

Integrated Taxonomic Information System- www.itis.gov

Internet Bird Collection- ibc.lynxeds.com

North American Bird Sounds- www.naturesongs.com/birds.html

Royal Society for the Protection of Birds- www.rspb.org.uk

VOGELMITTEL

Shore, Jonathan. Vögel. Homöopathische Mittel aus dem Vogelreich, Narayana Verlag, Kandern, 2010

The Homeopath, Herbst 2005, 24:2 Birds Issue

Homœopathic Links, Frühjahr 2009, 22-1 Birds

Homœopathic Links, Sommer 2009, 22-2 Birds 2

EINZELNE VÖGEL UND VOGELMITTEL

ANSERIFORMES – GÄNSEVÖGEL

de Rijke, Victoria. Duck, Reaktion Books, London, 2008

Young, Peter. Schwan: Mythos Tier, Gerstenberg, Hildesheim, 2011

ANAS PLATYRHYNCHOS – STOCKENTE

Kittler, M. & Shukla, C., Anas indica (Indische Ente), Prüfung und Kasuistik, Müller, Karl, Zweibrücken, 2001

ANAS BARBARIAE – MOSCHUSENTE

Julian, O.A. Materia Medica der Nosoden, MVS Medizinverlage Stuttgart, 2004

Degroote, F. Physical Examination and observation in Homœopathy, Homeoden Bookservice, 1992

ANSER ANSER – GRAUGANS

Wildgans-Prüfung: page.praxis-blemke.de/documents/Wildgans.pdf

Lorenz, Konrad. Das Jahr der Graugans, dtv, München, 1994

BRANTA CANADENSIS – KANADAGANS

Huenecke, Jason-Aeric. Branta canadensis, American Homœopath, 2008, S. 128-135

CYGNUS CYGNUS – SINGSCHWAN

Owen, Janice. Two Swans, The Homeopath, Herbst 2005, 24:2, S. 53-55

Sherr, Jeremy. Dynamic Provings Volume 2, Dynamis School, 2002

Shore, Jonathan. Vögel. Homöopathische Mittel aus dem Vogelreich, Narayana, Kandern, 2010

CYGNUS BEWICKII – ZWERGSCHWAN

Stirling Penny. The Homœopathic Proving of Cygnus Bewickii, www.hominf.org

Sherr, Jeremy. Dynamic Provings Volume 2, Dynamis School, 2002

Shore, Jonathan. Vögel. Homöopathische Mittel aus dem Vogelreich, Narayana, Kandern, 2010

CYGNUS OLOR – HÖCKERSCHWAN

Owen, Janice. Two Swans, The Homeopath, Herbst 2005, 24:2, S. 53-55

Schulz, Elisabeth. Das Wunder der Verreibung Cynus olor, Naturheilpraxis Heft 03/2001

Shore, Jonathan. Vögel. Homöopathische Mittel aus dem Vogelreich, Narayana, Kandern, 2010

GALLIFORMES – HÜHNERVÖGEL

BONASA UMBELLUS – KRAGENHUHN

Begin, Marty. Beauty and the Gross, Weird Beast, Homœopathic Links, Sommer 2009, 22-2 S. 66-72

PAVO CRISTATUS – BLAUER PFAU

Fraser, Peter. Pavo cristatus, www.hominf.org

Shukla, Chetna, Spirale und Pfauenauge, Spektrum der Homöopathie 03/2010: Vögel, Naryana, Kandern

Jackson, Christine. Peacock, Reaktion Books, London, 2008

GALLUS GALLUS DOMESTICUS – HAUSHUHN

Burnett, Paul. Trituration Proving of Rooster, persönlicher Austausch

Guenther, Roland. The Chicken or a Real No Brainer, Homœopathic Links, Frühjahr 2009, 22-1, S. 23-25

Sherr, Jeremy. Hen's Egg Shell; Calcarea Ovi Testae, The Homeopath, Herbst 2005, 24:2 S. 45-46

Swan, Samuel. Proving of Ovi Gallina Pellicula. www.homeoint.org

MELEAGRIS GALLOPAVO – TRUTHUHN

Brown, Doug. Semiotics and Simillimum, American Homœopath, 2006, 12, S. 25-33

PELECANIFORMES – RUDERFÜSSER

PELECANUS OCCIDENTALIS – BRAUNPELIKAN

Shore, Jonathan. Vögel. Homöopathische Mittel aus dem Vogelreich, Narayana, Kandern, 2010

CICONIIFORMES – SCHREITVÖGEL

THRESKIORNIS AETHIOPICUS – HEILIGER IBIS

Schulz, Elisabeth. Der Heilige Ibis (Threskiornis aethiopica), Homöopathische Einblicke Heft 28, 1996

ARDEA HERODIAS – KANADAREIHER

Shore, Jonathan. Vögel. Homöopathische Mittel aus dem Vogelreich, Narayana, Kandern, 2010

Cattley, Marion. Fall, persönlicher Austausch

CHARADRIIFORMES – WATVÖGEL

LARUS ARGENTATUS – SILBERMÖWE

Fink, Wilfried. Larus. A Proving of Larus argentatus. Homœopathic Links, Sommer 1997

Shore, Jonathan. Vögel. Homöopathische Mittel aus dem Vogelreich, Narayana, Kandern, 2010

Wirtz, Anne. Larus argentatus for RSI, Interhomeopathy, www.interhomeopathy.org

FALCONIFORMES – GREIFVÖGEL

MacDonald, Helen. Falcon, Reaktion Books, London, 2006

FALCO PEREGRINUS – WANDERFALKE

Norland, Misha. Proving of Falco peregrinus disciplinatus, The School of Homeopathy, 1999

Fraser, Peter. Supplement to the Dictionary of Practical Materia Medica www.hominf.org

Drury, Susan. Flying Home, Homœopathic Links, Sommer 2009, 22-2 S. 73-79

Shore, Jonathan. Vögel. Homöopathische Mittel aus dem Vogelreich, Narayana, Kandern, 2010

Baker, J.A. The Peregrine, Penguin, London, 1970

Ratcliffe, Derek. The Peregrine Falcon, T & A D Poyser, London 1993

FALCO CHERRUG – WÜRGFALKE

Schulz, Elisabeth. Power Instinct. Eine Verreibung mit Falco cherrug (Sakerfalke), Homöopathische Einblicke Heft 28, 1996

Shore, Jonathan. Vögel. Homöopathische Mittel aus dem Vogelreich, Narayana, Kandern, 2010

BUTEO JAMAICENSIS – ROTSCHWANZBUSSARD

Schulz, Elisabeth. Flug in die Freiheit. Eine Arzneimittelprüfung mit Jonathan Shore über Buteo jamaicensis (Rotschwanzbussard) im August 1995 in Hamburg. Homöopathische Einblicke Heft 28, 1996

Shore, Jonathan. Vögel. Homöopathische Mittel aus dem Vogelreich, Narayana, Kandern, 2010

Ray, Rosie. Red-tailed Hawk; Buteo jamaicensis, The Homeopath, Herbst 2005, 24:2 S. 61-63

HALIAEETUS LEUCOCEPHALUS – WEISSKOPFSEEADLER

Sherr, Jeremy. Dynamic Provings Volume 1, Dynamis School, 1997

Shore, Jonathan. Vögel. Homöopathische Mittel aus dem Vogelreich, Narayana, Kandern, 2010

Baldota, Sudhir. Haliaeetus leucocephalus case, Homœopathic Links, Sommer 1999

Conran-Brown, Sheryl. American Bald Eagle, The Homeopath, Herbst 2005, 24:2 S. 50-52

Marrs, Iain. Conversations with Ichabod, Homœopathic Links, Frühjahr 2009, 22-1 S. 17-18

CATHARTIDAE – NEUWELTGEIER

VULTUR GRYPHUS – ANDENKONDOR

Schulz, Elisabeth. Vultur gryphus, encyclopaedia homoeopathica

Shore, Jonathan. Vögel. Homöopathische Mittel aus dem Vogelreich, Narayana, Kandern, 2010

Rimmler, Uli. Der Flug des Kondors, Homöopathische Einblicke No. 40, Medizinisches Forum, Dezember 1999, S. 43

Brown, Doug. Unleashing the Andean Condor, Homœopathic Links, Frühjahr 2009, 22-1 S. 19-22

Andrews, Michael. The Flight of the Condor, BBC, London, 1982

CATHARTES AURA – TRUTHAHNGEIER

Rowe, Todd. Cathartes aura: A Proving of Turkey Vulture, American Medical College of Homeopathy Publishing, Inc., 2010

Shore, Jonathan. Vögel. Homöopathische Mittel aus dem Vogelreich, Narayana, Kandern, 2010

Duglas-Tourner, Allison. Zombies, Exocism and Walking Back into the Body, Homœopathic Links, Frühjahr 2009, 22-1 S. 26-30

Shepard, Cynthia. Bird and Bird-like: Susceptible to or Being the Unseen Force Part one, Homœopathic Links, Sommer 2009, 22-2 S. 31-37

PROCELLARIFORMES – RÖHRENNASEN

DIOMEDEA EXULANS – WANDERALBATROS

Scholten, Jan. Wad Stories, Alonnissos Verlag, 2002

Shore, Jonathan. Vögel. Homöopathische Mittel aus dem Vogelreich, Narayana, Kandern, 2010

GAVIFORMES – SEETAUCHER

GAVIA IMMER – EISTAUCHER

Huenecke, Jason-Aeric. Queen Charlottes Loon, American Homœopath, 2007, S. 16-19

Huenecke, Jason-Aeric. Gavia immer, persönlicher Austausch

SPHENICIFORMES – PINGUINE

SPHENISCUS HUMBOLDTI – HUMBOLDT-PINGUIN

Shore, Jonathan. Vögel. Homöopathische Mittel aus dem Vogelreich, Narayana, Kandern, 2010

STRIGIFORMES – EULEN

The Owl Pages: www.owlpages.com

BUBO VIRGINIANUS – VIRGINIA-UHU

Shore, Jonathan. Vögel. Homöopathische Mittel aus dem Vogelreich, Narayana, Kandern, 2010

TYTO ALBA – SCHLEIEREULE

Stone, Elizabeth. Tyto alba: Barn Owl Feather, www.welshschoolofhomoeopathy.org.uk

Wichmann, Jörg, Tyto alba – Die Schleiereule. Eine Arzneimittelprüfung, www.homoeopathie-wichmann.de

Stone, Elizabeth. Two Provings of Barn Owl, The Homeopath, Herbst 2005, 24:2 S. 41-44

Fraser, Peter. Supplement to the Dictionary of Practical Materia Medica www.hominf.org

APODIFORMES – SEGLERVÖGEL

AERODRAMUS FUCIPHAGUS, NIDUS EDULIS – WEISSNESTSALANGANE, SCHWALBENNEST

Vermeulen, F. Synoptische Materia Medica 2, Merlijn

CALYPTE ANNA – ANNAKOLIBRI

Shepard, Cynthia. Calypte anna, www.homeopathycourses.com

COLUMBIIFORMES – TAUBEN

COLUMBA PALUMBUS – RINGELTAUBE

Schulz, Elisabeth. Ringeltaube (Columba palumbus), Homöopathische Einblicke Heft 28, 1996

Sherr, Jeremy. The Ring Dove, The Homeopath, Herbst 2005, 24:2 S. 47-49

Shore, Jonathan. Vögel. Homöopathische Mittel aus dem Vogelreich, Narayana, Kandern, 2010

COLUMBA LIVIA – FELSENTAUBE

Shah, Priti. Drug Proving of Columba livia, Homœopathic Links, Herbst 2008, 21-3 S. 1-3

PSITTACIFORMES – PAPAGEIEN

ARA MACAO – HELLROTER ARA

Shore, Jonathan. Vögel. Homöopathische Mittel aus dem Vogelreich, Narayana, Kandern, 2010

Wirtz, Anne. Macaw, a bright bird, www.interhomeopathy.org

CUCULIFORMES – KUCKUCKSVÖGEL

GEOCOCCYX CALIFORNIANUS – GROSSER RENNKUCKUCK

Rowe, Todd. A Proving of Roadrunner, Desert Institute, 2004

TROGONIFORMES – NAGESCHNÄBLER

PHAROMACHRUS MOCINNO – QUETZAL

Begin, Marty. Beauty and the Gross, Weird Beast, Homœopathic Links, Sommer 2009, 22-2 S. 66-72

PASSSERIFORMES – SPERLINGSVÖGEL

CORVIDAE – RABENVÖGEL

Woolfson, Esther. Corvus: A life with Birds, Granta, London, 2008

CORVUS SPLENDENS – GLANZKRÄHE

Shukla, Chetna. The Quintessence of Homœopathic Remedies, Homeolinks Publisher, 2008

CORVUS CORAX – KOLKRABE

Bedayn, Greg. Corvus corax, encyclopaedia homoeopathica

Shore, Jonathan. Vögel. Homöopathische Mittel aus dem Vogelreich, Narayana, Kandern, 2010

Deacon, Pat. Raven – Corvus corax, Homœopathic Links, Frühjahr 2009, 22-1 S. 11-16

Heinrich, Bernd. Die Seele der Raben, List, Berlin, 1994

PASSERI – SINGVÖGEL

ERITHACUS RUBECULA – ROTKEHLCHEN

Fisher, Liz. Proving of Erithacus rubecula, persönlicher Austausch

Lack, Andrew. Redbreast: The Robin in Life and Literature, SMH Books, Pulborough, 2008

Lack, David. The Life of the Robin, HF&G Witherby, London, 1944

GRACULA RELIGIOSA – BEO

Trotter, Sue. Proving of Gracula religiosa religiosa, persönlicher Austausch

PASSER DOMESTICUS – HAUSSPERLING

Fraser, Peter & Norland, Misha Proving of Passer domesticus www.hominf.org

Fraser, Peter. Passer domesticus, Homœopathic Links, Sommer 2009, 22-2 S. 61-65

Fraser, Peter. Supplement to the Dictionary of Practical Materia Medica www.hominf.org

Kipps, Clare. Clarence, der Wunderspatz, Sanssouci, München 1976

GUANO AUSTRALIS – VOGELKOT

Mure, Benoit, Pathogenesie Brasilienne, www.homeoint.org

TUBERCULINUM AVIARE

Clarke, J.H. Praktische Materia Medica, Barthel Verlag, 1994

Shore, Jonathan. Vögel. Homöopathische Mittel aus dem Vogelreich, Narayana, Kandern, 2010

ARZNEIMITTELINDEX

STICHWORTINDEX

I

J

K

L

M

N

O

P

R

S

T

ABBILDUNGSVERZEICHNIS

S. 2, 6, 21, 22, 44, 46, 48, 50, 52, 54, 57, 58, 61, 62, 66, 71, 72, 74-75, 78, 81, 82, 88-89, 91-93, 95, 97, 103, 104, 111, 112, 115-116, 118, 126, 131-132, 138, 142, 144, 156, 161-162, 169, 170, 181-182, 187-188, 194-195, 198, 206, 210, 212, 216, 222, 227-228, 235-236, 247-248, 251-252, 254, 259-262, 266, 268, 271, 277-278, 283, 284, 286, 288, 291-292, 297-298, 306 © shutterstock.com
S. 224 © kampang - flickr.com

ÜBER DEN AUTOR

Peter Fraser war Buchhändler und Verleger, bevor er die Homöopathie entdeckte. Seine Beschäftigung mit vielen Prüfungen neuer Arzneimittel weckte in ihm das Interesse an neuzeitlichen Erkrankungen, was in dem Buch „The AIDS Miasm“ resultierte.

Die Bestimmung der Merkmale der einzelnen Lebensräume führte ihn zu jenen Lebewesen und Substanzen, die sich zwischen den Lebensräumen bewegen. Diese Bewegung, die sowohl die Gruppe festlegt als auch innerhalb dieser Gruppe differenziert, erzeugt ein faszinierendes, dynamisches Bild.

WEITERE WERKE IM NARAYANA VERLAG

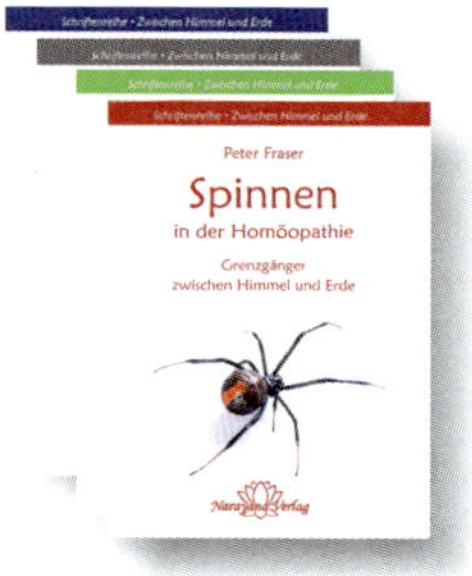

PETER FRASER

Schriftenreihe - Zwischen Himmel und Erde

Set: Spinnen, Vögel, Insekten und Schlangen in der Homöopathie

Das Set kostet statt € 84,- (einzeln) nur € 96,-

Die Schriftenreihe "Zwischen Himmel und Erde" umfasst Mittel wie Spinnen, Insekten, Schlangen und Vögel, die sich zwischen den Lebensräumen Meer, Erde, Himmel und Unterwelt bewegen. Das Verständnis dieser Dynamik hilft dabei, die Gruppe zu begreifen und die feinen Unterschiede zwischen ihren Mitgliedern aufzuspüren.

Die Schriftenreihe beschreibt jeweils die Essenz der jeweiligen Mittelgruppe und differenziert deren einzelne Mitglieder.

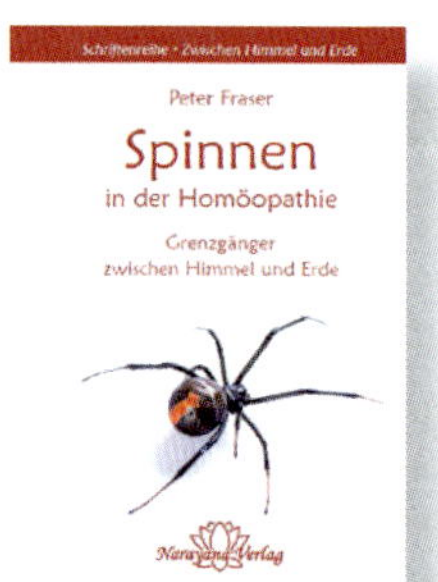

PETER FRASER

Spinnen in der Homöopathie

Grenzgänger zwischen Himmel und Erde

88 Seiten, geb., € 19,-

Spinnen sind eine bedeutende Mittelgruppe in der Homöopathie. Sie stehen für Nervosität und Ruhelosigkeit, sie sind manipulativ und skrupellos. Sie haben sich bei einer Vielzahl von Erkrankungen bewährt, von ADHS und Aggressivität bis zu Krämpfen und Nekrosen.

Das Werk umfasst 16 Spinnenmittel. Dabei beschreibt der Autor neben bekannten Spinnen wie der Tarantel, Tarentula hispanica, und der Schwarzen Witwe, Latrodectus mactans, auch weniger bekannte Mittel wie die Große Zitterspinne, Pholcus phalangoides, die hochgiftige Sydney-Trichternetzspinne, Atrax robustus, und die spinnenfressende Springspinne, Portia fimbriata.

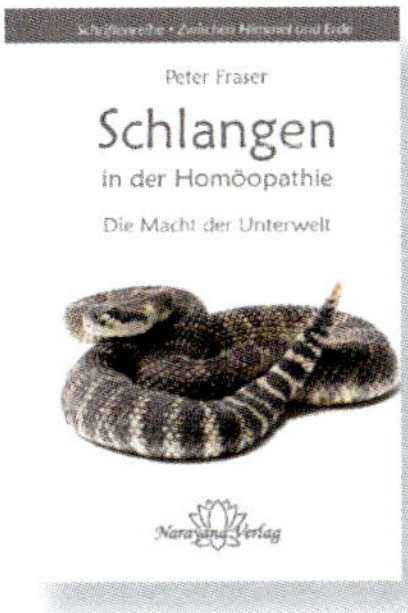

PETER FRASER

Schlangen in der Homöopathie

Die Macht der Unterwelt

120 Seiten, geb., € 19,-

Die Schlangenmittel sind ein bedeutsamer Teil unserer Materia Medica. Lachesis ist eines der wichtigsten Polychreste, doch seine Prominenz hat viele andere erhältliche Schlangenmittel in den Schatten gestellt. In vielen Fällen, in denen Lachesis oder eine andere der bekannten Schlangen Wirkung zeigt, hätte die präzise Wahl eines weniger bekannten Schlangenmittels einen noch tiefergehenden und dauerhafteren Heilerfolg zeitigen können. Dieses Buch enthält eine allgemeine Beschreibung der Schlangenmittel und der Symptome, die auf solch ein Mittel verweisen. Vor allem aber enthält es die differenzierten Beschreibungen der einzelnen Mittel, von denen manche weithin bekannt, viele jedoch neu sind.

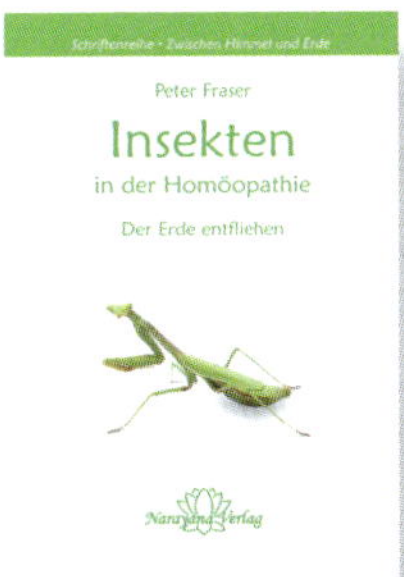

PETER FRASER

Insekten in der Homöopathie

Der Erde entfliehen

194 Seiten, geb., € 24,-

Mit über 800.000 Arten sind Insekten die größte Klasse im Tierreich. Das Hauptkennzeichen von Insektenmitteln ist ihre Emsigkeit und Ruhelosigkeit bis hin zur völligen Erschöpfung. Sie wirken emotionslos, strukturiert und penibel. Sie stehen im ständigen Konkurrenzkampf und sind materialistisch.

Viele dieser Themen entsprechen unserer modernen Welt und deren Erkrankungen und sind damit von großer Bedeutung für die heutige Zeit.

Der englische Homöopath Peter Fraser zieht gekonnt Parallelen zwischen Verhalten und Lebensraum der Insekten und deren homöopathischen Eigenschaften.

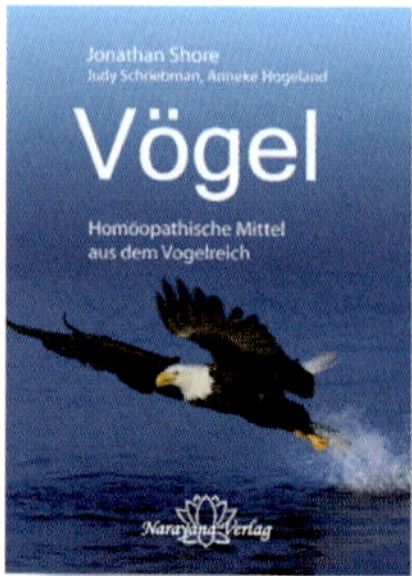

JONATHAN SHORE

Vögel

Homöopathische Mittel aus dem Vogelreich

512 Seiten, geb., € 49,-

Das Standardwerk über Vogelmittel von Jonathan Shore ist ein Meilenstein in der Homöopathie. Es eröffnet uns eine völlig neue Welt dieser wichtigen Mittelgruppe und gibt uns fundiertes Wissen über 16 Vogelmittel wie Pelikan, Adler, Ringeltaube, Schwan, Uhu, Rabe, Geier und Kondor.

Das gesammelte Wissen aus zahlreichen Prüfungen und Jahren der Praxiserfahrung verschiedener Homöopathen wird auf hervorragende und gut lesbare Weise aufbereitet und gegliedert. So kann der Leser systematisch immer tiefer in die Welt der einzelnen Vögel eintauchen.

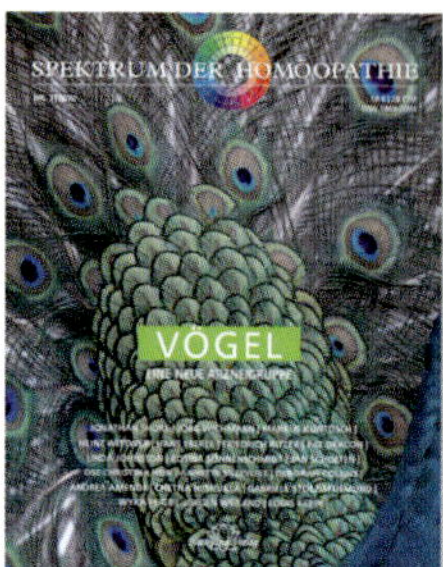

Spektrum Heft 03/2010

Vögel

Eine neue Arzneigruppe

136 Seiten, geb., € 18,-

Nach zehn Jahren Praxis spricht Jonathan Shore über Rabe, Mauersegler, Pelikan und Kormoran. Markus Kuntosch, Pat Deacon und weitere bekannte Homöopathen erweitern unser Wissen über die Greifvögel. Annette Sneevliet und Deborah Collins stellen verschiedene Taubenvögel vor, Linda Johnston differenziert ihren Fall von Ara macaw zu anderen ähnlichen Familien . Rosina Sonnenschmidt stellt den Zusammenhang zwischen domestizierten Exoten und ihren Haltern her. Ungeahntes Neuland sind Jan Scholtens Geococcyx californianus und Chetna Shuklas Pavo cristatus, und Louis Kleins Nosode Tuberculinum aviaire bringt uns die tiefe Verbundenheit von Vogel und Mensch nahe.

SPEKTRUM DER HOMÖOPATHIE – die ganze Bandbreite der Homöopathie – von Hahnemann bis Scholten, von Bönninghausen bis Sankaran! Erscheint 3x jährlich.

IMPRESSUM

Peter Fraser
Vögel in der Homöopathie
Freiheit in den Lüften

Schriftenreihe Zwischen Himmel und Erde

Titel der englischen Originalausgabe:
Birds – Seeking the Freedom of the Sky
Transformation between the Realms

1. deutsche Ausgabe 2013
ISBN 978-3-943309-65-2
Übersetzt von Angela Nowicki
Coverabbildung: Peacock © iStockphoto.com

Herausgeber:
Narayana Verlag GmbH, Blumenplatz 2, 79400 Kandern
Tel.: +49 7626 974970-0
E-Mail: info@narayana-verlag.de
www.narayana-verlag.de